医学のあゆみBOOKS

プライマリケアで診る
高齢者の
認知症・うつ病と
関連疾患
㉛のエッセンス

新井 平伊 編

JN208905

医歯薬出版株式会社

編　集

新井平伊●順天堂大学大学院医学研究科精神・行動科学

執筆者一覧（掲載順）

笠貫浩史●順天堂大学医学部精神医学講座

醍醐龍之介●東京慈恵会医科大学精神医学講座

布村明彦●東京慈恵会医科大学精神医学講座

村山憲男●順天堂大学スポーツ健康科学部

新里和弘●東京都立松沢病院認知症疾患医療センター

比賀雅行●順天堂大学医学部附属順天堂東京江東高齢者医療センターメンタルクリニック科

浦上克哉●鳥取大学医学部保健学科生体制御学講座

青柳宇以●医療法人社団根岸病院

小田原俊成●横浜市立大学保健管理センター

常泉百合●東京慈恵会医科大学精神医学講座

品川俊一郎●東京慈恵会医科大学精神医学講座

上田　諭●東京医療学院大学保健医療学部リハビリテーション学科

水野　裕●いまいせ心療センター

畠山　啓●東京都健康長寿医療センター

小林直人●医療法人湖山荘　あずま通りクリニック

岩崎　香●早稲田大学人間科学学術院

粟田主一●東京都健康長寿医療センター

松田晋哉●産業医科大学医学部公衆衛生学教室

櫻井博文●東京医科大学高齢総合医学分野

松田　修●上智大学総合人間科学部心理学科

柴田展人●順天堂大学スポーツ健康科学部

朝田　隆●東京医科歯科大学脳統合機能研究センター

長濱康弘●医療法人花咲会かわさき記念病院

渡辺亮平●筑波大学医学医療系臨床医学域精神医学

新井哲明●筑波大学医学医療系臨床医学域精神医学

長田　乾●横浜総合病院臨床研究センター

數井裕光●高知大学医学部神経精神科学講座

村松和浩●社会福祉法人恩賜財団済生会支部神奈川県済生会横浜市東部病院

西村勝治●東京女子医科大学医学部精神医学講座

前嶋　仁●順天堂大学医学部附属順天堂越谷病院メンタルクリニック

馬場　元●順天堂大学大学院医学研究科精神・行動科学，同附属順天堂越谷病院メンタルクリニック

古茶大樹●聖マリアンナ医科大学神経精神科学教室

稲村圭亮●東京慈恵会医科大学附属柏病院精神神経科

遠藤拓郎●慶應義塾大学医学部睡眠医学研究寄附講座特任教授，スリープクリニック調布

序

　超高齢社会を迎えたわが国で，医学的かつ社会的に重要な疾病として認知症とうつ病が
あげられているが，これらは医療現場において診療の対象となることがたしかに増えてい
る．認知症に対する国家戦略は“新オレンジプラン”とよばれ，その骨子として“認知症
になっても住み慣れた地域で長く暮らす”ことを基本とし在宅医療が重視されている．そ
して，アルツハイマー病治療薬や抗うつ薬が存在する現在においては，また非薬物的アプ
ローチも発展してきていることから，早期に発見してなるべく早く介入することが重要と
なっている．このように“在宅医療“と“早期発見”という観点から，地域で最も重要な
役割が期待されているのは，かかりつけ医の皆さんである．

　そこで，本書では認知症とうつ病を中心に，高齢者の精神疾患が疑われるときに，かか
りつけ医の先生方にとくに重要と考えた臨床的課題を 31 項目にまとめた．
　前半は，実臨床編，つまり，“認知症・うつ病診療事始め”として，実践的かつ標準的な
医療に必要なポイントをあげてみた．これらは同時に，今後の社会情勢から，標準的な医
療の実践が医療安全面からも必要であると考えられるからである．
　後半は，認知症の原因疾患別に最新の情報を提供するためにまとめた．前半とは違った
観点で，疾患別に配慮すべきまたは注意すべき臨床上の問題も取りあげている．アルツハ
イマー病をはじめとして基礎から臨床に至る一連の研究が盛んにおこなわれ，その進展に
は目を見張るものがある．このように，後半は認知症と関連疾患の知識についてブラッ
シュアップをめざしたものになっている．

　標準的で安全な医療の実践には，正確かつ新しい知識の裏付けが必要である．今回は 31
項目においてご活躍の専門家またはリーダーの先生方にご執筆をお願いしたので，内容の
充実には自信を持っている．かかりつけ医の先生方が本書を活用され，明日からの認知
症・うつ病医療・ケアに役立てていただけることを祈念している．

2019 年 3 月

順天堂大学大学院医学研究科精神・行動科学　新井平伊

医学のあゆみBOOKS

プライマリケアで診る
高齢者の認知症・うつ病と関連疾患 *31* のエッセンス
CONTENTS

臨床に役立つエッセンス

1 臨床現場で認知症を早期に見つけるコツは？

Keyword
早期診断
MCI
神経変性疾患
レビー小体型認知症
前駆症状
DCARD

POINT

📋 認知症とは単一の疾患名ではなく，"状態"を表す症候群的概念である．認知機能低下の具体的な表れとして，"もの忘れ"のほかにもさまざまな症状・症候があることを医療者側が理解しておく必要がある．

📋 原因となる病態は複合的であるケースも多い．プライマリケア現場では固有の診断名を早急に下すよりもまず，"以前の様子と比べて何が変わったのか"に着目した問診を行い，"それによってどのような生活上の問題点が生じたか"を整理することが重要である．

📋 "レビー小体型認知症"の病名については近年徐々に知名度が上昇しているが，認知機能障害，幻視やパーキンソニズムに先んじて，特徴的な前駆症状（嗅覚低下やレム睡眠行動障害など）を示すことはまだ十分に知られていない．前駆症状の網羅的問診が早期発見に役立つ．

はじめに

　認知症とは単一の疾患名ではなく，"状態"を表す症候群的概念である．認知機能低下の具体的な表れとして，"もの忘れ（≒近時記憶障害）"のほかにもさまざまな症状・症候がある．プライマリケア現場で認知症にいち早く気づくためには，"早急な診断"よりもまず，「患者の認知機能や行動に"なんらかの異変"が生じている」ことを家族・身近なケアギバーと医療者の間で"情報共有する姿勢"こそが最重要である，と筆者は考えている．認知症を疑ったとしても病因を"アルツハイマー病"と安易に決めつけないことにも留意したい．認知症状態を生じうる病態は多岐にわたる[1]．"異変"は固有の"症状"であるのか，複数の症状が折り重なって生じた"生活障害"であるのか，そして病因として何が考えられうるのか．より詳しい内容は，必要に応じて専門医療機関に委ねればよい．もちろん本書別項で詳述されるように，せん妄，老年期うつ病やてんかんなどの鑑別すべき病態や，個々の認知症疾患に関して多くの知識を持っていることはたいへん有用であるが，何よりも大切なのは"以前と比べてなにかが変化している"という，日常に根ざした"気づき"であることを冒頭で強調したい．そのうえで，本稿では現場での早期発見に有用と思われる事項を簡単に紹介，整理する．

"認知症"という概念の捉え方

　早期発見の前提として，「"認知症"という概念の捉え方」についてまず整理しておく．"認知症"は単一の疾患名ではなく，状態を示す言葉である．"一度正常に達した認知機能

笠貫浩史 Koji KASANUKI　順天堂大学医学部精神医学講座

表1 2つに大別される"認知症"の原因疾患

神経変性疾患（変性性認知症疾患）	神経変性疾患以外
・アルツハイマー病 ・レビー小体病 ・進行性核上性麻痺 ・皮質基底核変性症 ・ピック病 ・筋萎縮性側索硬化症 ・嗜銀顆粒性認知症 ・Primary age related tauopathy（PART） ・慢性外傷性脳症 　　　　　　　　　　　　　など	・血管性認知症 ・特発性正常圧水頭症 ・慢性硬膜下血腫 ・代謝性疾患 ・中枢神経感染症 ・自己免疫性疾患 　　　　　　　　　　　　　など

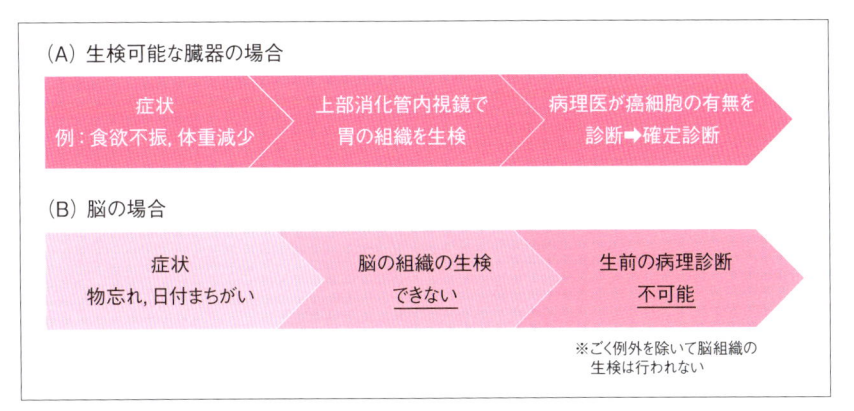

図1 変性性認知症疾患"確定診断"をめぐるジレンマ

が後天的な脳の障害によって持続性に低下し，日常生活や社会生活に支障をきたすように
なった状態"[2]を示す症候群である，と換言してもよい。「認知症疾患治療ガイドライン
2017」にまとめられているように，その原因疾患・病態は50種類以上に及ぶ[1]．原因疾患
は，①神経変性疾患と②神経変性疾患以外の2者に大別して整理するとよい（**表1**）．神経
変性疾患は脳血管障害や感染症といった要因がないにもかかわらず，持続的に神経細胞が
死滅する疾患である．脳神経系に病的な蛋白蓄積が生じる"蛋白蓄積病"がその病態の本
態で，アルツハイマー病（Alzheimer's disease：AD）はその代表的疾患のひとつである．神
経変性疾患のうち，認知症状態を生じさせる疾患を"変性性認知症疾患"とよぶ．胃など
の生検可能な臓器と違い，脳では生検による確定診断が困難なため，臨床診断は確定診断
（病理診断）とかならずしもイコールではないことに留意する必要がある（**図1**）．ADの時
系列的な進展に関して，Jackらによる trajectory model[3]（**図2**）は，認知症にさきだって軽
度認知障害（mild cognitive impairment：MCI，認知機能低下は認めるが生活への明らかな
支障はない）という状態が存在すること，病理変化が臨床症状に先んじて生じること，バイ
オマーカーが早期診断に役立つことなどが視覚的にイメージでき，理解しやすい．ご家族
や患者自身から「認知症とアルツハイマー病は一緒のものなのですか」等の質問を受けた
際に，著者は上記を平易に説明しつつ，Jackらの図[3]を疾病理解の補助ツールとして適宜
役立てている．

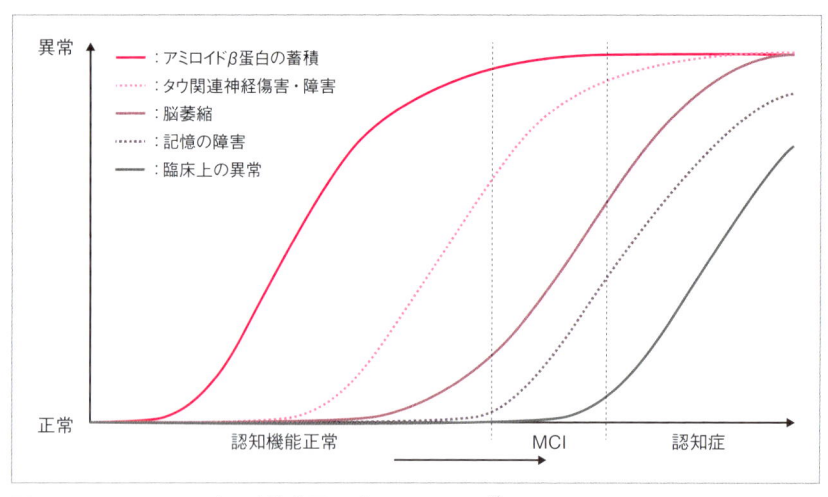

図2 アルツハイマー病の病態進展とバイオマーカー[3]

凡例:
- ：アミロイドβ蛋白の蓄積
- ：タウ関連神経傷害・障害
- ：脳萎縮
- ：記憶の障害
- ：臨床上の異常

縦軸：異常〜正常　横軸：認知機能正常　MCI　認知症

表2 家族が最初に気づいた認知症高齢者の日常生活の変化[7]

□同じことを何回も言ったり聞いたりする	□時間の感覚が不確かになった
□財布を盗まれたと言う	□蛇口やガス栓の締め忘れが目立つ
□だらしなくなった	□日課をしなくなった
□いつも降りる駅なのに乗り過ごした	□前はあった関心や興味がなくなってきた
□夜中に急に起きだして騒いだ	□前よりもひどく疑い深くなった
□置き忘れやしまい忘れが目立つ	□処方薬の管理ができなくなった
□計算の間違いが多くなった	□複雑なテレビドラマの筋がわからなくなってきた
□物の名前が出てこなくなった	□慣れているところで道に迷った
□ささいなことで怒りっぽくなった	

表3 家族がつくった認知症早期発見のめやす[8]

□いま切ったばかりなのに，電話の相手の名前を忘れる	□些細なことで怒りっぽくなった
□同じことを何度も言う・問う・する	□周りへの気づかいがなくなり頑固になった
□しまい忘れ置き忘れが増え，いつも探し物をしている	□自分の失敗を人のせいにする
□財布・通帳・衣類などを盗まれたと人を疑う	□「このごろ様子がおかしい」と周囲から言われた
□料理・片付け・計算・運転などのミスが多くなった	□ひとりになると怖がったり寂しがったりする
□新しいことが覚えられない	□外出時，持ち物を何度も確かめる
□話のつじつまが合わない	□「頭が変になった」と本人が訴える
□テレビ番組の内容が理解できなくなった	□下着を替えず，身だしなみを構わなくなった
□約束の日時や場所を間違えるようになった	□趣味や好きなテレビ番組に興味を示さなくなった
□慣れた道でも迷うことがある	□ふさぎ込んで何をするのも億劫がり，いやがる

 ## "早期発見" に寄せた問診と診察

1. 早期発見のコツ①　―さまざまな顔を持つ認知症

　ICD-10，DSM5，NIA-AA 各種の認知症診断基準[4-6]に明記されているように "記憶障害" は認知機能障害のごく一面にすぎない．**表2，3** はそれぞれ東京都福祉局，認知症の人と家族の会が調査・作成した早期症状のリストである[7,8]．内容が具体的かつわが国の生活実態に即しているため，認知症診断に端緒をつける具体的問診項目としてとても役立つ．認知症診療に慣れていないと「もの忘れはないですか」と近時記憶障害や記銘力のみに注目した紋切り型の問診になりがちであるが，上記リストに示されるように，注意，遂行機能，論理的思考，情報処理，判断力，人格・行動・態度の変化を基とした仕事・家事・

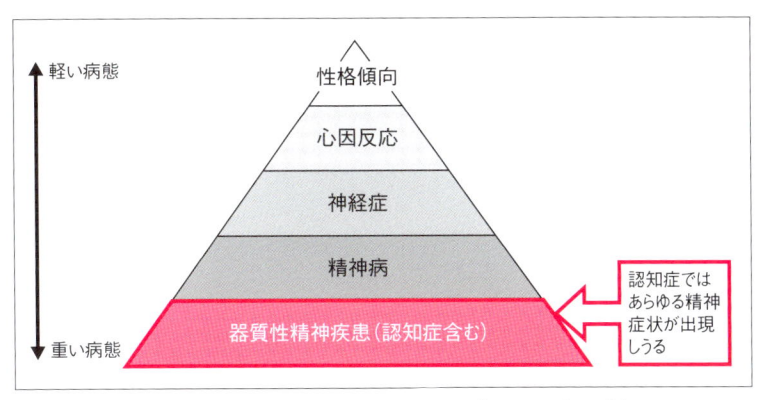

図3　ヒエラルキーで理解する精神症状（"病態水準"という捉え方）
　ひとりの患者に生じる症状群をヒエラルキー順に整理し，すべてを一元的に説明できる病態水準が，その患者の病態に該当する，と考える立場．認知症を含む器質性精神疾患は最重度に布置される．
（文献[10]をもとに筆者が作成）

日常生活の障害を想定して，幅広く本人の変化について尋ねることで，より多くの情報が得られ，認知症の有無を推し量ることが可能である．また，認知症の比較的初期から周辺症状・行動心理症状（behavioral and psychological symptoms of dementia：BPSD，認知症において頻繁にみられる知覚，思考内容，気分，行動の障害[9]）がしばしば出現することにも留意したい．認知症の精神症状は実に多彩である．精神医療を専門領域としない臨床家諸氏にはあまり馴染みのない概念だが，Jaspers，Kraepelin らによって醸成されたドイツ精神医学体系では，各精神疾患で生じうる諸症状を"病態水準・ヒエラルキー"という症状階層分類を用いて解釈・整理する[10]．**図3**に示すように，より深い病態水準に属する患者は，より多彩な症状を出現しうるものとされ，そして属する病態水準よりも軽度の病態はすべて出現しうるとされる．認知症を含む脳器質性精神疾患はこのヒエラルキーの最下段（重度）に布置されるため，（認知機能障害に加え）あらゆる精神症状が出現しうることを意味する．この分類は各種の脳機能画像が台頭する以前の古典的概念であるが，診療現場において症状階層性に基づく症状整理は，症例の一元的理解にたいへん有用である．

---

column　アルツハイマー病概念の拡大―― "症状なき疾患" という捉え方

　アルツハイマー病（AD）の概念が近年アップデートされている．すでに専門家の間では知られていたことだが，AD という神経変性疾患は臨床表現型として"認知症"に至るまで年余のプロセスを経る．剖検脳や動物モデルによる神経生化学・神経病理学的知見から導かれた"アミロイド仮説"（アミロイド病的沈着が疾患進行の端緒になる）を同定するバイオマーカーの進歩により"臨床症状はないが，病態が AD"である一群

を"preclinical AD"と呼称することが 2011 年に提唱され，受け入れられた．2018 年には診断基準をも超えた"Research framework"としての包括的 AD 概念が提唱され，より大局的に把握する立場が趨勢となっている．待望される根本治療薬は preclinical AD の段階で介入することが想定されており，実現すれば認知症治療はパラダイムシフトを迎える．

2. 早期発見のコツ②　―診察上の小工夫

　筆者は現在，大学附属病院・認知症専門医療機関にて認知症医療に携わっている．地域からご相談いただくケースのなかには，かかりつけ医から"まだ大丈夫"と若干根拠に乏しい保証を与えられつづけ，認知症早期発見の時機を逸してしまい，問題点が山積みになってから認知症専門医療機に紹介される例が少なくない．無論，日々の診療現場では毎回詳細な神経心理検査を行うべくもなく，MCIと認知症初期の境界判別は厳密な意味では容易ではないが，たとえば①定期的な通院が途切れがちになるなどの受診行動の変化，②処方薬の不遵守が誘因と考えられるラボデータの悪化，③診察室で些事をめぐって家族と口論をはじめるなど，認知症の初期徴候と考えうる従前との変化には常に配慮し，判断に迷うケースほど早めの専門医療機関紹介を検討する必要があると思われる．女性であれば家事の能率・精確性の低下，男性は自動車の運転や職務上の失敗などが問診上でしばしば聞かれる内容であるが，これらの症状は記銘力障害や近時記憶障害に加えて，遂行機能障害，注意障害，視空間障害などの併存に由来して生じると考えられる．認知症初期の患者が診察中に見せる態度・反応も重要な判断材料である[11]．生活近況を尋ねた際に，実際には以前のように十分にできていなくても「ちゃんとやっていますので大丈夫」「昔からずっとこうです」などと取り繕うこと（"取り繕い反応"[12]），答えられない質問に関して同居者・近親者に「あれ，なんだっけ」と助けを求める言動・行動［"振り返り徴候"（head turning sign[13]）］がしばしばみられ，診断の参考になる．また，日常診療で行いやすい神経心理検査としては"ハトキツネ"や"逆さキツネ"テスト[14,15]が便利である．被検者に緊張感を強いることなきよう，著者は「手の運動を確認しましょう」と回内外の指示や把握力の確認をしたあとに，連続してこれらのテストを行い，心理的負荷の軽減をはかるよう努めている．両テストはともにMCIと認知症初期の鑑別に一定の有用性を持つ[14,16]．

3. 早期発見のコツ③　―レビー小体型認知症の早期発見について

　レビー小体型認知症は2017年に診断基準が改訂され，①鮮明な幻視，②パーキンソニズム，③認知・覚醒の動揺の3主徴に加えて，レム睡眠期の大声の寝言や生理的筋弛緩の脱抑制により生じる激しい体動で特徴付けられる"レム睡眠行動障害（REM sleep behavior disorder：RBD）"が4つ目の主徴に加えられた[17]．レビー小体型認知症はこれらの主徴が注目されがちであるが，実際はレビー病理が病初期から自律神経系や気分・情動に関連する神経核に及ぶ．この病理進展を反映して，起立性低血圧，便秘，嗅覚低下・脱失，抑うつが早期症状として重要であることがわかっており[17]，パーキンソン病まで包含した"レビー小体病"に共通する前駆症状である．前述の主徴のなかでRBDもしばしば先行して症状が出現するため，筆者らは最近これらの症状の英語表記の頭文字を取り，"DCARD（Dizziness, Constipation, Anosmia, REM sleep behavior disorder, Depression）"と名づけたスクリーニングシート（5症状7項目からなる）をもの忘れ外来初診時スクリーニングに活用している[18]（図4）．シートの活用で網羅的問診の漏れが減るため，プライマリケア現場でもDCARDが役に立つと考えている．筆者らの施設におけるもの忘れ外来受診患者のうち，DCARD 7項目中，4項目以上が当てはまり，レビー小体病の早期状態またはレビー小体型認知症が疑われる症例は，全体の約20％に及んでいた[18]．RBDや嗅覚障害はアルツハイマー病の初期状態には基本的に認めにくい症状で，とくにRBDはレビー小体

※ 以下の症状がありますか？ または これまでありましたか？
あてはまるものすべてに丸をつけ、いつ頃から症状があったか教えてください。

No.	質問事項	回答	
1	めまいがする	はい	いいえ
	・どんなときに症状がありますか？		
	a.イスから立ち上がったとき b.トイレのあと c.食事のあと d.その他		
	・いつ頃から症状があったでしょうか ＝ （ ）年ぐらい前から		
2	便秘をしている	はい	いいえ
	a.3日以上出ないことがよくある b.下剤を常用している		
	・いつ頃から症状があったでしょうか ＝ （ ）年ぐらい前から		
3	鼻が利かない、匂いがわかりづらい	はい	いいえ
	a.食べ物の香りがわかりづらい b.くさいにおいに気がつかない		
	・いつ頃から症状があったでしょうか ＝ （ ）年ぐらい前から		
4	寝ているときに、「夢の内容」に合わせて体を動かす	はい	いいえ
	a.腕をバタバタさせる b.殴るようなしぐさ c.蹴るようなしぐさ d.走るような動き		
	・いつ頃から症状があったでしょうか ＝ （ ）年ぐらい前から		
5	寝ているときに、はっきりとした寝言を言う	はい	いいえ
	・いつ頃から症状があったでしょうか ＝ （ ）年ぐらい前から		
6	気持ちが落ち込む、ゆううつな気分・絶望的な気分になることが1ヶ月以上あった	はい	いいえ
	・いつ頃その症状があったでしょうか ＝ （ ）年ぐらい前		
7	小さなことにくよくよしたり、何をしても楽しくないと感じたことが1ヶ月以上あった	はい	いいえ
	・いつ頃その症状があったでしょうか ＝ （ ）年ぐらい前		

D：Dizziness（起立時めまい/低血圧） C：Constipation（便秘） A：Anosmia/hyposmia（嗅覚消失/低下）
R：REM sleep disorder（レム睡眠行動障害） D：Depression（うつ）

図4 レビー小体病前駆症状のスクリーニング"D-C-A-R-D"[18]
レビー小体病の病態を推測するスクリーニング目的の質問項目. 所要時間約3〜4分.
※症状の単なる羅列ではなく，レビー小体病臨床症状の①経時的変遷（時間）と病理学的進展（空間）を意識して，各症状を立体的に捉えることを志向.

病に疾患特異性が高い臨床症状であることから[19]，神経機能画像などの専門的な検査を行う以前に，DCARDのような非侵襲的かつ容易にレビー小体病に関する問診スクリーニングを行うとよい.

おわりに

認知症の早期発見に当たり前提となる留意点や臨床上の工夫について述べた. 認知症の診断時期をめぐっては，単に時系列的視点に適った"early diagnosis"ではなく，個々のケースに応じて，医療の関わりが必要な適時性（timeliness）を踏まえた"Timely diagnosis（時宜を得た診断）"が，より重要である[20].

文献/URL

1）認知症疾患診療ガイドライン2017，第1章. 定義，概要，経過，疫学. 医学書院；2017.
2）認知症疾患治療ガイドライン2010，第1章. 認知症全般：疫学，定義，用語. 医学書院；2010.
3）Jack CR et al. Hypothetical model of dynamic biomarker of the Alzheimer's pathological cascade. Lancet Neurol 2010;9(1):119-28.

4) World Health Organization. International Statistical Classification of Diseases and Related Health Problems. 10th Revision. Geneva:World Health Organization:1993.

5) McKhann GM et al. The diagnosis of dementia due to Alzheimer's disease:recommendations from the National Institute on Aging-Alzheimer's Association workgroups on diagnostic guidelines for Alzheimer's disease. Alzheimers Dement 2011;7(3):263-9.

6) American Psyhiatric Association. Diagnostic and Statistical Manual of Mental Disorders, Fifth Edition:DSM-5. Arlington, VA:American Psychiatric Association;2013.

7) 東京都福祉局. 高齢者の健康と生活に関する実態調査；専門調査結果報告書, 東京都福祉局, 1995

8) 認知症の人と家族の会. 家族が作った認知症早期発見の目安. (http://www.alzheimer.or.jp/?page_id=3107)

9) Finkel S et al. Behavioral and Psychological signs and symptoms of dementia:A consensus statement on current knowledge and implications for research and treatment. Int Psychogeriatr 1996;8(Suppl 3):497-500.

10) Häfner H et al. Trendler G, an der Heiden W, Schmidt M, Könnecke R. Schizophrenia and depression:challenging the paradigm of two separate diseases--a controlled study of schizophrenia, depression and healthy controls. Schizophr Res 2005;77(1):11-24.

11) 笠貫浩史, 井関栄三. 第3章. 予防のためのスクリーニング法の最前線, 認知症初期症状の医学的診断. 認知症予防テキストブック. 日本早期認知症学会. ワールドプランニング, 2015.

12) Matsushita M et al. Are saving appearance responses typical communication patterns in Alzheimer's disease? PLos One 2018;13(5):e0197468. doi:10.1371/journal. pone. 0197468. eCollection 2018.

13) Larner AJ. Head turning sign:pragmatic utility in clinical diagnosis of cognitive impairment. J Neruol Neurosurg Psychiatry 2012;83(8):852-3.

14) Yamaguchi H et al. Yamaguchi fox-pigeon imitation test:a rapid test for dementia. Dement Geriat Congn Disord 2010;29(3):254-8.

15) Kashima H. Small test for dementia of Alzheimer's type. Psychogeriatrics 2007;7(1):1-3.

16) Tabuchi H et al. Reverse Fox test for detecting visuospatial dysfunction corresponding to parietal hypoperfusion in mild Alzheimer's disease. Am J Alzheimers Dis Other Demen 2014;29(2):177-82.

17) McKeith IG et al. Diagnosis and management of dementia with Lewy bodies:Fourth consensus report of the DLB Consortium. Neurology 2017;89(1):88-100.

18) 笠貫浩史, 比賀雅行・他. 物忘れ外来におけるレビー小体病前駆症状質問紙 "DCARD" の有用性(第1報). 第34回日本老年精神医学会総会(抄録).

19) Iranzo A et al. Neurodegenerative disease status and post-mortem pathology in idiopathic rapid-eye-movement sleep behaviour disorder:an observational cohort study. Lancet Neurol 2013;12(5):443-53.

20) Bradford A et al. Missed and delayed diagnosis of dementia in primary care:prevalence and contributing factors. Alzheimer Dis Assoc Disord 2009;23(4):306-14.

2 高齢者の精神症状を いかに診て鑑別するか？

Keyword
うつ病性仮性認知症（DPD）
軽度認知障害（MCI）
鑑別

POINT

📖 高齢者の精神症状を診察する場合，たとえ患者に認知機能低下があると推定されるときでも，患者本人に主訴を問うことから面接を開始する．患者との面談に一定時間を割いた後に，同伴者から話を聞く．

📖 うつ病と認知症の鑑別では，発症時期をどの程度特定可能か，自身の機能低下にどのような態度を示しているか，悲哀感・絶望感が強いのか無関心・無気力（アパシー）主体なのか，などの把握が基本である．同時に画像診断などの補助検査が診断をサポートしうる．

📖 うつ病性仮性認知症を呈した高齢者を5〜7年追跡すると7割以上が認知症に移行すると報告されている．高齢者ではうつ病と軽度認知障害の併存も高率である．

はじめに

　わが国は世界のどの国も経験したことのないレベルの超高齢社会に突入しており，2025年に高齢化率は30％に到達し，2065年には国民の2.6人に1人が高齢者，3.9人に1人が後期高齢者と推計されている[1]．うつ病と認知症は老年精神医学の2大疾患であると同時に，それらの予後が生活の質（quality of life：QOL）に及ぼす影響の重大性から，病態解明とよりよい予防・治療法の開発が求められている．うつ病と認知症に関して，古くから可逆性の機能性疾患であるうつ病を，不可逆性の器質性疾患である認知症と誤診しないための鑑別診断の重要性が強調されてきた．実際の臨床では，うつ病性仮性認知症（depressive pseudo-dementia：DPD）や，うつ病と軽度認知障害（mild cognitive impairment：MCI）の併存の問題があり，うつ病と認知症の鑑別は容易でないことが多い．

高齢者の精神症状の診断手順

　高齢者のうつ病，認知症，あるいは妄想性障害などの精神症状を診察する場合の手順を確認しておきたい．診療情報提供書や問診票によって受診理由とおおまかな生活史（教育歴，職歴，家族構成など）を把握してから面接をはじめる．ここで重要なことは，たとえ患者に認知機能低下があると推定されるときでも，患者自身に主訴を問うことから面接を開始することである[2]．同伴者には「まずご本人とお話しさせてください」と前置きし，最初にかならず患者本人に主訴を問う．患者からは「頭が重い」「手足がしびれる」などの身体症状のみが訴えられることもある．それらを手がかりに生活面で困っていることはないか話を進める．「どこも悪いところはない」と返ってくるときも家族構成や日課，趣味や地

醍醐龍之介　布村明彦 Ryunosuke DAIGO and Akihiko NUNOMURA　東京慈恵会医科大学精神医学講座

域活動などに話を進める．さらにかつての職歴などに話題を広げておく．自身の機能低下に対してどのような反応や態度がみられるのかは，後述するように鑑別診断上重要な手がかりとなり，同時に診察の冒頭で信頼関係の基礎を形成しておくことが，その後の薬物療法や生活指導を進めるうえで大切なステップになる．「それでは付き添いの方からもお話を聞きます」と患者に告げ，同伴者に今最も心配していることを問い，症状のはじまりとその後の経過を聴取する．問診票に沿って既往歴も確認し，とくに生活習慣病の治療・管理が現在適切に行われているかどうか確認する．薬手帳などから内服薬も把握する．必要があれば，体重測定や採血などで本人が席を立った合間に同伴者から追加の陳述を得るようにし，本人の前で話しにくいことは次回以降の診察前にメモ書きを受付に提出するように伝える．

 ## うつ病性仮性認知症（DPD）

うつ病患者の一部ではうつ病性仮性認知症（depressive pseudo-dementia：DPD）とよばれる認知機能低下が認められ，以前から真の認知症との鑑別が議論されてきた．しかし，近年の疫学データからは，DPDのすくなくとも一部は経時的に真の認知症に移行する可能性が示唆されている．

1. うつ病性仮性認知症と認知症の鑑別

臨床上，DPDと認知症の鑑別診断に関して，症候からみたポイント（**表1**）と検査所見からみたポイント（**表2**）に分けてまとめた．まず，時間経過と精神症状の把握が最も重要である．うつ病では週単位から月単位で発症時期を特定できるが，認知症は季節や年単位でしか発症を特定できない．うつ病では自身の機能低下を過大に評価して悲観するのに対し，認知症では機能低下を否認あるいは取り繕う態度を示す．また，認知症に伴ううつ病に類似した症候にアパシーがあり，うつ病は悲哀感や罪業感といった気分の障害に意欲の

表1 症候からみたうつ病性仮性認知症と認知症の鑑別

	うつ病性仮性認知症	認知症
機能低下に対する反応・態度	能力低下を過大に評価し，悲観して強調する態度	能力低下に対する関心の欠如や否認，あるいは取り繕う態度
発症の様式	週〜月単位で発症時期を特定できる	緩徐な発症，季節や年単位でしか発症時期を特定できない
変動性環境反応性	午前中に悪化する日内変動環境が変わっても不変	注意・集中の変動はDLBを示唆良好な環境や対人交流で気分や発動性は改善
精神症状	悲哀感，自責感が認められ，ときに絶望感や希死念慮を伴うときに心気妄想，罪業妄想，貧困妄想を伴うまれに虚無妄想や不死妄想を伴うことがある	悲哀感，自責感が乏しく，無気力，無関心（アパシー）が主体，情動失禁はVaDを示唆ときにもの盗られ妄想を伴う繰り返し出現する具体的な幻視はDLBを示唆アパシーと常同行動の混在はFTDを示唆
運動症状	認められない	パーキンソニズムや易転倒性はDLBやVaDなどを示唆，片麻痺や構音障害はVaDを示唆
睡眠	早朝覚醒，熟眠障害	徐々にリズムが障害され，昼夜逆転レム睡眠行動異常症はDLBを示唆
食欲，体重	食欲低下，ときに食欲増加週単位〜月単位で体重変化を伴う	緩徐な体重減少異食や過食，急激な体重増加はFTDを示唆

AD：アルツハイマー病，VaD：血管性認知症，DLB：レビー小体型認知症，FTD：前頭側頭型認知症．

表2 検査所見からみたうつ病性仮性認知症と認知症の鑑別

	うつ病性仮性認知症	認知症
簡便な認知機能検査上の所見	「わかりません」「憶えていません」などの"Don't know" answers と思考緩慢 連続減算や逆唱でケアレスミス 遅延再生は障害されても再認は保たれる 図形模写・描画は保たれる	誤答("Near miss" answers)と取り繕い 振り向き徴候 思考怠惰や立ち去り行動は FTD を示唆 顕著な遅延再生と再認の障害は AD を示唆 図形模写・描画の障害は AD や DLB を示唆
脳形態画像検査	正常あるいは加齢性の変化，軽度の海馬・嗅内野や扁桃体，前頭葉の萎縮，軽度の深部白質虚血変化	海馬・嗅内野や頭頂葉萎縮は AD を示唆 中～大梗塞，多発梗塞，戦略的部位梗塞，高度の白質病変は VaD を示唆 高度の前頭・側頭葉萎縮は FTD を示唆
脳機能画像検査 （脳血流・代謝低下）	正常あるいは軽度の前頭葉（背外側前頭前野，前部帯状回など）の機能低下	後部帯状回・楔前部の機能低下は AD を示唆 後頭葉の機能低下は DLB を示唆 高度の前頭・側頭葉の機能低下は FTD を示唆
その他の機能画像検査	ドパミントランスポーターや MIBG 心筋シンチグラフィでは正常	大脳基底核でのドパミントランスポーター取り込み低下あるいは MIBG 心筋シンチグラフィの取り込み低下は DLB を示唆

AD：アルツハイマー病，VaD：血管性認知症，DLB：レビー小体型認知症，FTD：前頭側頭型認知症.

障害を伴っているが，アパシーは脳器質性障害を背景にした無気力，無関心の状態である（**表1**）．以上が DPD と認知症の鑑別の基本であるが，DPD とアルツハイマー病（Alzheimer's disease：AD）との鑑別だけではなく，血管性認知症（vascular dementia：VaD），レビー小体型認知症（dementia with Lewy bodies：DLB），前頭側頭型認知症（frontotemporal dementia：FTD）など非 AD 型の認知症との鑑別も念頭におく必要がある．各疾患に特徴的な精神・神経症状や検査所見を同定することで診断を進めることができる[3]．とくに近年の画像診断の進歩は，補助診断として有用である（**表2**）．

2．うつ病性仮性認知症から認知症への移行

　DPD の"可逆性"に関しては，追跡研究の蓄積から疑問が投げかけられつつある．DPD 患者ではうつ病から回復後にも軽微な（しかし年齢を一致させた認知機能低下のないうつ病患者と比べて有意な）認知機能低下が観察される[4]．さらに重要なことに，DPD 患者を長期に追跡すると，高率に認知症を発症することが明らかにされている．すなわち，うつ病で入院した高齢患者を5～7年追跡した研究では，DPD 患者（平均77.6歳）の71.8％が認知症を発症し，認知機能低下を示さなかったうつ病患者に比べて約4倍認知症発症リスクが高かった[4]．さらに長期間の追跡研究（4～18年，平均8年）では，うつ病自体はうまく治療されていたにもかかわらず，高齢 DPD 患者（平均76.5歳）の実に89％が認知症を発症したと報告されている[5]．したがって，DPD は認知症の重大な警告症状であり，DPD のすくなくとも一部は，認知症と連続性を有する前駆症状として生じると考えられる．

 ## うつ病と軽度認知障害（MCI）の併存

　うつ病では，認知症とはいえないが正常ではないグレーゾーン，すなわち MCI レベルの認知機能障害を合併する場合がある．MCI では，金銭管理や服薬などの手段的な日常生活活動に時間がかかってミスも増えるが，工夫次第で自立できる[6]．

1．有病率と併存率

　1993～2004年に公表された論文のレビュー[7]から，高齢者における大うつ病の有病率は

1〜16%（在住者では0.9〜9.4%，施設入所者で14〜42%），うつ症状の有症率は7.2〜49%と報告された．他方，高齢者のMCI有病率については，1993〜2008年に公表された35論文で報告された結果は，3〜42%とばらつきが大きい[8]．「認知症疾患ガイドライン2017」[9]では，これまでの報告のレビューからMCIの有病率を高齢者の15〜25%と推定している．近年の3つの報告[10-12]によれば，うつ病患者では病相期でも寛解期でも48〜52%と約半数でMCIを併存することが報告されている．また，最近のシステマティックレビューとメタ解析[13]では，2002〜2015年に公表された57研究，20,892人の患者が解析対象になった結果，MCI患者におけるうつ病併存率は32%（地域ベースで25%，医療機関ベースで40%）と報告されている．わが国の地域在住高齢者1,888人を対象とした2012年の報告[14]では，うつ病患者の26.2%にMCIが併存し，MCI患者の26.3%にうつ病が併存したと報告されている．

2. うつ病とMCIリスク

認知機能が正常な高齢者（平均72歳）5,607人を平均2.7年（平均調査回数3.3）追跡した研究[15]では，追跡期間中，常にうつ症状を有する群では，うつ症状のない群に比べてMCIを発症する相対危険度が2.35倍高かったと報告されている．初回の調査時のみうつ症状があり，その後改善された群では相対危険度は1.40倍にとどまったという．

3. うつ病・MCI併存と認知症リスク

「認知症疾患診療ガイドライン2017」[9]では，既報の詳細な検討からMCIから認知症へのコンバート率を5〜15%/年と推定している．2004〜2015年に公表された18研究，10,861人の患者を対象にしたシステマティックレビューとメタ解析[16]によれば，うつ症状を伴うMCI患者はうつ症状を伴わないMCIと比べて認知症移行相対危険度が1.28倍高い（$p=0.003$）と報告されている．

気をつけるべき身体疾患や治療薬

高齢者にうつ病や認知症が疑われた場合，次のような身体疾患を除外すべきである．すなわち，甲状腺機能低下症，ビタミンB_1欠乏症，ビタミンB_{12}欠乏症，肝性脳症，神経梅毒などの除外には身体診察に加えて血液検査が役立つ．また，脳画像検査（頭部CT，脳MRI）を施行し，慢性硬膜下血腫，正常圧水頭症，脳腫瘍などの脳神経外科的疾患も除外する．さらに，常習的な過量飲酒や常用医薬品（ステロイド，インターフェロン，ベンゾジア

---

column　うつ症状，うつ状態，うつ病の違い

"**うつ症状**"は抑うつ気分，興味・喜びの喪失など典型的にはうつ病にみられる精神症状をさすが，うつ病でなくても，たとえば近親者の死に対する悲嘆としても出現しうる．"**うつ状態**"はうつ症状が複数存在するが，うつ病の診断を満たさない軽症の状態，ならびにうつ病以外の精神疾患，身体疾患，あるいは薬剤の影響でうつ症状を呈している場合にも用いられる．"う

つ病"は気分や意欲の症状に，体重や睡眠の変化などの身体症状をほとんど常に伴っていることが特徴で，DSM-5の"うつ病/大うつ病性障害"といった診断基準に照らして一定の重篤さと持続性を有する疾患をさす．さらにうつ症状，うつ状態，うつ病をすべて含めて"うつ"と表現することもあるが，専門用語としては使用を避けたい．

ゼピン受容体作動薬など)によるうつ状態や認知機能低下の除外も必要である.

文献

1) 内閣府. 第1章, 第1節　高齢化の状況. 平成30年版高齢社会白書(概要版). (https://www8.cao.go.jp/kourei/whitepaper/w-2018/html/gaiyou/s1_1.html)
2) 布村明彦. 精神医学的診察. 認知症ハンドブック(中島健二・他編). 医学書院；2013, p.133-40.
3) 布村明彦. うつ病性仮性認知症およびうつ病とMCIの併存. 老年精神医学雑誌 2018；29(3)：241-8.
4) Sâez-Fonseca JA et al. Long-term outcome of depressive pseudodementia in the elderly. J Affect Disord 2007;101(1-3):123-9.
5) Kral VA, Emery OB. Long-term follow-up of depressive pseudodementia of the aged. Can J Psychiatry 1989;34(5):445-6.
6) 布村明彦. MCIの概念. 日本医師会雑誌 2018；147 特別号(2)(生涯教育シリーズ95)：S74-6.
7) Djernes JK. Prevalence and predictors of depression in populations of elderly:a review. Acta Psychiatr Scand 2006;113(5):372-87.
8) Ward A et al. Mild cognitive impairment:disparity of incidence and prevalence estimates. Alzheimers Dement 2012;8(1):14-21.
9) 日本神経学会, 「認知症疾患診療ガイドライン」作成委員会. 軽度認知障害. 認知症疾患診療ガイドライン2017. 医学書院；2017, p.145-60.
10) Bhalla RK et al. Patterns of mild cognitive impairment after treatment of depression in the elderly. Am J Geriatr Psychiatry 2009;17(4):308-16.
11) Yeh YC et al. Subtypes of mild cognitive impairment among the elderly with major depressive disorder in remission. Am J Geriatr Psychiatry 2011;19(11):923-31.
12) Reinlieb M et al. The patterns of cognitive and functional impairment in amnestic and non-amnestic mild cognitive impairment in geriatric depression. Am J Geriatr Psychiatry 2014;22(12):1487-95.
13) Ismail Z et al. Prevalence of depression in patients with mild cognitive impairment:a systematic review and meta-analysis. JAMA Psychiatry 2017;74(1):58-67.
14) Hidaka S et al. Prevalence of depression and depressive symptoms among older Japanese people:comorbidity of mild cognitive impairment and depression. Int J Geriatr Psychiatry 2012;27(3):271-9.
15) Steenland K et al. Late-life depression as a risk factor for mild cognitive impairment or Alzheimer's disease in 30 US Alzheimer's disease centers. J Alzheimers Dis 2012;31(2):265-75.
16) Mourao RJ et al. Depressive symptoms increase the risk of progression to dementia in subjects with mild cognitive impairment:systematic review and meta-analysis. Int J Geriatr Psychiatry 2016;31(8):905-11.

3 外来で使える簡単な認知機能検査は？

Keyword
HDS-R
MMSE
ウェクスラー式
公認心理師

POINT

- HDS-R や MMSE は認知症の鑑別を目的によく用いられている検査であるが，鑑別のための合計点だけでなく，反応の質的特徴などから得られる情報も多い.

- MCI を含めた認知症の早期発見のためには，ある程度，難易度が高い複雑な検査を実施する必要がある. たとえば，言語性 IQ（WAIS-Ⅲ）から一般的記憶（WMS-R）を引いた値が 10 点以下の場合を健常，11 点以上の場合を MCI とすると，MCI を早期の段階から高い精度で鑑別することが可能である.

- レビー小体型認知症や前頭側頭型認知症，意味性認知症などの認知機能を評価するうえでも，認知機能検査は重要な役割を担っている. しかし，時間的にも医師が自ら実施するのが困難なものも多く，公認心理師などの活躍が期待される.

はじめに

アルツハイマー型認知症（Alzheimer's disease：AD）などの認知症の原因疾患は，それぞれに特徴的な認知機能障害を有しており，これを評価する認知機能検査は各原因疾患の臨床診断や早期発見において大きな役割を担っている. 認知機能検査には，簡単なものから複雑なものまでさまざまな種類（**表1**）があり，それぞれの目的に合った検査を選択する必要がある.

本稿では，外来で使える簡単な認知機能検査を中心に，原因疾患の診断や鑑別，早期発

表1 診療報酬で算定が認められている認知機能検査の一部（平成 30 年度）

区分番号「D283」発達及び知能検査	
容易 （80 点）	コース立方体組み合わせテスト，レーヴン色彩マトリックス，JART など
極めて複雑 （450 点）	WAIS-Ⅲ成人知能検査 など
区分番号「D285」認知機能検査その他の心理検査	
容易 （80 点）	COGNISTAT，NPI，BEHAVE-AD，長谷川式知能評価スケール，MMSE，前頭葉評価バッテリー，ストループテスト，MoCA-J など
複雑 （280 点）	三宅式記銘力検査，ベンダーゲシュタルトテスト，WCST ウイスコンシン・カード分類検査，遂行機能障害症候群の行動評価（BADS），リバーミード行動記憶検査，Ray-Osterrieth Complex Figure Test（ROCFT）など
極めて複雑 （450 点）	標準失語症検査，標準失語症検査補助テスト，標準高次動作性検査，標準高次視覚検査，標準注意検査法・標準意欲評価法，WAB 失語症検査，老研版失語症検査，WMS-R，ADAS など

村山憲男 Norio MURAYAMA　順天堂大学スポーツ健康科学部

見における役割を解説する.

アルツハイマー型認知症(AD)の診断・鑑別

1.　HDS-R・MMSE などの簡便な検査

　改訂長谷川式簡易知能評価スケール・長谷川式認知症スケール(Hasegawa Dementia Scale-Revised：HDS-R)[1]と Mini-Mental State Examination(MMSE)[2]は，認知症を対象にこれまで最も多く用いられてきた簡便な認知機能検査である．両検査を実施する主な目的は認知症の鑑別であるが，認知症の原因疾患のなかでもとくに AD の認知機能障害に関係した課題で構成されている．健常/認知症のカットオフは，HDS-R が 21/20，MMSE が 24/23 を基準に用いられることが多い．しかし，両検査ともに，合計点から認知症かどうかを鑑別するというだけでなく，反応の質的特徴から得られる情報も多い．たとえば，遅延再生課題が同じ 0 点でも，3 単語を覚えているものの出力できないような場合と，課題そのものをすっかり忘れている場合とでは，想定される重症度や生活上での困難さが異なる．さらに，後述するように，前頭側頭型認知症(frontotemporal dementia：FTD)やレビー小体型認知症(dementia with Lewy bodies：DLB)などの AD 以外の疾患の可能性が示唆される場合もある．

　また，より簡便な検査として Rapid Dementia Screening Test 日本語版(RDST-J)[3]なども開発されている．RDST-J は，スーパーマーケットなどで売っているものをできるだけ多くあげる課題と，漢数字とアラビア数字を相互に書き換える数字変換課題で構成されており，健常と AD を高い精度で鑑別できることが報告されている.

　これらの検査は，外来において，まず初診時に行われることが多い．患者自身が希望して受診している場合には，検査を実施するうえで大きな問題はないものの，本人が受診を拒否しており，家族がだましてなんとか受診させているような場合，検査を拒否することも少なくない．検査を拒否している患者に無理に実施することは，患者の負担だけでなく，検査結果の妥当性という点でも大きな問題になる．そのため，近年では，認知機能課題を行わず日常会話の特徴から認知機能を評価する手法として，日常会話式認知機能評価(Conversational Assessment of Neurocognitive Dysfunction：CANDy)[4]も開発されている.

2.　より詳細な検査

　HDS-R や MMSE よりも詳細な評価が求められる場合には，Neurobehavioral Cognitive Status Examination(COGNISTAT)日本語版[5]や，Alzheimer's Disease Assessment Scale (ADAS)[6]，Montreal Cognitive Assessment(MoCA-J)[7]，Addenbrooke's Cognitive Examination(ACE)[8]などが用いられることが多い.

　COGNISTAT[5]は，記憶課題の難易度が HDS-R や MMSE よりも高いほか，構成や計算を含めた認知機能全般を評価する課題も設けられている．また，まず最も難易度の高い課題を行い，正解すれば正常域としてその課題は終了できるというような工夫がなされており，検査での負担にも配慮がなされている．そのため，健常や軽度認知障害(mild cognitive impairment：MCI)から中等度の認知症くらいまで，検査を適用することが可能である．また，各得点がプロフィールで表示されるのも COGNISTAT の特徴であり，本人や家族，他職種などへの説明にも用いやすい．ADAS[6]は，AD の認知機能障害を評価するうえで必要

な課題が広く含まれており，治験などにおいてもよく用いられてきた．また，記憶課題における刺激のセットが複数用意されており，縦断的評価を行ううえでも有用である．MoCA-J[7]は，MCIを含めたADの早期発見を簡便に行うために開発された検査である．認知機能低下を初期から鋭敏に評価できる一方で，検査時間も15分程度とあまりかからない．ACE[8]は，第2改訂版であるACE-RがMMSEと共通した項目で構成されており，ACEを実施することでMMSEの得点も算出できるという利点があった．

　これらの検査は，外来で使える簡単な認知機能検査としていずれも有用であるが，COGNISTATとACE-Rは版権上の問題などにより，現在，新たに入手できない状況である．しかし両検査とも，海外では新しいバージョンが開発されており，日本語版の作成が期待される．

 ## アルツハイマー型認知症の早期発見

1．軽度認知障害（MCI）

　健常と認知症の間に位置する概念として注目されているMCIには，記憶機能低下が主体の健忘型MCI（amnestic MCI：aMCI）と，記憶以外の認知機能低下を主体とする非健忘型MCI（non-aMCI）が含まれる[9]．このうち，ADに進展する可能性が高いのはaMCIといわれており，ADの早期発見のためにはこれを的確に評価する必要がある．国際的には，①主観的な物忘れの訴え，②年齢に比べて記憶機能が低下，③全般的な認知機能は正常，④日常生活動作は正常，⑤認知症ではない，という基準を満たした場合にaMCIと診断される[9]．このうち，②の記憶機能低下を的確に評価することは，aMCIの診断においてとくに重要である．

2．aMCIの評価

　aMCIの認知機能を評価する際，比較的簡便な検査として前述したCOGNISTATやMoCA-Jなどが，より詳細に記憶機能を評価する検査としてリバーミード行動記憶検査[10]やウェクスラー記憶検査（Wechsler Memory Scale- Revised：WMS-R)[11]などが用いられることが多い．これらは，明らかな記憶低下を示すaMCIであれば的確に鑑別することが可能である．しかし，実際には，これらの検査で年齢相応の得点を示すaMCI例も多く存在する．

　aMCIの診断基準にある②年齢に比べて記憶機能が低下とは，本来，病前の状態から現

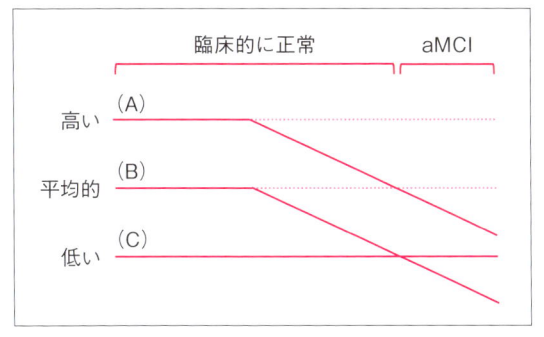

図1 記憶機能の低下と健忘型軽度認知障害(aMCI)の関係[29]

A：病前の記憶機能が高く，有意に低下しても，年齢に比べて平均的な機能を有している軽度認知障害例.

B：病前の平均的な記憶機能から有意に低下し，記憶障害を示した軽度認知障害例(一般的な軽度認知障害例).

C：病前の記憶機能が低く，現在もその機能を維持している健常高齢者.

在までの低下を縦断的な視点で評価すべきである(**図1**)．しかし，病前の状態が数量的に評価されていることはほとんどないため，代わりに，その時点で評価できる別の指標から病前の機能がどの程度であったかを推測し，縦断的評価に代える必要がある．Japanese Adult Reading Test(JART)[12]やウェクスラー成人知能検査(Wechsler Adult Intelligence Scale- third edition：WAIS-Ⅲ)[13](column 1参照)は，病前の知的機能を推測できる指標として用いられることが多い．このうち，JARTは，WAIS-Ⅲよりも簡便に実施できる点で有用である．一方，WAIS-Ⅲは，JARTよりも煩雑で実施に時間がかかるものの，後述するようにDLBや意味性認知症の早期発見にも有用であることが報告されている．認知症の早期発見には，ADだけでなく，他の認知症の可能性も考慮すべきであり，その点においてWAIS-Ⅲを実施する意義は大きい．また，比較的最近の研究[14]では，WAIS-Ⅲの言語性IQが，病前の知的機能だけでなく病前の記憶機能(WMS-Rの一般的記憶)と有意に相関することが報告されている．

　そのため，WAIS-Ⅲの言語性IQを病前の記憶機能を推測する指標として活用し，WMS-Rの一般的記憶(現在の記憶機能)と比較することで，aMCIの記憶低下を，より的確に評価することが可能である．最近の研究では，"言語性IQ——一般的記憶"の値が10点以下の場合を健常，11点以上の場合をaMCIとすると，早期のケースを含め，高い精度(感度0.88，特異度0.87)でaMCIを鑑別できることが報告されている[15]．

　これらの検査は，医師が外来診療のなかで自ら実施するのは時間的に困難であると思われるが，公認心理師や臨床心理士，日本老年精神医学会認定の専門心理士などを活用することによって，外来でも評価が十分に可能である．

レビー小体型認知症(DLB)の診断・鑑別

1．DLBの特徴と従来の評価

　DLBの臨床症状は進行性の認知機能障害などADと共通する部分が多く，鑑別が難しいことが少なくない．幻視はDLBの中核症状のひとつで，DLBには初期からみられやすい

が，AD にみられることはほとんどない．しかし，DLB の幻視は，臨床的には見逃されがちであり，両疾患を鑑別する重要な障害である一方で，鑑別の精度を下げる一因にもなっている．

　患者自身が見えている幻視は，本人しか見ることができず，他者が客観的に評価することが困難である．そのため，DLB の幻視は，外来では Neuropsychiatric Inventory（NPI）などをもとに，家族などからの情報によって間接的に評価されるのが一般的であった．しかし，幻視が明確でなかったり，家族が幻視に気づかなかったりした場合も多い．そのため，DLB の幻視の原因となる視覚認知障害や注意障害などをはじめとした認知機能障害を評価する検査が，大きな役割を担っている．

2．DLB の認知機能の評価

　MMSE には 5 角形模写課題が含まれており，ときにこの課題に DLB の特徴が示される場合がある．5 角形模写課題は，AD は比較的進行するまで正答しやすく，誤答でも構成障害や全般的な機能低下に基づくものが多い．一方，DLB は視覚認知障害に基づくと考えられるような，形態が大きく崩れた描画結果を示したり，描画中にときに幻視を示唆する言動がみられたりすることもある．また，中核症状であるパーキンソニズムによって，線が震えたり，極端に小さな描画になったりすることもある．しかし，MMSE の 5 角形模写は課題内容も採点方法も単純であるため，より詳細な模写課題として，ベンダーゲシュタルトテスト（Bender Gestalt Test：BGT）[16]や時計描画課題[17]などが用いられることが多い．

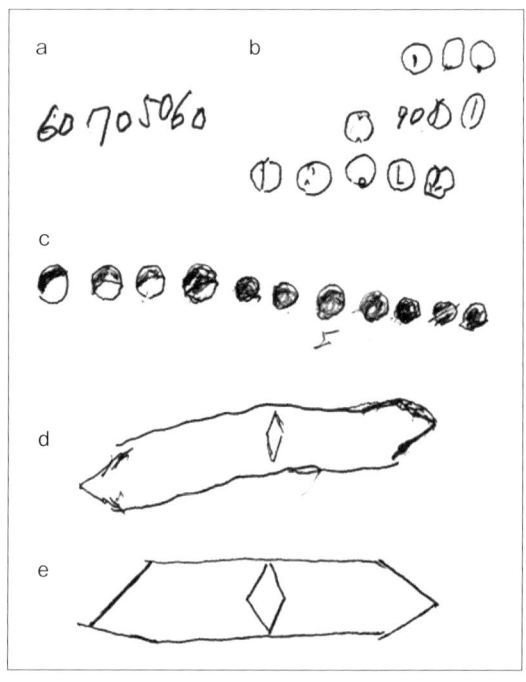

図 2　ベンダーゲシュタルトテストに示されるレビー小
　　　　体型認知症の特徴[30]
　　　DLB は，ボツ点（・）が数字に変形したり（a），小円のなかに模様
　　を描くことがある（b）．また，ボツ点を月が満ち欠けしたように描
　　くことがある（c）．さらに，DLB（d）は，AD（e）に比べて線のふる
　　えが強いことが多い．

とくに BGT では，一部の患者において幻視や錯視を示唆する反応がみられることがあり（**図2**），患者自身の視覚体験に近い評価ができる可能性があるのが特徴である．

　また，DLB の幻視に関して，大きさや形の弁別，錯綜図，視覚計数などは，代表的な課題[18]である．これらは，DLB のなかでもとくに幻視が出現している例において，不良な結果になることが報告されている．さらに最近では，パレイドリアテスト[19]や主観的輪郭課題[20]などによって，DLB の特徴を評価するという報告もある（「column 2」参照）．

　このほかに，WAIS-R を用いた評価も検討されており，DLB の視覚認知障害やパーキンソニズム，処理速度低下などに関係している，積木模様や絵画配列，符号などが低得点になりやすいとされている[21]．

　DLB の臨床診断はこれまで，特異度は高いものの，感度が高くないことが問題とされてきた．幻視に関係した視覚認知などの機能障害を評価する際には，ある課題でDLB の特徴が示されなくても，質が異なる別の課題において典型的な特徴が示される場合も多く，できるだけ多様な種類の課題を組み合わせて実施することが重要であると考えられる．

前頭側頭葉変性症（FTLD）の診断・鑑別

　前頭側頭葉変性症（frontotemporal lobar degeneration：FTLD）は，主に前頭葉と側頭葉に障害が現れる認知症疾患の総称である．ここでは，FTLD のなかで特徴的な前頭側頭型認知症（FTD）と意味性認知症（SD）について解説する．

1．前頭側頭型認知症（FTD）

　FTD は前頭葉が中心に障害される疾患であり，認知機能障害も前頭葉に関する障害が中心である．臨床症状としては，たとえば同じ行動を繰り返す保続や常同行動のほか，意欲低下や，状況にそぐわない悪ふざけや遠慮のない身勝手な行動をしたり，身だしなみに無関心になったりすることもある．行動のひとつひとつは衝動的で，行動にブレーキが利かないのが特徴である．これらは，HDS-R や MMSE の検査中にみられることも多い．たとえば，HDS-R で年齢を「70 歳」と答えた後に，今日の日づけを「70 月 70 日」と答えるといった保続が出現することがある．また，検査中に周囲の物音に反応して注意を欠く易刺激性や，課題に対して真剣に取り組まず，すぐに「わかりません」などという考え無精といった症状も現れやすい．そのため，FTD はある程度進行すると，検査の実施自体が困

---

column 2　レビー小体型認知症（DLB）の幻視

　幻視は本来，対象となる外的刺激が実在しないにもかかわらずそれが見える現象をいうが，DLB はそのほかに変形視（箸が曲がって見える）や錯視（箸がヘビに見える）など視覚認知に関連したさまざまな障害を示す．最近は，DLB の幻視とパレイドリア（壁のしみが顔に見えるなどの症状）の連続性を指摘する意見が注目されている[19]．これらの症状は反復性で，具体的な内容であることが多く，人物や小動物が見えることが多い．患者によっては "幽霊がいる" など不気味な

印象を与える表現をすることがあり，家族が困惑することも多い．症状の出現には，認知機能障害のほかに環境要因なども関係しており，ハンガーにかけられた上着や，揺れるカーテン，家具に映る影，薄暗い部屋などによって症状が誘発されることも多い．また，人物の幻視が見えても，それが危害を加えてくる危険な人物か，無害な人物かなど，見える内容の違いには，本人の不安の強さや病識の有無なども関係しているといわれている[28]．

難になるのも特徴的である.

前頭葉機能を評価するための簡便な検査としては, Frontal Assessment Battery at bed-side(FAB)[22]などが用いられることが多い. また, より詳細に評価する必要がある場合は, Trail Making Test, Stroop test, Wisconsin Card Sorting Test, 語流暢性課題など, さまざまな検査[23]を組み合わせて評価する必要がある. しかし, これらの検査で前頭葉機能を評価する場合には, 言語や計算, 視空間認知など, 課題に関係する他の認知機能がある程度正常に保たれていることが条件になる. そのため, 臨床的には, 詳細な検査を実施することができず, 検査中の様子や自由会話などから評価するしかない場合も多い.

2. 意味性認知症(SD)

前頭葉を中心に障害が生じる FTD に対して, SD は側頭葉(とくに前方部)を中心に障害が生じる疾患である. 認知機能障害としては, 初期から意味記憶障害が生じるのが特徴的であり, たとえば"(時計を)何とよぶ?""時計は何に使う?"など一般的な知識や概念に関する記憶に障害が生じやすい. 典型的には, AD は時計という言葉がでてこなくても,「トから始まります」などのヒントによって思い出すことができる. 一方, SD は, 同じヒントを与えられても思い出すことができず,「これはトです」と言って間違いにも気づかないこともある.

そのため, 初期から言語的なコミュニケーションが困難になり, 相手が何を言っているのか理解できないことが多い. しかし, AD とは異なって, エピソード記憶や見当識は障害されにくいため, とくに初期には外に出ても道に迷わず帰ってくることができ, 生活上のさまざまな機能も保たれやすい. しかし, 進行すると, 側頭葉だけでなく前頭葉にも障害が生じ, FTD と同様の症状を示すようになってくる.

意味記憶障害の評価としては, 標準失語症検査[24]やWestern Aphasia Battery(WAB)失語症検査[25]などの検査がよく用いられており, 物品呼称などで物品の名前が言えず, 語頭ヒントがあっても正解できないなどの特徴が示されることが多い. また, SD の意味記憶障害は, 色や身体部位, 野菜・果物, 楽器などのカテゴリーによって障害の生じ方が異なることも知られている[26].

SD の早期発見に関しては, WAIS-Ⅲの言語性課題の有用性が報告[27]されている. SD では, 失語症検査で障害が明らかになる段階では, すでに日常生活の多くの部分で支障が生じている場合が多い. 失語症検査は, 障害がなければ正答できる難易度の低い課題で構成されているため, 認知症に進行した患者の評価には有用であるが, MCI やそれ以前の状態では, ほとんどの課題で正答できてしまう. これに対し, WAIS-Ⅲには健常高齢者でも正答できない難易度の高い課題も含まれているため, 失語症検査では明らかにできない早期の障害が検査結果に現れてくる可能性がある[27]. しかし, WAIS-Ⅲの言語性課題のうち, どの課題にどのような特徴で障害が現れるかは, それぞれの例によって異なるため, 検査結果の質的な分析も求められる.

 外来で認知機能検査を行う際のポイント

認知機能の評価は, 患者自身の本来の能力が十分に発揮される状態で行われるべきである. そのため, 能力の発揮に悪影響を及ぼす要因(たとえば, 検査に対する動機づけの低

さ，拒否，緊張感，意識水準の低さ，視力や聴力の問題など）への配慮は重要である．また，見当識課題を行ううえではカレンダーが見やすい位置にないことや，とくに診察室がカーテンで仕切られている場合には，外の音が検査の邪魔にならないようにするなど，検査の物理的環境に対する配慮も重要である．

　また，本稿で紹介した認知機能検査には，実施や評価に時間がかかり，外来診療のなかで医師が自ら実施するのが困難なものも多い．しかし，表に示したとおり，これらの認知機能検査のなかには診療報酬で算定が認められたものも豊富にあるため，公認心理師などの専門家の活用が今後ますます期待される．

文献

1） 加藤伸司・他．改訂長谷川式簡易知能評価スケール（HDS-R）の作成．老年精神医学雑誌 1991；2：1339-47.
2） Folstein MF et al. "Mini-Mental State";a practical method for grading the cognitive state for the clinician. J Psychiatr Res 1975;12:189-98.
3） 酒井佳永・他．認知症スクリーニング検査 the Rapid Dementia Screening Test（RDST）日本語版の有用性．老年精神医学雑誌 2006；17：539-51.
4） 大庭　輝・他．日常会話式認知機能評価（Conversational Assessment of Neurocognitive Dysfunction；CANDy）の開発と信頼性・妥当性の検討．老年精神医学雑誌 2017；28：379-88.
5） 松田　修・中谷三保子．日本版 COGNISTAT 認知機能検査．ワールドプランニング；2004.
6） Mohs RC et al. The Alzheimer's disease assessment scale:an instrument for assessing treatment efficacy. Psychopharmacol Bull 1983;19（3）:448-50.
7） 鈴木宏幸，藤原佳典．Montreal Cognitive Assessment（MoCA）の日本語版作成とその有効性について．老年精神医学雑誌 2010；21（2）：198-202.
8） 竹之下慎太郎・他．認知障害の評価における Addenbrooke's Cognitive Examination（ACE-R，ACE-Ⅲ，M-ACE）の有用性．老年精神医学雑誌 2018；29（11）：1156-60.
9） Petersen RC, Negash S. Mild cognitive impairment:an overview. CNS Spectr 2008;13:45-53.
10） 綿森淑子・他．日本版 RBMT リバーミード行動記憶検査．千葉テストセンター；2008.
11） 杉下守弘．日本版ウエクスラー記憶検査法．日本文化科学社；2001.
12） 松岡恵子，金　吉晴．知的機能の簡易評価 Japanese Adult Reading Test（JART）．新興医学出版社；2006.
13） 日本版 WAIS-Ⅲ刊行委員会．日本版 WAIS-Ⅲ．日本文化科学社；2006.
14） Murayama N et al. Intelligence or years of education:which is better correlated with memory function in normal elderly Japanese subjects? Psychogeriatrics 2013;13:9-16.
15） Murayama N et al. Neuropsychological detection of the early stage of amnestic mild cognitive impairment without objective memory impairment. Dement Geriatr Cogn Disord 2013;35:98-105.
16） Murayama N et al. Utility of the Bender Gestalt Test for differentiation of dementia with Lewy bodies from Alzheimer's disease in patients showing mild to moderate dementia. Dement Geriatr Cogn Disord 2007;23:258-63.
17） Gnanalingham KK et al. Clock-face drawing to differentiate Lewy body and Alzheimer type dementia syndromes. Lancet 1996;347:696-7.
18） Mori E et al. Visuoperceptual impairment in dementia with Lewy bodies. Arch Neurol 2000;57:489-93.
19） Uchiyama M et al. Pareidolias:complex visual illusions in dementia with Lewy bodies. Brain 2012;135:2458-69.
20） Ota K et al. Visuoperceptual assessments for differentiating dementia with Lewy bodies and Alzheimer's disease:illusory contours and other neuropsychological examinations. Arch Clin Neuropsychol 2015;30（3）:256-63.
21） Shimomura T et al. Cognitive loss in dementia with Lewy bodies and Alzheimer disease. Arch Neurol 1998;55:1547-52.
22） Dubois B et al. The FAB;A frontal assessment battery at bedside. Neurology 2000;55:1621-6.
23） 石合純夫．高次脳機能障害学．医歯薬出版；2003.
24） 日本高次脳機能障害学会．標準失語症検査．新興医学出版社；2003.
25） WAB 失語症検査（日本語版）作製委員会．WAB 失語症検査 日本版．医学書院；1986.

26）伊藤皇一・他. 語義失語における語の意味カテゴリー特異性障害. 失語症研究 1994；14：221-9.

27）村山憲男・他：意味性認知症の前駆状態と考えられる 2 症例；もの忘れドックによる早期発見と神経心理的特徴. 老年精神医学雑誌 2010；21：1377-84.

28）太田一実・他：レビー小体型認知症患者の幻視に対する心理的介入の有用性―2 症例での検討. 精神医学 2011；53（9）：845-53.

29）村山憲男・他. 変性性認知症の鑑別および早期発見における神経心理検査の役割. 老年精神医学雑誌 2013；24：654-9.

30）村山憲男・他. ベンダーゲシュタルトテストによるレビー小体型認知症の簡易鑑別法の開発. 老年精神医学雑誌 2007；18：761-70.

4 画像検査では何を行っておくべきか？

Keyword
頭部 CT/MRI 検査
脳血流スペクト検査
MIBG 心筋シンチグラフィ検査
DAT スペクト検査

POINT

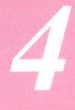 高齢者の脳画像検査は，形態・機能ともに加齢による影響を受ける．画像の評価は年齢による変化を考慮することが重要である．受診者の過去のデータを参照することは，診断を考えるうえで最も有益である．過去に行った検査があるならば，本人，家族に持参してもらい診断の一助とする．

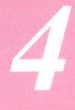 アルツハイマー型認知症の診断では，臨床症候から同病を疑い，画像検査で確認することになる．その際にアルツハイマー型認知症の典型像を求めようとするよりも，他の認知症疾患の除外に主眼を置く方がよい．

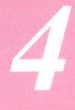 プライマリケアの場で認知症が疑われる患者のうち，もの忘れの軽度な例，BPDS の目立つ例，症状が非典型な例に関しては，もの忘れ専門外来に紹介すべきである．

はじめに

　脳画像検査は，認知症の診断確定にきわめて有用なツールである．もの忘れを主訴に受診した患者に対しては，一度は脳画像検査を実施すべきと考える．診断確定後の検査は過度にならないよう留意する．急激な変化がなければ，2〜3 年に一度の検査で十分ではなかろうか．

　プライマリケアの場で，患者がもの忘れを訴えた際に脳画像検査を実施せずに抗認知症薬を処方してよいかという点に関しては，認知機能検査で近時記憶・見当識を中心とした低下が中等度以上存在し，脳血管障害を示唆するような合併症が目立たなければ，ほとんどがアルツハイマー型認知症と思われる．何らかの理由で頭部 CT/MRI を実施することが難しければ，副作用に留意しつつ抗認知症薬を投薬することは個人的には妥当と考える．ただし，もの忘れが軽微である例，脳血管障害が優位と思われる例，性格変化や問題行動など BPSD の目立つ例では，専門医への紹介が必要である．

　現時点ではうつ病者の脳形態に関して確定的な所見はないため，本稿では認知症の脳画像検査を中心に，各検査の特徴と適応を述べる．画像検査の種別としては大きく 2 つに分類される．ひとつは，脳の形を見る形態的検査であり，頭部 CT と MRI 検査がそれに相当する．もうひとつが脳の機能を見る機能的検査であり，脳血流スペクト検査，MIBG 心筋シンチグラフィ検査，DAT スペクト検査が相当する．後者にはアミロイド PET やタウ PET も含まれるが，保険未収載であるため本稿では取りあげていない．

　高齢者画像診断の留意点としては，加齢の影響を常に考慮するということであろう．加

新里和弘 Kazuhiro NIIZATO　東京都立松沢病院認知症疾患医療センター

齢に伴い誰であっても脳実質は徐々に縮小し，認知機能は緩やかに低下していく．年代別のだいたいの脳形態を把握しておくことが必要と思われるが，過去に同様の検査を受けたことがあるならば，できるだけその結果を電子媒体で持参してもらうことも重要であろう．脳形態は個体差が大きいので，数年前の脳画像と比較することが最も重要な診断情報となる．

以下，それぞれの検査の特徴と，4大認知症とされている，アルツハイマー型認知症（AD），レビー小体型認知症（DLB），血管性認知症（VD），前頭側頭型認知症（FTD）に関して，典型的画像も提示して解説を行う．

頭部 CT/MRI 検査

両検査ともに脳の形態を見る検査である．CT 検査は放射線被曝があるが，石灰化や出血性病変の描出に優れている．撮像時間自体は 20〜30 秒程度であり，患者の負担も少ない．冠状断・矢状断に再構成することも可能である．

MRI 検査は被曝はないが，高磁場を利用しているため，ペースメーカーなどの体内金属を装着している場合には原則禁忌である．また撮影時被験者が入る孔も直径 60 cm 程度と小さいため，閉所恐怖症がある人や小児では検査が不可能な場合がある．20 分前後の撮像時間を要するが，T1 強調画像，T2 強調画像，FLAIR（fluid-attenuated inversion recovery）画像などさまざまなコントラストの画像を撮像することが可能で，CT 検査よりも情報量が大きい．VSRAD の Z スコアとよばれるものがあり，内側側頭葉の萎縮を数値で表すことができる．2 以上は"萎縮がかなりみられる"との判定されるが，あくまで参考値と捉えるべきである．

認知症疾患の多くは変性疾患である．アミロイドやタウ，シヌクレインといった蛋白質が変性し，脳内に過剰に蓄積することによって病気が出現するとされている．ニューロンレベルでの微細な変化が集積し，結果として脳容積の減少に至るわけであるが，形態変化として目視で異常が検出されるまでには年単位の時間が必要である点が重要である．認知機能は明らかに低下してきているが，脳画像では萎縮が見出せない時期があるはずで，そのような時期の認知症の有無の判断は十分に慎重であるべきである．

MRI 検査の利点のひとつに，血管病変の評価を行いやすい点がある．白質病変に関しては，現在一般的に Fazekas 分類[1]が用いられており，側脳室周囲病変と深部皮質下白質病変とでグレード分けを行っている（前者はグレード 0〜IV，後者もグレード 0〜4 に分類される）．また造影剤を用いずとも血管画像を得ることができ（MRA 画像），拡散強調画像は脳梗塞超急性期の検出に，きわめて有用である．

図 1 に VD の一例を示した．わが国では AD に比較して VD が比較的多いとされた時代（30 年くらい前）もあったが，典型的な VD は高齢者では決して多くない．AD と VD の合併という意味で"混合型認知症"という病名が使用されることがあるが，"混合型認知症"と診断した場合の血管障害の程度は，それだけで認知症を引き起こすほどに重度であることが前提であり（**図 2**），そうでなければ"AD＋脳循環障害（脳血管障害）"とすべきである．

AD 初期においてもっとも中核的な変化は記憶障害であり，認知機能検査では遅延再生課題がもっとも鋭敏にその変化を検出しうるが，情動面・行動面での問題が病状を修飾す

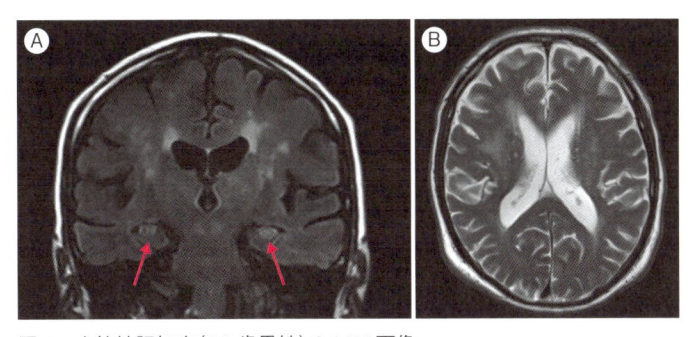

図1　血管性認知症（86歳男性）のMRI画像

　易怒性，嫉妬妄想で初診．長谷川式17点，MMSE 27点．

A：海馬を通る前額断MRI（FLAIR）画像．両側傍側脳室白質・大脳深部～皮質下白質，
　　視床に慢性虚血性変化あり．海馬周辺の萎縮はめだたない（矢印）（VSRAD：Zス
　　コア＝0.86）．

B：側脳室体部を通る水平断MRI（T2強調）画像．白質病変化の評価は側脳室周囲病
　　変FazekasグレードⅡ（脳室周囲全域にやや厚く拡がる病変），深部皮質下白質病
　　変Fazekasグレード2（3mm以上の斑状で散在性の皮質下～深部白質の病変）．

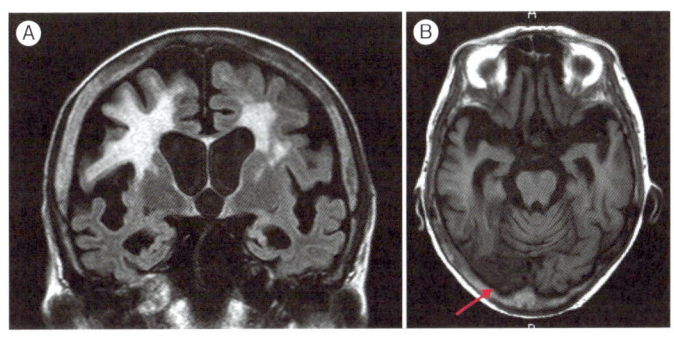

図2　混合型認知症（85歳女性）のMRI画像

　2回の脳梗塞の既往あり．HDS-Rでは7点と重度低下．

A：海馬前方を通る前額断MRI（FLAIR）画像．左前頭葉白質，右前頭葉深部～皮質下
　　白質に陳旧性梗塞巣による虚血性変化が広がる．シルビウス裂も大きく開大して
　　いる．側脳室下角が大きく拡大し，海馬にも高度の萎縮（VSRAD：Zスコア＝
　　4.83）．

B：中脳を通る水平断MRI（T1強調）画像では，右後頭葉に陳旧性梗塞巣あり（矢印）．
　　海馬には高度の萎縮．萎縮と多発性の脳梗塞より，"混合型認知症"と診断でき
　　る．

ることもあり注意が必要である．また頭頂後頭葉の変性を背景として視空間失認が目立つ
場合もある（とくに若年性の場合．**図3**参照）．

　初期の形態的検査では海馬の萎縮が目立たないことも少なくない．その場合には後述の
脳機能画像（脳血流スペクト検査）が有用である場合がある（**図5**）．また逆に，高齢者にお
いては生理的に萎縮がみられるので，海馬の萎縮を過大評価することは誤診の可能性があ
る．ADの診断では，記憶・見当識低下という認知機能プロフィール上の特徴をまず捉え
ることが重要である．脳画像検査ではADの典型像を求めようとするよりも，臨床症候か
らDLBやFTDを否定し，頭部MRIで血管性認知症を否定して確定診断に至るのが一般的
と考える．ただし今後ADの診断が細分化されれば異なる手順が必要とされることになろ
う．

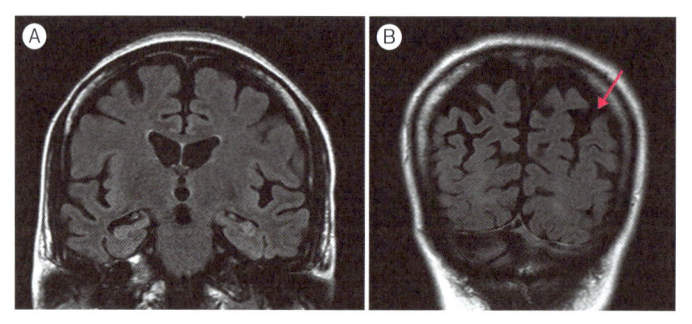

図3　アルツハイマー型認知症（57歳女性）のMRI画像
　もの忘れ，家事ができないことで認知症に気づかれた．HDS-Rは近時記憶障害を中心に17点．
A：海馬を通る前額断MRI（FLAIR）画像．海馬付近には目視で軽度から中等度の萎縮あり（VSRAD：Zスコア＝1.34）．
B：後頭頭頂葉を通る前額断MRI（FLAIR）画像．頭頂間溝の開大（矢印）を認めている．

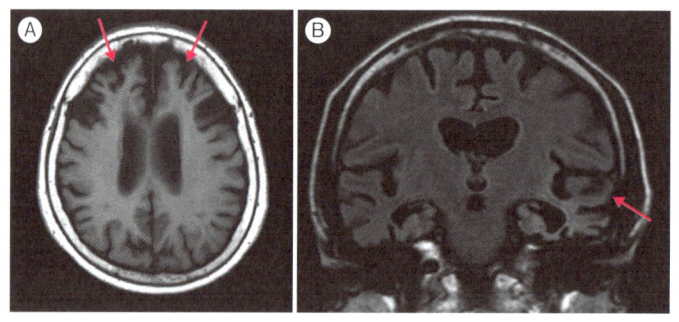

図4　行動障害型FTD（A；63歳女性）と意味性認知症（B；58歳男性）のMRI画像
A：周囲に対する関心の欠如，偏食で異常に気づかれた．診察時は周囲に対する無関心（不関）がみられ診察室内を自由に歩き回る状態で，長谷川式も実施不可能．側脳室体部を通る水平断MRI（T1強調）画像では，両側前頭葉を中心にして高度な萎縮を認めた（矢印）．
B：言葉の意味がわからないということで当院を初診．長谷川式8点．「桜って何だっけ？」と言葉の意味理解が困難．見当識以外ほぼ誤答．右利き．海馬を通る前額断MRI（FLAIR）画像．とくに左半球に高度の萎縮．上側頭回（矢印）は中・下側頭回に比較し保たれている点が特徴的である．

　変性型の若年性認知症において，FTDはADに次いで多い．平成27年7月より65歳未満発症の前頭側頭葉変性症は難病申請が可能となっており，正確な診断が必要とされることとなった．前頭側頭葉変性症のうち対象となるのは，（行動異常型）前頭側頭型認知症と意味性認知症である（優位半球のシルビウス裂周辺に萎縮の認められる進行性非流暢性失語症もある）．診断においては，まずその特徴的な臨床症状（脱抑制行動，無関心，食行動の変化，失語など）を家族などから十分に聴取することが重要である．頭部CT/MRI検査では特徴的な局所的脳萎縮所見として描出される（**図4**）．

脳血流スペクト検査

　脳血流スペクト検査は後述するDATスペクト検査と同様，放射性薬剤を静脈内に投与し，薬剤が十分に分布した後，脳の断層画像（三次元画像）を30分程度かけて撮像する．
　脳血流スペクト検査の利点は，形態的異常がつかみにくい初期の変化を検出できる点に

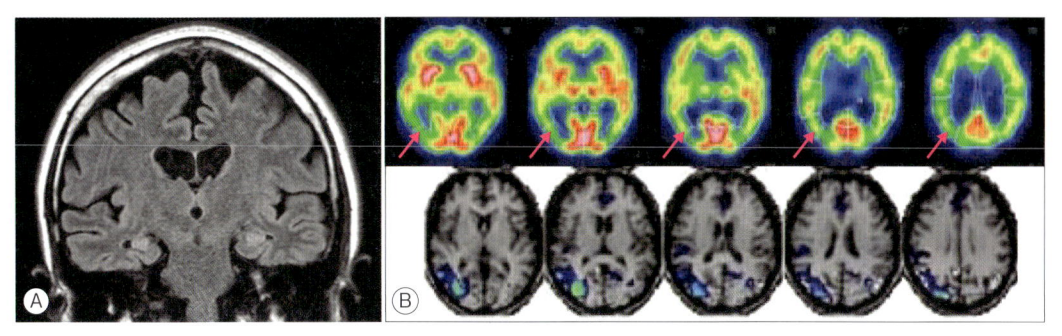

図5 アルツハイマー型認知症（56歳女性）のMRI画像（A）と脳血流スペクト画像（B）

情動不安定，仕事でのミスが続くということで受診．長谷川式28点.
A：海馬を通る前額断MRI（FLAIR）画像．海馬の萎縮は目立たない（VSRAD：Zスコア＝0.78）.
B：（上段）脳血流スペクト所見では右側頭頭頂葉の血流低下（矢印）が認められた．（下段）eZIS解析でも同部位の血流低下がはっきりと示されている．若年性ADの確定診断を行った.

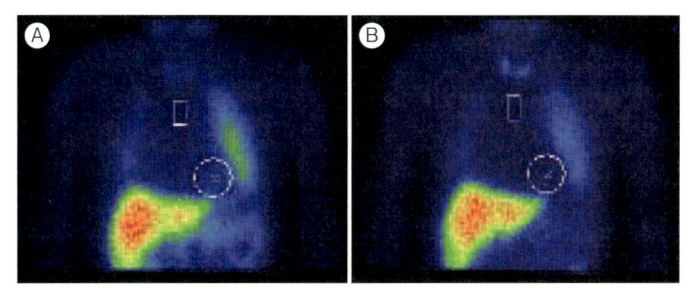

図6 レビー小体型認知症（81歳男性）のMIBG心筋シンチグラフィ画像

活発な幻視（「黒いジャンバーを着た男が入ってくる」など）で異常に気づかれた．手指振戦などパーキンソン症状は目立たない．長谷川式は10点．レム睡眠行動障害あり．症状に著明な変動性を認めた．心筋の取込み能はA）Early（早期像）1.5，B）Delaid（後期像）1.22といずれも著明に低下．Washout Rateは67.5％と亢進．DLBに典型的な所見である.

ある．とくに若年性認知症において，症状と脳形態の間にギャップがみられる場合，脳血流スペクト検査を用いることで確証や除外診断をはかれることがある．各疾患の特徴的所見としては，ADでは帯状回後部，楔前部，頭頂葉皮質の血流低下（**図5**），FTDでは前頭葉・側頭葉前方部の血流低下が特徴的である．DLBでは後部帯状回の血流が相対的に保持され，島状に取り残される所見（cingulate island sign）が特異的所見として知られている.

MIBG心筋シンチグラフィ検査

DLBは全身疾患と考えた方がよい．レビー小体の主要成分であるαシヌクレインの蓄積は中枢神経系のみならず，交感神経節，消化管，心臓，副腎，皮膚にも広く出現する．とくに心筋においては，ノルアドレナリンのアナログであるMIBGを用いた心筋シンチグラフィによって，その集積低下が早期から認められる．MIBG心筋シンチグラフィは，MIBGの投与後，心臓の平面画像を10分程度かけて撮像する．早期像と後期像を撮影することが多く，合計の所要時間は4〜5時間である．正面像において心臓（H）と上縦隔（M）に設定した関心領域における平均カウント比（H/M比．早期像，後期像ともに2.2以上が基準値）によって低下の有無を評価する（**図6**）．DATスペクトとは異なり加齢による影響をほとん

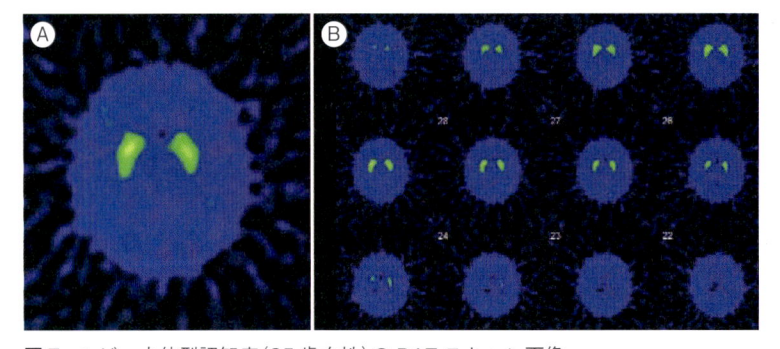

図7　レビー小体型認知症（85 歳女性）の DAT スキャン画像
　74 歳頃から神経症性うつ病の診断．83 歳時に幻視，抑うつの増悪などのため精神科を受診．当時の長谷川式 20 点．写真の DAT スキャンでは，両側とも対称性に取込みが低下．線条体の形状は比較的保たれる．Specific binding ratio（SBR）；右＝2.35，左＝1.59，平均＝1.97（高度低下）．AI（左右の集積比）＝38.1％（高度上昇）．DLB に典型的な所見である．

ど受けないため，高齢者の DLB の確定診断のためには第一選択の検査と考える．AD との鑑別診断では，MIBG 心筋シンチグラフィ単独実施の方が，頭部 MRI と脳血流スペクトの両検査を実施するよりも有用性が高いとされている[2]．

DAT スペクト検査

　大脳基底核において黒質線条体ドパミン作動性神経の終末部の構造物であるドパミントランスポーター（dopamine transporter：DAT）を可視化する核医学検査である．わが国では 2014 年から ioflupane（ダットスキャン®）を用いた検査が可能となっている．DLB の診断に有用である．放射性薬剤の投与から撮像までには，3〜6 時間程度の時間が必要とされる．同病に典型的な集積像は，左右の線条体の集積が三日月形の形状を維持したまま対称的に低下した像とされており，コントラストも低下する（**図7**）．本態性振戦では集積は正常である．薬剤性パーキンソン症候群でも正常であるが，DAT への結合に影響を及ぼす薬剤があるため（選択的セロトニン再取り込み阻害薬など），事前に内服薬を聴取しておく必要が

---

column　脳画像検査の値段

　脳画像検査はいずれも高額であることに留意すべきである．各検査の点数[※1]を以下に示した．

	断層撮影料	電子画像管理加算	核種・薬剤	診断料	画像診断管理加算[※2]	合計
頭部 CT	900 点	120 点	（−）	450 点	180 点	1,650 点
頭部 MRI	1,600 点	120 点	（−）	450 点	180 点	2,350 点
脳血流スペクト（ECD[※3]）	1,800 点	120 点	4351 点	370 点	180 点	6,821 点
脳血流スペクト（IMP[※3]）	1,800 点	120 点	4394 点	370 点	180 点	6,864 点
MIBG 心筋シンチ	1,800 点	120 点	4406 点	370 点	180 点	6,876 点
DAT スキャン	1,800 点	120 点	5664 点	370 点	180 点	8,134 点

[※1]：2019 年 1 月時点．診療報酬点数（点）の 10 倍が検査料金（円）となる．3 割負担の場合，その額に 0.3 を乗じたものが窓口での支払い料金．
[※2]：画像診断管理加算 2 の場合．
[※3]：トレーサーの違いによる．^{99m}Tc-ethyl cysteinate dimer（^{99m}Tc-ECD）と N-isopropyl-[^{123}I] p-iodoamphetamine（^{123}I-IMP）．

ある．線条体におけるトレーサー結合能は加齢に伴って年0.5〜2.5％程度で低下を示すので[3]，高齢者に対する評価は注意を要する．

おわりに

　認知症の診察では，脳画像検査はあくまでも診察の補助的手段であって，病歴を詳しく聞き取り，認知機能検査を含む神経心理学的所見，神経学的・身体的診察を十分に行うということが最も重要である．脳画像検査はいずれの検査も高価であるので(column 参照)，診断の予測を立て必要な検査を最小限実施することが，これからの超高齢社会において求められることと考える．

文献

1）Fazekas F et al. The morphologic correlate of incidental punctate white matter hyperintensities on MR images. AJNR Am J Neuroradiol 1991;12:915-21.
2）Inui Y et al. Comparison of (123)I-MIBG myocardial scintigraphy, brain perfusion SPECT, and voxel-based MRI morphometry for distinguishing between dementia with Lewy bodies and Alzheimer's disease. Ann Nucl Med 2014;28:796-804.
3）日本核医学会．イオフルパン診療ガイドライン(第2版)2017.

5 忘れてはいけない 血液生化学検査の項目は？

Keyword
身体合併症
甲状腺機能障害
ビタミン欠乏症
糖尿病
慢性腎臓病

POINT

🔖 高齢者の認知症・うつ病症例は増加しており，それぞれの疾患に関わる身体疾患を的確・簡便に鑑別することが求められる．

🔖 比較的臨床場面で遭遇しやすい疾患として，甲状腺機能障害，ビタミン欠乏症（Vt. B_1，B_{12}，葉酸），慢性腎蔵病，心不全，糖尿病などがあり，採血項目も把握しておく必要がある．

🔖 前半では，認知症様病態を呈することが従来から比較的に知られている古典的な病態を，後半には近年認知症やアルツハイマー病との関連で注目を集める主要疾患を中心に概説した．

はじめに

　高齢化社会から高齢社会，さらには超高齢社会への一途をたどる状況に加え，厚生労働省自殺対策推進室発表の「平成29年中における自殺の状況」にみられる60歳以上の自殺者は全体の約40%を占めており，認知症・うつ病への対応が求められる．

　ここでは認知症・うつ病に関わる身体合併症，抑えておきたい血液生化学検査の項目について触れておきたい．

　身体疾患におけるうつ病の合併率について千田ら[1]がまとめた表を別に記す（**表1**）．

　また，各臓器，項目に続く括弧内に対応する採血項目を記載した．

甲状腺機能障害（TSH，Free T_3，Free T_4）

　表1のとおり，甲状腺機能障害をきたす病態では，他疾患と比べてうつ病の合併率が比較的高い．

　甲状腺機能の低下を認める橋本病（慢性甲状腺炎）は中年女性で多くみられ，易疲労感，意欲減退などのうつ病様の症状や，寒がり，徐脈，皮膚の乾燥や黄染，浮腫等，身体的な変化も認める[2]．トリヨードサイロニン（triiodothyronine：T_3），サイロキシン（thyroxine：T_4）が正常値であっても精神症状を認めることがあり，このなかでも甲状腺刺激ホルモン（thyroid stimulating hormone：TSH）が高値となる潜在性甲状腺機能低下症を呈している場合もあるため，精神症候から甲状腺機能障害を疑った際は内科との併診も検討すべきである．

　甲状腺機能低下症と認知症疾患の主な症状にはオーバーラップする点も多く，廣西[3]がまとめている**表2**を記しておく．

比賀雅行 Motoyuki HIGA　順天堂大学医学部附属順天堂東京江東高齢者医療センターメンタルクリニック科

表1 身体疾患におけるうつ病の合併率[1]

疾患	うつ病の頻度（%）	疾患	うつ病の頻度（%）
冠動脈疾患	16～23	神経疾患	
内分泌疾患		脳卒中	27
糖尿病	8.5～27.3	パーキンソン病	28.6～51
甲状腺機能亢進症	31	多発性硬化症	6～57
甲状腺機能低下症	56	てんかん	55
クッシング症候群	66.6	ハンチントン舞踏病	41
クッシング病	54	認知症	11
血液透析	6～34	HIV	30.3
がん	20～38	慢性疲労	17.2～46.4
慢性疼痛	21～32		
アレルギー疾患	18.9～32.5		
膠原病			
慢性関節リウマチ	13～20		
全身性エリテマトーデス	20～25		
全身性硬化症	46～50		
神経ベーチェット	30		

表2 甲状腺機能低下症と認知症疾患の主な症状[3]

甲状腺機能低下症	アルツハイマー病	レビー小体型認知症
記憶力低下	記憶力低下	記憶力低下
嗜眠	無気力	意識変動
無気力	位置空間障害	過眠
動作緩慢	遂行機能障害	パーキンソニズム
遂行機能障害		（無動，動作緩慢含む）
易疲労性		易疲労性
		幻視
		自律神経症状

ビタミン欠乏症（Vt. B_1，B_{12}，葉酸）

　認知症様の病態を生じる各種栄養素の欠乏と症状について，伊澤ら[4]がまとめた**表3**を示す．

　ここでは，このなかでも血液生化学検査として測定できるビタミン B_1（チアミン）欠乏，ビタミン B_{12}（コバラミン）欠乏，葉酸欠乏について記載する．

1．ビタミン B_1（チアミン）欠乏

　ビタミン B_1（チアミン）欠乏によって惹起されるウェルニッケ脳症（Wernicke encephalopathy）と，これに続発し，持続的，不可逆な病態を呈するコルサコフ症候群（Korsakoff syndrome）は有名である．ウェルニッケ脳症では眼球症状，小脳失調，意識変容などが三徴として知られており，急性～亜急性に発症する．アルコール依存症に随伴することが多く，一部，妊娠悪阻や中心静脈栄養中にも認めることがある．主に静脈からのチアミン大量投与で改善するが，対応が遅れるとコルサコフ症候群（Korsakoff syndrome）を続発する．前述のとおり，不可逆的に前向性・逆行性健忘，失見当識，作話などの中心症状を認めるため，できるかぎり防止に努めるべきである．

2．ビタミン B_{12}（コバラミン），葉酸欠乏

　ビタミン B_{12}（コバラミン）欠乏では，巨赤芽球性貧血が広く知られているが，亜急性脊髄連合変性症による痙性不全対麻痺と深部感覚障害，末梢神経障害，視神経障害などのほか，失見当識，記銘力低下，錯乱，抑うつなどの精神神経症状を認めることもある．コバ

表3　各種栄養素の欠乏と症状[4]

欠乏する栄養素	症状
ビタミンB1 (サイアミン)	ウェルニッケ症候群(意識障害，眼球運動障害，小脳失調)，末梢神経障害，心不全
ビタミンB3 (ナイアシン)	ペラグラ(皮膚症状 dermatitis，胃腸症状 diarrhea，神経症状 dementia など)
ビタミンB6 (ピリドキシン)	末梢神経障害，精神症状，痙攣
ビタミンB12 (コバラミン)	亜急性脊椎連合変性症(痙性不全対麻痺，深部感覚障害)，末梢神経障害，精神症状

表4　ビタミンB12欠乏ならびに葉酸欠乏による巨赤
芽球性貧血に伴う精神神経症候の頻度[5]

	ビタミンB12欠乏 ($n=50$)	葉酸欠乏 ($n=34$)
精神神経症候なし	32%	35%
認知機能変化	26%	27%
気分障害	20%	56%
亜急性脊髄連合変性症	16%	0%
末梢神経障害	40%	18%
視神経萎縮	2%	0%

ラミン欠乏ならびに葉酸欠乏による巨赤芽球性貧血に伴う精神神経徴候の頻度を Shorvon ら[5]がまとめており，**表4**に示す．貧血や脊髄障害による症状を伴わずに精神症状を呈する可能性も報告されており[6]，問診可能な胃全摘術後や，高齢者の食事摂取不良などは聞き逃さないように注意が必要である．

　また，ビタミンB6，ビタミンB12，葉酸などの低下によって血中ホモシステイン濃度が上昇することが知られており，虚血性心疾患や脳血管障害のリスクとなるばかりでなく，アルツハイマー型認知症をはじめとした認知症全般の危険因子となることが明らかとなっている[7]．よって，食事摂取不良などによるビタミンB6，ビタミンB12，葉酸などの低下を予見，予防することが必要である．

 慢性腎蔵病(eGFR；推定糸球体濾過量)

　Berger らのメタ解析では，慢性腎臓病(chronic kidney disease：CKD)患者(estimated glomerular filtration rate：eGFR<60 mL/min/1.73 m^2)は認知機能障害を有することが多く，なかでもとくに見当識，注意，言語機能に影響をきたすことが報告されている[8]．

　このほか，約23,000人(平均年齢64.9歳)を対象としたアメリカの横断調査(REBARDS study)では，eGFR が50 mL/min/1.73 m^{2}未満になると，多因子補正しても，腎不全患者では認知機能が有意に低下している[9]といった報告や，約55,000人の横断および縦断研究のメタ解析では，CKD がない患者とある患者の比較において，認知機能低下との関連が示され(横断研究のオッズ比1.65，95%信頼区間1.32〜2.05，$p<0.001$，縦断研究のオッズ比1.39，95%信頼区間1.15〜1.68，$p<0.001$)，CKD は，認知機能低下発症に対して有意に独立した身体的リスクファクターと報告されている[10]．このように，近年，CKD 患者におけ

るeGFRと認知機能には強い相関が示されるようになっており，CKD患者における認知機能障害の機序としては，CKDと関連の深い高血圧，糖尿病，脂質異常症，心房細動や心筋梗塞といった心血管疾患などの疾患を介し，脳血管障害をきたすことが知られている．また，CKDに伴う貧血，副甲状腺機能亢進症によるCa，Pの代謝異常，尿毒症等とともに，とくに血液透析中のCKD患者にみられる除水過多による脳虚血なども認知機能障害に影響する．これ以外にもCKDに関連した危険因子として高ホモシステイン血症の影響も知られており，以上種々の問題で脳血管障害から認知機能障害の頻度が高くなると考えられる．

腎機能の測定は，本来の全身状態や薬物動態を知るといった目的以外にも有意義となるはずである．

 ## 心不全（BNP；脳性ナトリウム利尿ペプチド）

高齢心不全患者は認知症およびアルツハイマー病のリスク増加と関連している[11]ことは広く示唆されており，血中BNP（brain natriuretic peptide）の数値とMMSEの得点に負の相関を示した報告もあることから[12]，心不全の重症度と認知症の程度には関連性がありそうである．

心不全については，前項の腎不全とあわせて全身状態や経過によって一部，憶測も可能であり，身体管理が不得手な精神科医にとって，各血液検査項目の測定は有用と思われる．

 ## 糖尿病（HbA1c；血糖値）

糖尿病患者では糖尿病でない人と比較して認知症の発症が約1.5倍，アルツハイマー病は約1.5〜2倍，脳血管性認知症は2〜3倍高くなることが報告されている[13]．

糖尿病患者は糖尿病でない人と比べて，注意力，実行機能，情報処理能力，言語流暢性，視覚記銘力などの認知機能障害が起こりやすく，高血糖や罹病期間が長いほど生じやすい[14]．また，注意力や視覚記銘力における得点も糖尿病であれば低くなり，なかでもHbA1cが高いほど得点は低下する[14]．

また，糖尿病の有無にかかわらず，より高い血糖レベルで認知症のリスク増加に関連があることがわかっており，平均血糖値190 mg/dL以上（HbA1c 8.2%以上）の糖尿病患者においても認知症発症が増えることが疫学調査で報告されている[15]．

逆に，1回でも重症低血糖またはその既往があると認知症になりやすいとする大規模疫学調査も報告されている[16]．

このほか，おもにメタボリックシンドロームを基底としたインスリン抵抗性の増悪によって脳内インスリンが低減し，βアミロイド（Aβ）の沈着促進や老人斑が増加することが知られており，インスリン抵抗性改善薬のピオグリタゾンが動物実験でのAβ減少や認知機能改善を示している[17]．また，この病態をターゲットに点鼻インスリン投与による認知機能改善効果が期待されているところである．

また，糖尿病によって脳出血・梗塞のリスクが増すことも認知機能障害を惹起する理由となっており，とくに無症候性ラクナ梗塞や大脳白質病変，脳微小出血などの脳小血管病（small-vessel disease：SVD）は認知機能障害と関連するとされている[18]．血管障害のなか

でも，とくに糖尿病性細小血管障害は網膜症，腎症などの病因となっており，前述のとおり，腎症に伴う腎機能障害によっても独立した認知機能障害の機序を認めているため，糖尿病を回避すべき理由ともなっている．

糖尿病における認知機能障害，認知症には，血糖異常やインスリン抵抗性，血管障害などの要因が関連していると思われるため，多忙な外来診療においても見逃せない要素と思われる．

おわりに

臨床場面で比較的よく目にする疾患を中心に，役立つ採血項目の指針となれば幸いである．

本稿に記載しきれなかった肝性脳症をはじめとした肝疾患や悪性疾患，脳炎などでも認知症・うつ病との鑑別，評価が必要な場合もあり，有用な採血項目も存在する．いずれの場面においても，それぞれの状況に応じた対応を忘れてはならない．

文献

1）千田要一，久保千春．「うつ」と身体疾患．臨床精神医学 2006；35（7）：927-33.
2）氏家　寛．症状性（器質性）精神障害の治療ガイドライン．第 1 章 全身疾患に精神疾患が由来する病態 1）代謝・内分泌疾患 2）甲状腺機能低下症（subclinical hypothyroidism を含む）．精神科治療学 2006；21（Suppl.）：16-9.
3）廣西昌也．その他の treatable dementia 内科的疾患による認知機能障害―甲状腺機能異常，ウェルニッケ・コルサコフ症候群，肝性脳症，膠原病．老年精神医学雑誌 2018；29（6）：628-34.
4）伊澤良兼，鈴木則宏．栄養障害に伴う意識障害．日本神経救急学会雑誌 2016；28（2）：56-9.
5）Shorvon SD et al. The neuropsychiatry of megaloblastic anaemia. Br Med J 1980;281:1036-8.
6）Lindenbaum JI et al. Neuropsychiatric disorders caused by cobalamin deficiency in the absence of anemia or macrocytosis. N Engl J Med 1988;318:1720-8.
7）Seshadri S et al. Plasma homocysteine as a risk factor for dementia and Alzheimer's disease. N Engl J Med 2002;346:476-83.
8）Berger I et al. Cognition in chronic kidney disease:a systematic review and meta-analysis. BMC Med 2016;14（1）:206.
9）Kurella Tamura M et al. Kidney function and cognitive impairment in US adults:the Reasons for Geographic and Racial Differences in Stroke（REGARDS）Study. Am J Kidney Dis 2008;52（2）:227-34.
10）Etgen T et al. Chronic kidney disease and cognitive impairment:a systematic review and meta-analysis. Am J Nephrol 2012;35（5）:474-82.
11）Qiu C et al. Heart failure and risk of dementia and Alzheimer disease:a population-based cohort study. Arch Intern Med 2006;166（9）:1003-8.
12）山崎貴史．アルツハイマー病における血管性危険因子と画像所見の横断的検討．脳卒中 2008；30（5）：660-667.
13）Cheng G et al. Diabetes as a risk factor for dementia and mild cognitive impairment:a meta-analysis of longitudinal studies. Intern Med J 2012;42:484-91.
14）Araki A et al. Asymptomatic cerebral infarction on brain MR images and cognitive function in elderly diabetic patients. Geriatr Gerontol Int 2002;2:206-14.
15）Crane PK et al. Glucose levels and risk of dementia. N Engl J Med 2013;369:540-8.
16）Whitmer RA et a1. Hypoglycemic episodes and risk of dementia in older patients with type 2 diabetes mellitus. JAMA 2009;301:1565-72.
17）Searcy JL et al. Long-term pioglitazone treatment improves learning and attenuates pathological markers in a mouse model of Alzheimer's disease. J Alzheimers Dis 2012;30（4）:943-61.
18）Kawamura T et al. Cognitive impairment in diabetic patients:Can diabetic control prevent cognitive decline? J Diabetes Investig 2012;3（5）:413-23.

6 これだけは行っておくべき神経学的診察法は？

Keyword
幅広歩行
小刻み歩行
バレー徴候
筋強剛
垂直性眼球運動障害

POINT

▶ 患者が診察室へ入室する際の歩行の様子を観察することで，かなりの情報が得られる．血管性認知症では幅広歩行をとることが多い．レビー小体型認知症でパーキンソン症状を有する患者では，前傾・前屈姿勢をとり小刻み歩行で入ってくる．

▶ 上肢のバレー徴候は，血管性認知症における軽度の麻痺を見つけるのに有用である．パーキンソン症状を呈するレビー小体型認知症でバレー徴候を診ている際に手の震えに気づくことがある．アルツハイマー型認知症の場合は，バレー徴候の2つの指示を同時に実行できないことがしばしばある．

▶ 手首の硬さをみる検査をすると筋強剛（筋固縮）がわかり，レビー小体型認知症，パーキンソン病，パーキンソン症候群の診断に役立つ．進行性核上性麻痺（PSP）では垂直方向性眼球運動障害（とくに下方向）を示す．

はじめに

アルツハイマー型認知症治療薬の塩酸ドネペジルが発売されて約20年になる．その間に認知症医療は進歩してきているが，まだ適切な認知症診断が行われているとはいえない．とくに認知症の早期診断は難しく，早期診断・早期治療，早期対応ができているケースは少ない．CT/MRI，SPECTやPETなどの画像検査は早期診断や鑑別診断に有用であるが，どこの医療機関でもこの機器を備えているわけではなく，また予約待ちで早急に検査できないことも多い．神経徴候や神経学的所見をとることにより，認知症の早期診断や鑑別診断に役立つ．そこで，本稿では日常臨床で鑑別診断が必要な認知症疾患における神経徴候，神経学的所見を示し，認知症診断に役立つ神経徴候の診かたと神経学的所見のとり方を概説する．

神経学的診察が鑑別診断に役立つ認知症性疾患

認知症の診療でいま最も重要なことは，認知症の半数を占めるアルツハイマー型認知症（Alzheimer's disease：AD）を的確に診断することである．ADの典型例の診断はそれほど困難ではないが，早期の例と非典型例の鑑別診断は容易でない．早期の例は，軽度認知障害（Mild Cognitive Impairment：MCI）かそれとも初期のADかの鑑別である．非典型例は，血管性認知症，レビー小体型認知症，他の疾患との鑑別である．

浦上克哉 Katsuya URAKAMI　鳥取大学医学部保健学科生体制御学講座

1. アルツハイマー型認知症(AD)

AD は認知症の約半数を占める疾患であり，薬物治療が可能となり早期診断・早期治療が望まれている．AD の臨床的特徴は，もの忘れで発症し，楽天的な雰囲気(あまり深刻な雰囲気がない)，ゆっくりと症状が進行する，局所神経徴候を欠く，などである．

もの忘れの発症時期は明瞭でない．「もの忘れはいつからですか？」と尋ねても，ある家族は1年前くらいからと言い，別の家族は2〜3年前からと言うように，発症時期が特定しにくいのが特徴である．逆に，もの忘れの発症時期が明確で，たとえば「何月何日からもの忘れが起こってきた」というように特定できるのであれば，AD 以外の認知症を考えるべきである．そして，ゆっくりと進行するのが特徴であるので，急に悪化することはまれである．急に悪化した場合は，診断が間違っていたか，AD 自体が悪化したのではなく，別の要因が加わった可能性が高い．暑い夏の時期には熱中症や感染症により症状が悪化している場合が多い．高齢者はしばしば感染症でも発熱をしなかったり，とくに認知症があると適切に症状を訴えることができず，周囲が見逃してしまう．局所神経徴候を欠いており，手足の麻痺や錐体外路徴候(パーキンソン症候)がなく，外見上まったく異常がないように見える．この際，軽微な神経症状は観察だけでは見落とすので，神経学的所見をとることが必要である．

2. 血管性認知症(VaD)

神経内科でもの忘れ外来を行っていると AD との鑑別診断で最も悩むのが血管性認知症(Vascular dementia：VaD)である．VaD の症状では，記憶障害はもちろんあるが，意欲低下，感情失禁などがめだつ．AD の患者が比較的楽観的な雰囲気なのに対して，血管性認知症では悲観的な雰囲気が強い．記憶力の検査をしてうまく答えられないと，「自分はどうしてこんなことも分らなくなったんだろう」と言って，とても落ち込むようなこともよくある．感情失禁は感情の抑制が利かなくなり，悲しくないのに泣いてしまう(強制泣き)，おかしくないのに笑ってしまう(強制笑い)などを呈する．VaD では，軽微でわかりにくい場合も多いがかならず血管障害が存在するので，神経学的所見を有することが多い．明らかな麻痺はなくとも，軽度な麻痺でバレー徴候(**図1**)を行うとわかるようなもの，歩行障

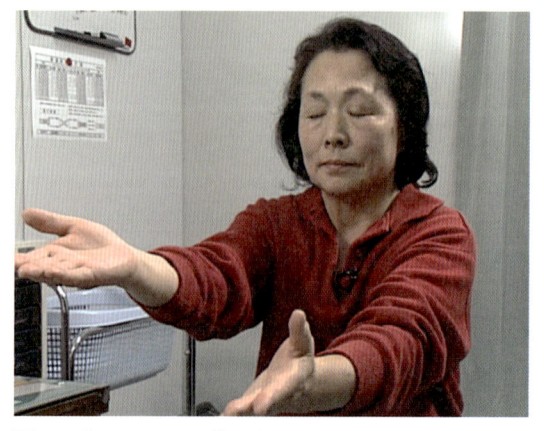

図1 バレーサインの診かた
目を閉じたまま，手掌を上にして肘を伸ばしたまま両腕を前方に挙上させると，麻痺側上皮は回内し，次第に下りてくる．

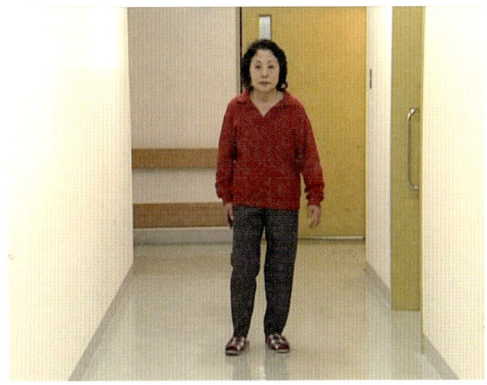

幅広歩行
歩行中は肩幅くらいまで足を広げ
バランスを取り歩行する

図2 VaD でみられる幅広歩行
肩幅くらいまで足を広げバランスを取り歩行する．

害（幅広歩行，**図2**）などがみられる．バレー徴候の施行法は後述する[1,2]．

3. レビー小体型認知症（DLB）

症状として幻覚，妄想が目立つときは，レビー小体型認知症（Dementia with Lewy Bodies：DLB）を疑ってみる必要がある（column 参照）．パーキンソン症状（振戦，筋強剛，無動），認知症状を示す．幻覚は，現実的で詳細な内容のものが繰り返しみられるのが特徴である．パーキンソン症状のため転倒しやすい傾向もある．振戦は軽度な段階では片側性で安静時にみられることが多く，進行すると両側性で動作時にもみられるようになる．無動というのは動作が緩慢になることで，進行すると無動となる．

筋強剛（筋固縮）は外見だけではわからないので，神経学的診察が不可欠である．具体的な診察法は後述する．

レビー小体型認知症では無動，安静時振戦，筋強剛のなかでひとつ以上あることが必要と診断基準に記載してあり[4]，本症の診断に神経学的所見は重要である．

4. 進行性核上性麻痺（PSP）

進行性核上性麻痺（Progressive supranuclear palsy：PSP）は筋強剛，歩行障害などのパーキンソン症状を呈するが，それに加えて認知機能障害をきたし，認知症性疾患としての鑑別診断が必要な疾患である．本症では，特徴的な眼球運動障害を呈する．はじめに垂直方

---

column レビー小体型認知症とパーキンソン病に伴う認知症

本稿ではレビー小体型認知症として述べているが，レビー小体型認知症（DLB）とパーキンソン病に伴う認知症（PDD）とを区別して記載しているものもある．DLB と PDD の診断基準はともに“1年ルール”を採用している．運動症状発症が認知症発症に1年以上先行していれば PDD，認知症発症が運動症状に1年以上先行していれば DLB というものであるが，1年というのは主に研究目的で恣意的に決められたものであ

る．運動症状というのはパーキンソン症状が主体である．“1年ルール”で診断した DLB と PDD で比較検討を行った結果，臨床症状，バイオマーカー，薬の効果と副作用のいずれにも有意な差異はみられなかった[1]．このことから DLB と PDD は同一スペクトラム上にある疾患と考えられる．そこで本稿では混乱を避けるため，DLB として概説した．

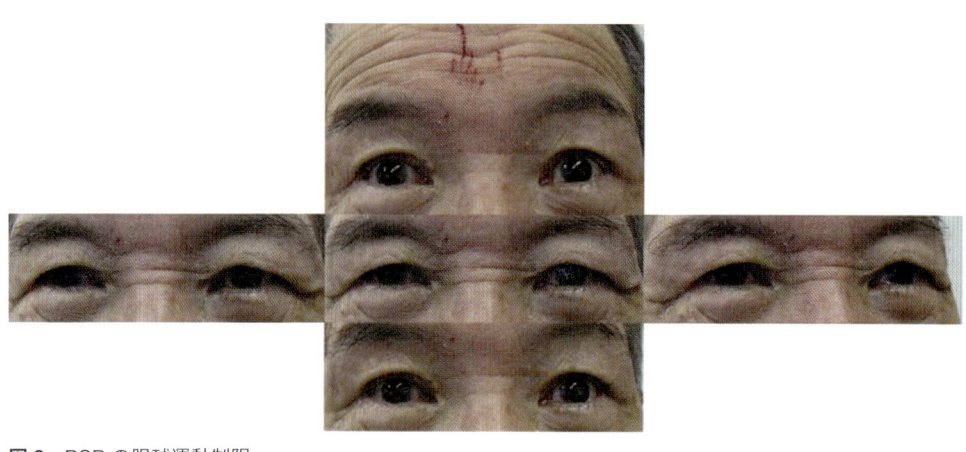

図 3　PSP の眼球運動制限
指標になるものを用いて「頭を動かさず眼だけで追ってください」と指示し，上下方向，水平方向の眼球の動きをみる．
内藤寛先生（伊勢赤十字病院脳神経内科）のご厚意による．

向（とくに下向き）に制限され，進行すると全方向に制限される．また，頸部後屈などレビー小体型認知症でみられる前傾・前屈姿勢と異なり，鑑別ポイントのひとつとなる．

 ## 神経徴候の診かたと神経学的所見のとり方の実際

1．姿勢，歩行の観察

　患者が診察室へ入室する際の歩行の様子を観察することで，かなりの情報が得られる．明らかな麻痺があれば麻痺性歩行として脳血管障害の存在が疑われるが，明らかな麻痺がなくてもバランスが悪く，歩行中肩幅くらいまで足を広げ，バランスをとって歩行することがしばしばある（幅広歩行，**図 2**）．このような場合，血管性認知症（VaD）の可能性がある．

　レビー小体型認知症（DLB）でパーキンソン症状を有する患者では，前傾・前屈姿勢をとり小刻み歩行で入ってくる．動作緩慢のためスムーズに歩行ができず，よんでもなかなか入って来られないこともある．また，ごく軽度のパーキンソン症状のある患者では歩行障害は顕著でなくても，ベッドに移動して横になってもらうと，その動作が困難だったり時間がかかったりする．

2．眼球運動をみる

　検者の指または何か指標になるものを用いて「頭を動かさず眼だけで追ってください」と指示して，上下方向，水平方向の眼球の動きをみる．進行性核上性麻痺（PSP）では，垂直方向性眼球運動障害を示す．進行すると水平方向も障害され，最終的には全方向の運動制限がみられる（**図 3**）．

3．上肢の所見をみる

　両手のひらを上にして腕をまっすぐ前に伸ばし，水平にしたまま目を閉じて，そのままの状態にしてもらい，上肢の様子を観察する（上肢のバレー徴候）．

　VaD で軽度の麻痺がある場合は，麻痺側の上肢が徐々に下がってくる（バレー徴候陽性）（**図 1**）．この際重要なことは，閉眼してもらうことである．眼を開けたままだと，自分で

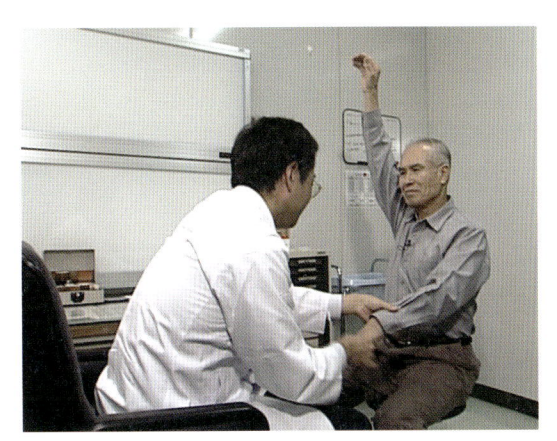

図4 筋固縮の診かた
反対側の腕を挙上させ，手首の固化徴候をみる.

自分の上肢が落ちていくのがわかるので修正をされてしまう.

DLB の患者にバレー徴候をみる際に安静時振戦に気づくことがある. 安静時振戦は片側にみられることが多いが，進行すると両側にみられるようになり，さらに動作時振戦も加わってくる. 問診中は患者が振戦のある側の手をポケットに入れていたり，反対側の手で患側の手の震えをおさえていることもあり，こうした診察をすることによりはじめて気づくこともある.

アルツハイマー型認知症(AD)の場合は，手を前に伸ばして目を閉じる際に，目を閉じた途端に手をおろすなどの，2 つの指示を同時に実行できないことに気づくこともある. バレー徴候の診察により，本症を疑うきっかけになることもある.

筋強剛の簡単な診察法を示す. 筋強剛はいろいろな筋肉でみられるが，手首が最も鋭敏なので手首の固化徴候をみるのがよい. 軽微な筋強剛の場合はわかりにくいので，反対側の手を挙上しながら手首の固化徴候をみる誘発試験をお勧めする(**図4**)[1-3].

4. アルツハイマー型認知症(AD)の診断に役立つ構成行為の診かた

AD の場合，身体的空間認知機能が低下しているため，相手の手の動きを見ながら模倣するという動作が難しくなる. 実例を**図5**で示すが，検者が示した指の形を患者はうまく模倣することができない[1-3]. **図5-A** のような指の形は模倣が簡単なので，軽度の患者には**図5-B** のようなやや難易度の高いものを施行する. このような手指の模倣はゲーム感覚で行えるため，患者に比較的抵抗感なくやってもらうことが可能である.

おわりに

神経徴候に気づき，神経学的所見をとることにより認知症の早期診断や鑑別診断に役立つ. ただし，正しい神経学的所見をとるためには文章を読むだけでは難しいので，日本老年精神医学会や日本認知症予防学会の学術大会で開催している"認知症診療に役立つ神経所見のとり方実践セミナー"の受講をお勧めする. このセミナーでは講義だけでなく，神経内科専門医による神経所見のとり方の実地指導を受けることができる. 本稿で述べた認知症診断に役立つ神経徴候と神経学的所見のとり方を明日からの実診療に役立てていただ

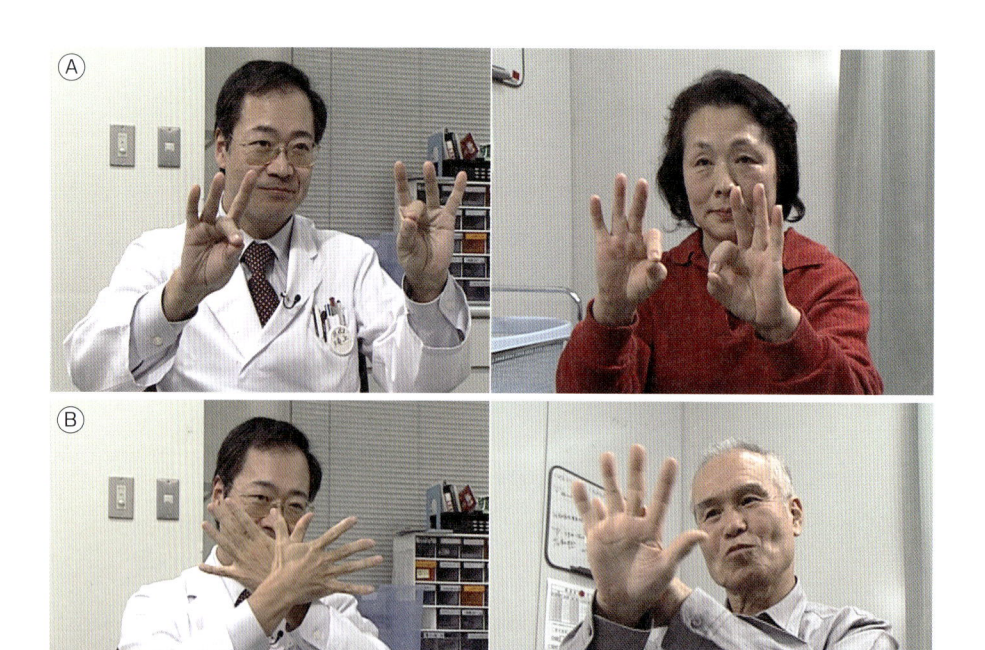

図5 構成行為の診かた[6]
A：難易度の低いもの，B：難易度の高いもの.

けることを期待する.

文献

1）浦上克哉. これでわかる認知症診療～改訂第2版～. 南江堂；2012.
2）浦上克哉. 他疾患との鑑別・除外診断. DDLマガジン；2004. p.16-9.
3）浦上克哉. 認知症の神経学的所見のとり方. 臨床医のためのアルツハイマー型認知症実践診療ガイド. じほう；2006. p.45-9.
4）McKieth IG et al. Diagnosis and management of dementia with Lewy bodies. Fourth consensus report of the DLB consortium. Neurology 2017;89:88-100.
5）Lippa CF et al. DLB and PDD boundary issues. Diagnosis, treatment, molecular pathology, and biomarkers. Neurology 2007;68:812-9.
6）Alzheimer's disease slide kit. 編著：スライドキット作成委員会；2009.

7 認知症の原因疾患はどのように鑑別するか？

Keyword
鑑別診断
問診
高齢発症タウオパチー
臨床診断の不確実性

POINT

 認知症の診断においては，画像検査や認知機能検査の結果のみを根拠としてはいけない．最も重要なのは詳細な問診であり，さまざまな検査結果とあわせて得られた情報を総合的に判断する必要がある．

 まずは認知症と類似した状態像および治療可能な認知症を除外し，その後に血管性認知症と各種神経変性疾患による認知症の鑑別を行う．他のどの認知症とも診断できない場合にはじめてアルツハイマー型認知症と診断する．

 経過とともに症状が変化して診断名が変更されることや，複数の疾患が併存していることもしばしばみられる．一度診断した病名にとらわれずに経時的な変化を観察し，診断を見直すことも大切である．

はじめに

　認知症の鑑別診断を行ううえで念頭におくべきことは，臨床場面では原因疾患の確定診断がほぼできないということである．認知症（とくに神経変性疾患による認知症）の確定診断とは神経病理学的診断であり，多くの場合は診察室で診断した病名はあくまで臨床診断にすぎない．認知症の原因疾患を鑑別するということは，開けることのできない箱の中身を当てることに似ている．画像診断だけ，あるいは認知機能検査だけで的確な診断が得られることはけっしてなく，さまざまな視点から状態像を把握したうえで総合的に判断することにより，診察した時点での確からしい臨床診断が得られる．

認知症診断の考え方

1. 認知症の定義

　DSM-5（2013年）の診断基準（**表1**）[1]では，これまで認知症の診断基準で必須とされていた記憶障害が必須症状ではなくなった．1つ以上の認知領域における認知の低下が存在し，その症状により社会的生活に支障をきたしており，せん妄およびうつ病などの他の精神疾患のみでは認知機能低下が説明できないことが条件となる．

2. 診断に必要な情報

　頭部画像検査で脳の画像診断や機能診断を行うこと，認知機能検査でどの認知領域の機能低下が起こっているかを知ることは重要であるが，これらの検査のみを診断の根拠としてはいけない．認知症の診断において最も重視されるべきは問診によって得られる情報で

青柳宇以 Ui AOYAGI　医療法人社団根岸病院

表1　DSM-5 による認知症の診断基準(2013 年)[1]

> A．1 つ以上の認知領域(複雑性注意，遂行機能，学習及び記憶，言語，知覚-運動，社会的認知)において，以前の行動水準から有意な認知の低下があるという証拠が以下に基づいている：
> 　(1) 本人，本人をよく知る情報提供者，または臨床家による，有意な認知機能の低下があったという概念，および
> 　(2) 標準化された神経心理学的検査によって，それがなければ他の定量化された臨床的評価によって記録された，実質的な認知行動の障害
> B．毎日の活動において，認知欠損が自立を阻害する(すなわち，最低限，請求書を支払う，内服管理するなどの，複雑な手段的日常生活動作に援助を必要とする).
> C．その認知欠損は，せん妄の状況でのみ起こるものではない
> D．その認知欠損は，他の精神疾患によってうまく説明されない(例：うつ病，統合失調症).

あり，鑑別に必要な情報を聞き漏らさないように問診を進めることが求められる.

3. 診察の進め方

①入室～着席まで

患者が入室したら，歩行(補助具や車椅子使用の有無，小刻み歩行や失調歩行などの有無)の様子，整容が保たれているか，服装の季節感や清潔感はあるか，などを観察する. 服装については問診の際に，自身で選んだものか家族が準備して着させたものなのかを尋ねるとよい.

②問診

同伴した家族が先に話し始めてしまうこともよく経験するが，その際は患者からの問診を先に行うことを説明する. 先入観なく情報を得る目的もあるが，認知症診療の主役である患者本人が蚊帳の外，という状況はあってはならないからである. 患者への問診では氏名，同伴者が誰であるか，受診の意思("ご自身で気になって来られましたか，誰かに勧められましたか")，物忘れの自覚の有無，身体症状，日中のすごし方や困りごとがないかどうかを尋ねながら，おおまかな状態像を把握する. 診察に協力的であるかどうか，反応や発話がスムーズであるか，という点もあわせて観察する. 次に家族・介護者からの問診を行う. 患者の生活状況(自宅，施設，同居の有無，キーパーソン，介護保険によるサービスの利用状況など)を確認し，どのような症状がいつごろからあり，どう進行したかを詳細に聴取する. 現在内服している薬剤，近日の新たな処方や増量の有無，飲酒および喫煙についても確認する. 家族が本人を前にして話しにくい場合は，別々に問診を行う. 診断のための情報だけではなく，"現在の症状により生活の何に困っているのか"ということを，診断後の治療やケア，サポートをどのように行っていけばよいのかを想像しながら詳細に聴取することも大切である.

③神経学的診察

歩行障害，麻痺，不随意運動，パーキンソン症状の有無をすくなくとも確認する. 特定の神経症状を有する疾患が疑われる場合は，それに応じた検査も行う.

④認知機能検査

長谷川式簡易知能評価スケール(HDS-R)および Mini Mental State Examination (MMSE)，その他必要な認知機能検査を行う. 検査中の患者の様子も大切なヒントとなるため，可能なかぎり自身で行うことが望ましい. やむを得ず心理士などに依頼する場合でもかならずどの下位項目で失点しているのかを確認し，点数のみを情報としないようにする. 同じ HDS-R 24 点でも，単語遅延再生のみすべて失点した場合と，計算や逆唱などで

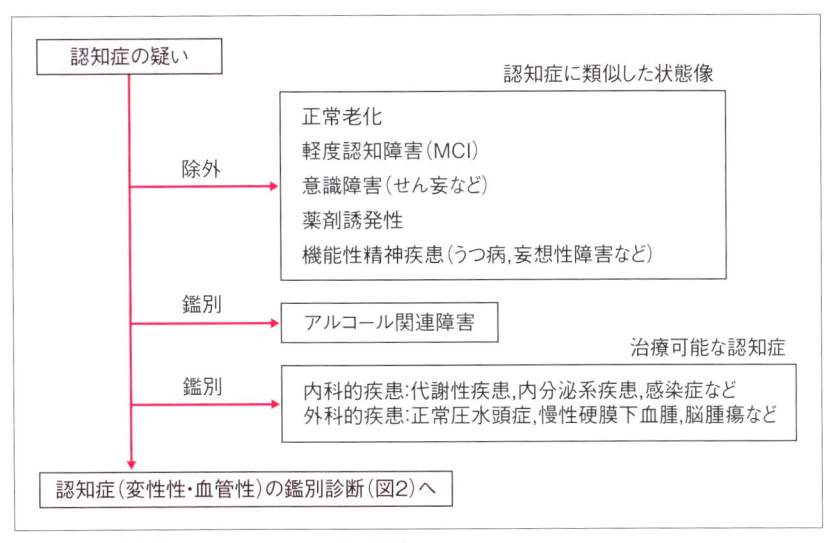

図1 認知症診断のフローチャート（前半）[2]

少しずつ失点した場合ではまったく状況が異なるからである.

⑤画像検査，血液生化学検査，脳脊髄液検査

　問診などで得た情報から，必要であると考えられる画像検査および各種検体検査を行う．何らかの認知機能障害を有する場合は，治療可能な病態を見逃さないためにもかならず頭部画像検査と血液生化学検査を行うようにする.

認知症の原因疾患の鑑別

　各疾患の詳細については【最新情報のエッセンス】各項目を参照にされたい.

　まず加齢による物忘れや精神疾患，治療により回復しえる病態（いわゆる治療可能な認知症）を除外する（**図1**）[2].

1．認知症と類似した状態像の除外

①正常老化，軽度認知障害（MCI）

　病的かどうかの判断，すなわち加齢による物忘れ（いわゆるど忘れ）の鑑別を行う（**表2**）．注目すべきは，症状が社会生活に支障をきたしているかどうかである．明らかな支障がなくても，認知機能障害の存在からMCIであると判断される場合もある.

②せん妄などの意識障害

　多くの神経変性疾患による認知症が緩徐に進行するのに比べて，せん妄は数時間〜数日の短期間のうちに出現・増悪し，症状に変動性があることが特徴である．認知症に合併することも多く，この場合は認知症の正しい診断のためにまずせん妄を治療する必要がある．低活動型のせん妄が遷延している場合は気づかれにくいため注意を要する.

　同じく短期間で発症して意識障害を伴い，症状の変動性を認める疾患として症候性てんかんも鑑別に上がる．側頭葉てんかんは高齢者のてんかんでは最も頻度が高い．痙攣を伴わないことが多く，発作後に認知症に似たもうろう状態が数時間〜数日持続する．特徴として短時間の意識消失や，その際に自動症（口をモグモグさせる，手で1カ所をさするな

表2　正常老化と認知症の鑑別

	加齢によるもの	認知症
記憶障害の特徴	体験したことの一部を忘れる ヒントで思い出せることが多い	体験したことそのものを忘れる ヒントで思い出せないことが多い
自覚・訴えの例	あり 「物忘れがひどくて，心配になって来ました」	少ない 「困ったことは無いです．家族が行けと言うので」 ※ただし初期は自覚を有することもある
日常生活 社会生活	支障なし	支障あり
認知機能障害	記憶障害以外の症状は目立たない	記憶，見当識，遂行機能，判断力など複数の認知 領域で障害がみられることが多い
性格や感情の変化	みられない	易怒性や意欲低下などを伴うことがある
進行	数年間で変化しない	数年のうちに進行していく

表3　認知機能低下を誘発しやすい代表的な薬剤

> ベンゾジアゼピン系睡眠薬，抗不安薬
> 抗精神病薬(特にフェノチアジン系)
> 抗うつ薬(特に三環系)
> 抗 Parkinson 病薬(抗コリン薬)
> ヒスタミン H1 受容体拮抗薬
> ヒスタミン H2 受容体拮抗薬
> 頻尿治療薬
> 鎮痛薬(オピオイド，NSAIDs)
> 副腎皮質ステロイド
> 抗菌薬，抗ウイルス薬
> 抗腫瘍薬
> 循環器病薬(ジギタリス，抗不整脈薬，利尿薬，一部の降圧薬)

ど)を伴うことが知られている．

③薬剤誘発性の認知機能障害

　高齢者は薬物の代謝・排泄が遅延しやすく，複数の疾患の合併により多剤を内服していることも多い．向精神薬をはじめとした認知機能低下を誘発しやすい薬剤(表3)を内服していないかをかならず確認する．

④うつ病，妄想性障害など機能性精神疾患

　うつ病の症状である思考の制止などにより注意や集中力，判断力が障害された状態は認知症に類似しており(表4)[3]，仮性認知症とよばれている．認知症にうつ状態を伴うことも多く，しばしば鑑別が困難となる．

　老年期の妄想性障害では被害型のものが多く，認知症に伴うもの盗られ妄想をはじめとした被害妄想との区別がつきにくいことがある．妄想性障害の特徴として，妄想に関連すること以外の機能低下が目立たず，脳画像所見も異常がみられないことが多い．

⑤アルコールに関連する認知症

　長期間のアルコール多飲により認知機能障害が引き起こされることが知られているが，現時点ではアルコールが単独で認知症の原因であるという明確な根拠は示されていない．アルコールそのものの神経毒性に加えて，アルコール問題に伴う身体疾患のリスクや栄養障害(とくに慢性的なビタミン B_1 欠乏によるコルサコフ症候群)など，さまざまな要因が関係していると考えられている．

表4 うつ病性仮性認知症の鑑別[3]

	仮性認知症	認知症
物忘れの自覚	ある	少ない
物忘れに対する深刻さ	ある	少ない
物忘れに対する姿勢	誇張的	取り繕い的
気分の落ち込み	ある	少ない
典型的な妄想	心気妄想 （ボケてもうだめだ）	物盗られ妄想 （物が盗まれて困る）
脳画像所見	正常	異常
抗うつ薬治療	有効	無効

2. 治療可能な認知症の鑑別

適切な治療により回復しえる認知症としては，代謝性疾患，内分泌系疾患，感染症などの内科的疾患，および正常圧水頭症，慢性硬膜下血腫，脳腫瘍などの脳外科的疾患があげられる．頭部画像検査および血液検査によって鑑別可能なものも多いため，各種検査や受傷歴・身体症状の問診を怠らないようにする．

3. 狭義の認知症の鑑別

上記各種疾患が除外できれば，血管性認知症（VaD）および各種神経変性疾患による認知症の鑑別を行う（**図2**）[2]．

①VaD の鑑別

認知機能障害と有意な脳血管障害の画像所見が認められることが第一条件となる．次に両者に時間的に明確な関連性が認められ階段状の進行をたどることが必要であるが，小血管病性認知症においては緩徐に進行し，時間的関連がはっきりしないことが多い．

②神経変性疾患による認知症の鑑別

現時点では，アルツハイマー型認知症（AD）の診断は遺伝子検査あるいは除外診断の上に成り立っている（**表5**）[1]．症状の経過や画像所見から前頭側頭葉変性症，レビー小体型認知症（DLB），クロイツフェルト-ヤコブ病および他の神経変性疾患を疑う症状を探り，これらの疾患が除外されれば最終的に AD と診断する．

---

column 認知症の人に寄り添う問診を

認知症患者の多くは，自身の記憶や認知機能が失われていくことに不安を感じている．しかし，認知症であるがためにその不安を適切に言語化できず，怒りや不穏として表出されることも多い．情報を得ることに気をとられて家族とばかり話してしまうなど，患者の気持ちをなおざりにするような問診にならないように注意したい．まず診察者が自己紹介をして「今日はよく来てくれました」と声をかける．家族の問診の前に「ご家族とお話してもよいですか」と断りを入れるということだけでも，患者の不安は大きく軽減できる．著者は診察の最後にかならず患者と握手をするようにしている．握手は非言語コミュニケーションとして信頼関係を築く一助となるが，何より手を握ったときの患者の笑顔に，診察者側も癒しとやりがいを受け取るのである．治癒が望めない疾患であるからこそ，温かな診療を心がけたい．

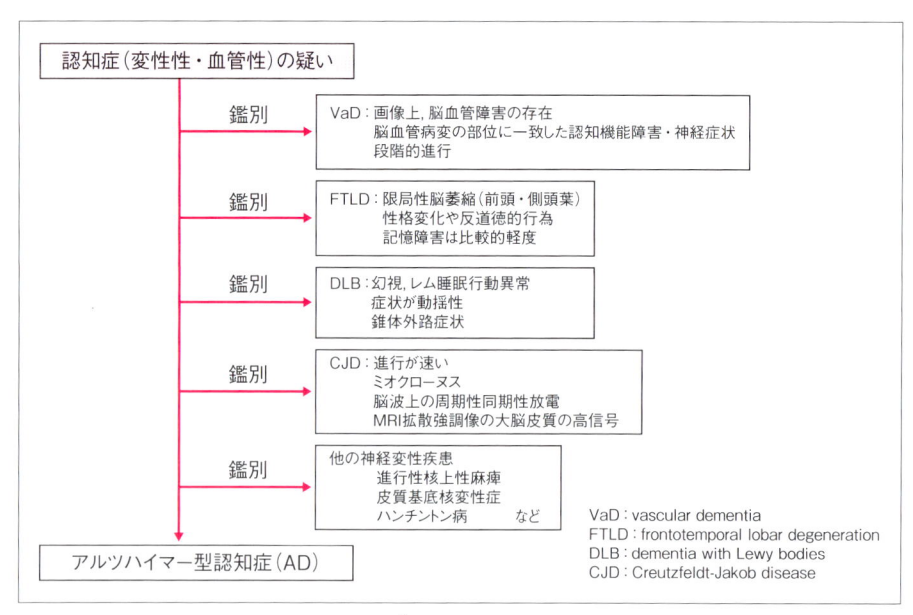

図2 認知症診断のフローチャート（後半）[2]

表5 DSM-5 によるアルツハイマー型認知症の診断基準（2013 年）[1]

A．認知症の診断基準に一致
B．少なくとも2つ以上の認知機能領域で障害が潜行性に発症し緩徐に進行する
C．ほぼ確実なアルツハイマー型認知症：1か2のどちらかを満たす 　　1．家族歴または遺伝学的検査からアルツハイマー病の原因遺伝子変異がある 　　2．以下の3つすべてがある 　　　　a．記憶・学習の低下およびほかの認知機能領域の1つ以上の低下 　　　　b．着実に進行性で緩徐な認知機能低下で，進行が止まることはない 　　　　c．混合性の原因がない（他の神経変性疾患や脳血管障害，他の神経疾患，精神疾患，全身疾患など） 　　疑いのあるアルツハイマー型認知症：1か2を満たさない場合
D．脳血管障害，他の神経変性疾患，物質の影響，その他の精神・神経疾患または全身疾患ではうまく説明できない

 ## 鑑別診断において注意したいこと

1．高齢発症タウオパチー

　細胞内にタウの蓄積を認めるが，老人斑が少数あるいは認められない疾患群として，高齢発症タウオパチーという病態が知られてきている．このうち嗜銀顆粒性認知症（AGD），神経原線維変化型老年期認知症（SD-NFT）は記憶障害で発症することが多く，画像所見で海馬を含む内側側頭葉領域の萎縮を認めるため，AD との鑑別が非常に困難である．また，AGD は認知症のうち 4.9%[4]，SD-NFT は 1.7～5.6%（90 歳以上の発症では 20%）[5] とも報告されており，けっして稀な疾患ではない．これらの疾患はコリンエステラーゼ阻害薬の効果が乏しい，または不応であると考えられているため，AD と診断したなかに少なからず高齢発症タウオパチーが含まれている可能性があることは薬物治療を行ううえで問題になりうる．

2．臨床診断の不確実性

　Beach ら[6]は，AD の臨床診断と病理診断の乖離について，AD の臨床診断の感度が 70.9～87.3%，特異度は 44.3～70.8% であったと報告した．AD と臨床診断したが病理診断

が異なった患者には，前述した高齢発症タウオパチーをはじめ，多様な疾患が含まれていた．近年の研究では，脳脊髄液中のアミロイドβやリン酸化タウの測定，アミロイドPETなどを駆使することによりADの診断感度・特異度は飛躍的に上昇している．しかし，これらの検査を日常臨床の場において行うことは困難であるため，臨床診断を下してもそれが確実なものではないということを心に留めておくべきである．また，複数の疾患が併存していたり，経過中に別の疾患を合併したりすることもある．数年の経過を追ううちにMCIが認知症に進行した，あるいはADと診断していたがDLBなどを疑う所見が新たに見出されて診断名を変更した，という症例は稀ではない．ADにVaDが合併した場合に，脳血管障害に注目するあまり背景に存在していた緩徐な認知症の進行に気づけないこともある．一度診断した病名にとらわれずに経時的な変化を観察し，診断を見直すことが肝要である．

文献

1) 日本精神神経学会（日本語版用語監修），高橋三郎，大野　裕（監訳）．DSM-5 精神疾患の診断・統計マニュアル．医学書院；2014.
2) 「認知症疾患診療ガイドライン」作成委員会 編，日本神経学会 監．認知症疾患診療ガイドライン 2017. 医学書院；2017.
3) 新井平伊．6. 認知症の診断．認知症テキストブック（日本認知症学会 編）．中外医学社；2008，p.158-63.
4) Togo T et al. Argyrophilic grain disease:neuropathology, frequency in a dementia brain bank and lack of relationship with apolipoprotein E. Brain Pathol 2002;12(1):45-52.
5) 山田正仁．神経症候群（第2版）II：神経原線維変化型老年期認知症．別冊日本臨床　新領域別症候群シリーズ．2014；(27)：51-6.
6) Beach TG et al. Accuracy of the Clinical Diagnosis of Alzheimer Disease at National Institute on Aging Alzheimer's Disease Centers, 2005-2010. J Neuropathol Exp Neurol 2012;71(4):266-73.

Keyword
コリンエステラーゼ阻害薬
NMDA 受容体拮抗薬
使い分け
BPSD
服薬管理

8 認知症治療薬は どう使い分けるか？

POINT

📲 アルツハイマー型認知症治療薬として，コリンエステラーゼ阻害薬 3 剤，NMDA 受容体拮抗薬 1 剤が使用可能である．病期により使用可能な薬剤の種類や用量が異なり，コリンエステラーゼ阻害薬同士の併用はできないことに注意する．

📲 認知症治療薬の使い分けには，各薬剤の特徴や副作用を理解したうえで，病期に応じた使用法，認知症の行動・心理症状（BPSD）による使い分け，服薬管理に適した使い分けを意識した処方を心がける．

📲 認知症治療薬の薬効評価には統一された基準がないため，患者本人の意向や認知機能・生活機能・介護状況など複合的な視点から判断する．薬剤の切り換えや増量，併用のタイミングなどの判断に迷う場合は，認知症専門医へのコンサルトが推奨される．

はじめに

　現在，わが国で使用可能な認知症治療薬は，コリンエステラーゼ阻害薬 3 製剤（Donepezil, Galantamine, Rivastigmine）と N-methyl-D-aspartate（NMDA）受容体拮抗薬であるメマンチンの 4 種類である（**表 1**）．保険適用となる疾患は，いずれもアルツハイマー型認知症（Alzheimer's disease：AD）であり，アリセプト®（Donepezil）のみレビー小体型認知症（dementia with Lewy bodies：DLB）にも使用可能である．

　本稿では，これら認知症治療薬の使用法および使い分けについて解説する．

認知症治療薬の特徴と使用上の注意点

1. コリンエステラーゼ阻害薬（ChEIs）

　コリンエステラーゼ阻害薬（Choline esterase inhibitors：ChEIs）は，主として Acetylcholine（ACh）の分解を遅延することにより，脳内で欠乏している Ach を増強させる作用を有する．

　Donepezil（Don）は世界ではじめて認可された認知症治療薬であり，中枢神経への移行性が高く，末梢組織における Ach 阻害作用によって生じる副作用が少ないという特徴をもつ．Galantamine（Gal）は Ach 阻害作用に加え，ニコチン酸 Ach 受容体異所性調整作用を有し，ニコチン酸 Ach 受容体の機能を亢進する．Rivastigmine（Riv）は Ach 阻害作用に加えて，ブチリルコリンエステラーゼ阻害作用を有する．

　すべての ChEIs は軽度〜中等度の AD に保険適用があり，Don のみ高度の AD にも使用

小田原俊成 Toshinari ODAWARA　横浜市立大学保健管理センター

表1　わが国で使用可能な認知症治療薬

商品名 (一般名)	アリセプト (ドネペジル塩酸塩；Don)	レミニール (ガランタミン臭化水素塩； Gal)	イクセロンパッチ リバスタッチパッチ (リバスチグミン；Riv)	メマリー (メマンチン塩酸塩； Mem)
作用機序	AchE 阻害	AchE 阻害＋APL 作用	AchE 阻害＋BuChE 阻害	NMDA 受容体阻害
適応	軽度〜高度 AD DLB(アリセプトのみ)	軽度〜中等度 AD	軽度〜中等度 AD	中等度〜高度 AD
剤形	錠剤・OD 錠・細粒 ゼリー・ドライシロップ	錠剤・OD 錠・液剤(分包)	貼付剤	錠剤・OD 錠
用法	(軽度〜中等度 AD) 1 日 1 回 3 mg より開始 1〜2 週後に 5 mg へ増量 (高度 AD) 5 mg で 4 週間以上経過後に 　10 mg へ増量 (DLB) AD と同様の用法で 10 mg 　まで増量 症状により 5 mg まで減量可	1 日 2 回 1 カ月ごとに 8 mg ずつ漸増 16〜24 mg で維持	1 日 1 回経皮投与 1 カ月ごとに 4.5 mg ずつ漸増 18 mg で維持 忍容性が良好と考えられる場 　合，9 mg より開始し，1 カ 　月後に 18 mg へ増量可	1 日 1 回 1 週ごとに 5 mg ずつ増量 20 mg で維持 腎機能障害がある場合， 　10 mg で維持
半減期	89.3±36.0 hr (5 mg)	9.4±7.0 hr (8 mg)	除去後約 3.3 hr (18 mg)	71.3±12.6 hr (20 mg)
主な副作用	悪心，嘔吐 下痢	悪心，嘔吐	皮膚症状(貼付部位)	不動性めまい，傾眠， 頭痛，便秘

AchE：アセチルコリンエステラーゼ，APL：アロステリック活性化リガンド，BuChE：ブチリルコリンエステラーゼ，NMDA：N-メチル-D アスパラギン酸，OD：口腔内崩壊.

可能である．Don および Gal は経口薬で，Riv のみ貼付剤となっている．軽度〜中等度の AD に対しては，1 日の治療用量として，Don 5 mg，Gal 16〜24 mg，Riv 18 mg を投与する．Don および Riv は 1 日 1 回，Gal は 1 日 2 回に分け投与を行う．重度の AD に対しては，Don 10 mg を投与する．いずれの ChEIs も，副作用発現防止のため治療用量より低用量から開始することとなっている．Don は 1〜2 週間 3 mg を投与した後，5 mg へ増量する．高度 AD の場合，5 mg 投与 4 週間以上経過後に 10 mg へ増量する．Gal は 4 週間 8 mg を投与した後，16 mg へ増量する．その後，必要に応じて 4 週間以上経過後に 24 mg へ増量可能である．Riv は 4 週間ごとに 4.5 mg ずつ増量するが，忍容性があると考えられる症例では，9 mg より開始して 4 週後に 18 mg へ増量が可能である．

　いずれの ChEIs もできるだけ早期の投与開始により治療効果(認知症症状の進行抑制)が期待できるが，ChEIs 同士の併用はできないことに留意する．3 製剤の治療効果には明確な差はないとされている[1].

　ChEIs は，投与初期に嘔気，嘔吐，食思不振，下痢などの消化器症状が出現しやすく，徐脈，心房細動といった不整脈の出現にも注意を要する．消化器症状に対しては，プロトンポンプ阻害薬やドンペリドンの併用を考慮する．Riv は貼付剤で血中濃度の上昇が緩徐であることから，他剤に比べて嘔気のコントロールがしやすいことが報告されている[2]が，皮膚症状(貼付部位の紅斑，搔痒感，接触性皮膚炎など)が出現した場合の対応が必要となる．皮膚の乾燥には保湿剤によるケア，接触性皮膚炎にはステロイド外用薬の併用を考慮する．Don による下痢症状に対しては，減量または他の ChEIs への切り替えを検討する．最近，消化器に異常のない食欲低下に対して Riv が有用であるとする報告[3]があり，今後の検討課題と考えられる．また，易怒性や焦燥感，不眠など賦活系の副作用が出現する場

合もある．軽度の場合は 1 週間程度経過をみることで症状が改善することもある．

　Don，Gal は肝臓で代謝され，Riv はエステラーゼによる加水分解で代謝される．

2．メマンチン（Mem）

　メマンチン（Memantine：Mem）は NMDA 受容体の部分的な抑制，グルタミン酸の過剰な刺激の抑制を通じて，神経保護作用を有する．中等度〜高度 AD に保険適用があり，5 mg から投与を開始し，1 週間ごとに 5 mg ずつ増量し，20 mg で維持する．高度に腎機能障害を有する症例では，10 mg を維持量とする．

　Mem は，めまい，便秘，体重減少，頭痛といった副作用がみられやすく，NMDA 受容体拮抗作用を有する薬剤（アマンタジン，臭化水素酸デキストロメトルファン）との併用は相互増強作用があるので慎重に行う．また，ドパミン作動薬との併用時は幻覚妄想の出現・悪化に注意する．

　Mem は腎臓で代謝されるため，ChEIs との相互作用の問題は生じにくい．

 ## 認知症治療薬の使い分け

1．病期による使い分け（図 1[4]）

　軽度では，ChEIs いずれか 1 剤から投与を開始し，効果がみられる場合は継続する．効果なし，不十分，効果減弱あるいは副作用が出現した場合，他の ChEIs への切り換えを積極的に検討する．攻撃性や焦燥感といった副作用が出現した場合でも，他剤へ変更することで改善する場合もある．切り換えの際，副作用が理由の場合は前薬中止後 1 週間あるいは副作用が消失してから他剤を初期量から開始し，副作用の発現に注意して慎重に増量を行う．効果不十分あるいは効果減弱の場合は，休薬期間を設けずに他剤の初期量と置換する．中等度では，ChEIs 1 剤あるいは Mem の投与を行う．軽度と同様，1 剤で効果なし，

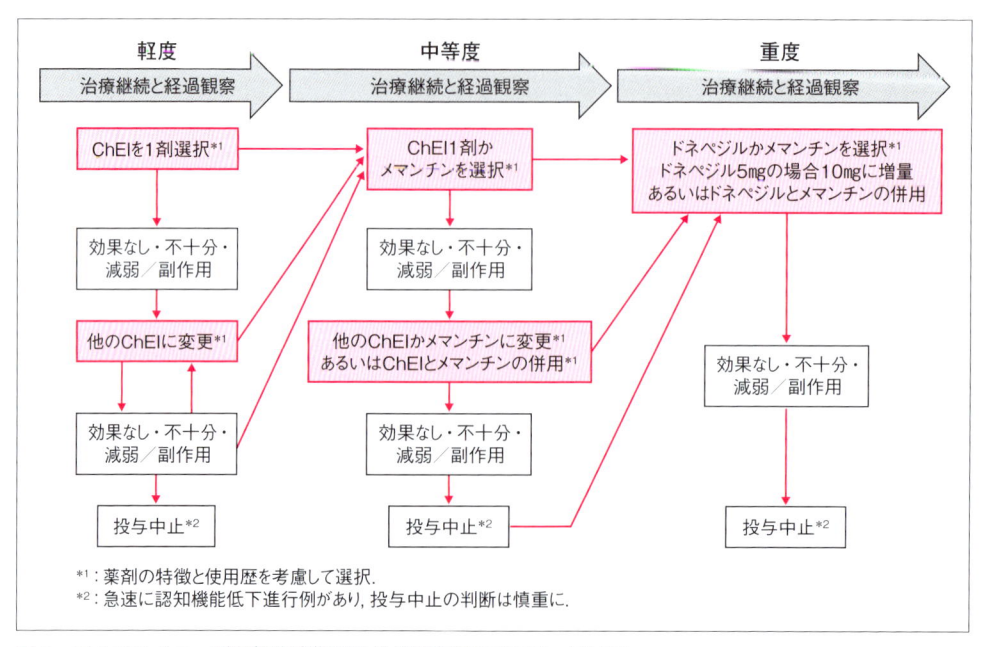

図 1　アルツハイマー型認知症病期別の治療薬剤選択のアルゴリズム

不十分，効果減弱あるいは副作用が出現した場合，他剤への切り換えか，ChEI と Mem の併用を検討する．Mem 単独での認知機能への有用性が報告されているが，ChEIs との併用による解析が多く行われ，併用投与の有用性が指摘されている[5]．併用しても効果不十分な場合には，ChEIs の変更を考慮する．重度では，Don か Mem の投与，あるいは両者の併用を行う．Don 5 mg 投与中の症例では，10 mg への増量を検討する．すべての薬剤が使用に不適の場合，投与中止も考慮すべきだが，中止により急激に認知機能低下が進行する症例があるので慎重に判断を行う．

　病期の判定は，国際的に臨床認知症尺度（Clinical Dementia Rating：CDR）が使用されることが多く，わが国では認知症高齢者の運転免許等更新に関する診断書作成にも利用されている．CDR は，記憶，見当識，判断力と問題解決能力，地域生活，家庭生活，介護状況の 6 項目について，介護者への半構造化面接に基づき判定する評価法である．各項目を評価後，全体として，0：健常，0.5：認知症疑い（軽度認知障害），1：軽度認知症，2：中等度認知症，3：重度認知症の 5 段階のいずれかに分類し，記憶の障害の程度が分類上重視されている．AD の場合は，FAST（Functional Assessment Staging）によるステージ分類が有用である．認知障害を含む日常生活機能全般を評価することにより，正常〜高度の 7 段階に病期を分類し，家族や介護者から生活の状況を確認することで判定可能であり，被験者への負担が少ない点が特徴である．

　薬効の評価は，服薬前後での臨床像の観察に基づく言動や生活機能の変化の確認あるいは神経心理検査を用いた点数の変化で判断することになるが，厳密な判断基準や指針があるわけでなく，認知症診療経験の少ない医療者には効果判定が難しいことが多い．患者本人の評価とともに介護者評価も重要であるが，介護のしやすさといった視点だけでなく，本人の権利擁護にも十分な配慮が必要である．薬剤の切り換えや増量，併用のタイミングなどの判断に迷う場合は，認知症専門医と相談して決めるほうが安心と思われる．

2．行動・心理症状（BPSD）による使い分け

　ChEIs は，副作用としての易怒性，焦燥感，不眠が出現する可能性がある反面，AD 患者の BPSD に対する有用性も報告されている．Don は抑うつ症状やアパシーに対する効果[6]，Gal では，不安・焦燥，脱抑制に対する効果[7]，Riv においても BPSD に対する効果[8]が指摘されている．Mem も単剤あるいは Don 併用下において，AD 患者の不安，幻覚，妄想，興奮・攻撃性，易刺激性といった BPSD に対する効果が報告されている[9,10]．ChEIs 未投与の中等度〜重度 AD で BPSD の目立つ患者に対しては，Mem から開始し，BPSD 改善後に認知症症状の進行に応じて ChEI を追加することを検討する．また，AD の BPSD に対する有用性に加え，DLB の幻覚，妄想，抑うつ，アパシーといった BPSD に対する Don および Riv の有用性も報告されている[11,12]．

　実際には認知症治療薬が上記の BPSD に効果がない場合もあるが，精神安定剤，とくに抗精神病薬の安易な使用は行わず，非薬物療法も組み合わせ，心理社会的要因に配慮した BPSD 対応を優先することが望ましい．抗精神病薬投与の際の注意点は，次の「抗うつ薬や抗精神病薬抗を投与する際の注意点は？」の項を参照されたい．

3．服薬管理の観点からの使い分け[13]

　家族が働いており朝と夜しかいない，あるいは単身生活者で家族やヘルパーが 1 日 1 回

しか訪問できない場合は，服薬（貼付）回数が1回ですむ Don，Riv，Mem の使用が推奨される．毎日の服薬管理が困難な場合は，血中半減期の長い Don や Mem が望ましい．定期的な内服薬管理を家族やデイサービス先で行える場合は，Gal も選択肢となる．服薬管理は何とかできているが薬の飲み忘れや飲みすぎが心配される場合には，貼付剤に日付を記載できる点で Riv の使用を試みる．また，薬の内服に抵抗感があったり内服薬が多い場合にも Riv の選択を考慮する．錠剤以外の経口薬を希望する場合は，Don（ゼリー，ドライシロップ）や Gal（液剤）の使用を検討する．

おわりに

認知症治療薬は AD および DLB の認知症症状（中核症状）の進行抑制に有用であり，症例によっては BPSD の改善にも効果が期待できるため，診断後早期の使用が推奨される．認知症治療薬の使い分けに関する十分なエビデンスは存在せず，各製剤の保険適用・副作用や BPSD，介護・服薬管理状況などを斟酌し，症例ごとにその時点で最適と思われる認知症治療薬を選択する姿勢が適切な使い分けにつながる．薬効評価には統一された基準はなく，患者本人の意向や認知機能・生活機能・介護状況など複合的な視点から判断することが望ましい．

文献

1）Birks J. Cholineesterase inhibitors for Alzheimer's disease. Cochrane Databese Sys Rev, 2006;CD005593.

2）Winblad B and Machado J. Use of rivastigmine transdermal patch in the treatment of Alzheimer's disease. Expert Opin Drug Deliv 2008;5:1377-86.

3）Furiya Y et al. Rivastigmine improves appetite by increasing the plasma acyl/des-acyl ghrelin ratio and cortisol in Alzheimer's disease. Dem Geriatr Cogn Disord Ext 2018;8:77-84.

4）日本神経学会監修．認知症疾患診療ガイドライン2017．医学書院；2017．

5）Tricco AC et al. Comparative effectiveness and safety of cognitive enhancers for treating Alzheimer's disease:systematic review and network metaanalysis. JAGS 2018;66:170-8.

6）Gauthier S et al. Efficacy of donepezil on behavioural symptoms in patients with moderate to severe Alzheimer's disease. Int Psychogeriatr 2002;14:389-404.

7）Herrmann N et al. Galantamine treatment of problematic behavior in Alzheimer's disease;Post-hoc analysis of pooled data from three large trials. Am J Geriatr Psychiatry 2005;13:527-34.

8）Finkel S. Effects of rivastigmine on behavioral and psychological symptoms of dementia in Alzheimer's disease. Clin Ther 2004;26:980-90.

9）Gauthier S et al. Improvement in behavioural symptoms in patients with moderate to severe Alzheimer's disease by memantine;A pooled data analysis. Int J Geriatr Psychiatry 2008;23:537-45.

10）Cummings J et al. Behavioral effects of memantine in Alzheimer's disease patients receiving donepezil treatment. Neurology 2006;67:57-63.

11）Mori E et al. Donepezil for dementia with Lewy bodies:a randomized, placebo-controlled trial. Ann Neurol 2012;72:41-52.

12）McKeith I et al. Efficacy of rivastigmine in dementia with Lewy bodies:a randomized, double-blind, placebo-controlled international study. Lancet 2000;356:2031-6.

13）川畑信也．アルツハイマー型認知症治療薬の使い分け．カレントテラピー 2016；34：286-91．

9 抗うつ薬や抗精神病薬を投与する際の注意点は？

Keyword
うつ病
BPSD
薬物動態
多剤併用

POINT

📋 高齢者へ抗うつ薬や抗精神病薬を含む向精神薬を使用する際は，加齢に伴う薬物動態の変化や他の疾患に対する薬物との併用のための副作用が生じやすいことに留意する．

📋 そのため，まずは薬物療法の適応に関して十分見極め，少量から薬物療法を開始する．

📋 薬物療法を開始後も心理・社会的介入をはじめとした非薬物的な介入を継続し，常に症状を評価しながら漸減，中止を検討する．

はじめに

　高齢者は，加齢に伴う身体および脳機能の低下という生物学的変化のみならず，喪失体験や新たな役割の獲得などのさまざまなライフイベントに遭遇する時期でもある．そのようななかで抑うつ症状や不安症状を呈し，それらの症状に対し抗うつ薬を投与されることはまれではない．また高齢者の認知症診療において，認知症患者の行動・心理症状（Behavioral and Psychological Symptoms of Dementia：BPSD）に対して抗精神病薬が用いられる場合がある．一方で，高齢者では，加齢に伴う生理的な薬物動態の変化が生じる．体脂肪量の増加に伴う脂溶性薬物の蓄積，肝・腎機能低下に伴う代謝および排泄の遅延，中枢神経系における受容体の変化などにより，向精神薬の副作用が生じやすくなる．さらには，慢性的な身体疾患の罹患が多くなれば併用薬剤数が必然的に多くなる傾向にあり，薬物代謝酵素チトクローム P450（CYP）を介した他の薬剤との相互作用が問題となりやすい（**表1**）[1]．

　元来，身体的な基礎疾患を有することが多い高齢者に対する向精神薬の投与は多剤併用の原因となり，結果として薬物の有害事象が生じるリスクが高く，十分な薬剤への理解を

表1　高齢者における各臓器の生理的変化と薬物動態[1]

臓器	生理的変化	薬物動態に与える影響
循環動態	血漿アルブミン濃度の低下と α1-酸性糖タンパク質の増加	血漿中の薬物濃度の変動
消化管	腸管における血流低下	薬物吸収の低下
腎	糸球体濾過量の低下	活性代謝物の腎排泄量の低下
肝	肝実質の容量および肝血流量の低下・チトクローム P450 活性による代謝への影響	肝代謝の低下
筋	除脂肪体重の低下と脂肪組織の増加	脂溶性薬物の分布変化および薬物半減期の延長

常泉百合　品川俊一郎 Yuri TSUNEIZUMI and Shunitiro SHINAGAWA　東京慈恵会医科大学精神医学講座

必要とする．本稿では，高齢者の精神疾患のなかでも，とくにうつ病に対しての抗うつ薬使用，認知症治療における抗精神病薬使用の留意点を概説する．

 ## 高齢者のうつ病

1．身体疾患との関係

高齢者のうつ病患者では，報告により差はあるものの，10〜65％が過去1年の間に2つ以上の慢性的な身体合併症に罹患している[2]．高血圧・糖尿病などの慢性的な身体疾患とうつ病の関連は双方向的である．すなわち，慢性的な身体疾患の罹患がうつ病のリスク因子ともなる一方で，うつ病が慢性身体疾患の予後不良因子となる．これらの身体疾患の罹患は，日常生活技能（Activity of Daily Living：ADL）の低下をもたらす．ADL を含む健康状態と抑うつ症状は有意な関連を示し[3]，実際，身体合併症を有する患者は，向精神薬の投与がより長期になると報告されている[2]．

2．高齢者のうつ病の特徴

オーストラリアにおける一般地域住民を対象とした疫学調査では，70歳以上の8.0％が抗うつ薬を投与されており，5.7％がベンゾジアゼピンを含む抗不安薬を投与されていると報告された[4]．一方で Diagnostic and Statistical Manual for Mental Disorders（DSM）[5]のような操作的診断基準を厳格に満たす高齢者のうつ病/大うつ病性障害の有病率が0.6〜2.0％とされていることから[6]，高齢者に対する抗うつ薬などが，疫学的な患者数よりも多く投与されていることがわかる．この乖離は，高齢者におけるうつ病が若年者と異なる症候学的特徴を持ち合わせていることに起因すると考えられる．

DSM に代表される診断基準は若年から壮年期を対象として作成されており，高齢者特有のうつ病の評価には限界があることが指摘されている．高齢者のうつ病は，抑うつ気分などのうつ病の基本症状よりも倦怠感・痛み・しびれなどの身体愁訴や体重減少を主訴とすることが多い．それ以外にも，不安・焦燥がめだちやすい，もの忘れなどの認知機能低下を訴え，抑うつ気分がめだたないなど，若年者との症候学的な差異がある[7]．したがって，高齢者のうつ病が操作的診断基準を満たすことは少ない．実際，DSM 診断基準におけるうつ病の定義を厳密に満たさなくても，症候学的に抑うつ症状を呈している高齢者は8〜9％，軽症うつ病患者の有病率は10〜50％と報告されている[7]．

---

column 高齢者における多剤併用とうつ病の関係

多剤併用の厳密な定義は存在しないが，5剤以上の薬剤の併用と定義されることが多い．アメリカでの調査では，65歳以上の一般地域住民の40％以上が5剤以上の処方がなされており，12％の高齢者が10剤以上の投与を受けていると報告されている．一般的に，高齢者における多剤併用の危険因子としては，女性であることや頻回な医療機関の受診などがあげられる．また，近年，高齢者の抑うつ症状が多剤併用の独立した危険因子であり，また抑うつ症状が強いほど多剤併用となりやすい，というような抑うつ症状と多剤併用の関連も報告されるようになった．このような多剤併用を避けるために，高齢者のうつ病患者に対する向精神薬の投与の際は，まず個々の例の症候学的特徴や背景の心理・社会的因子，身体疾患との関係などを十分に把握する必要がある．

3. 心理・社会的介入の重要性

高齢者におけるうつ病は，加齢に伴うライフイベントに対する反応として二次的に出現することが多い．配偶者や近親者の死といった喪失体験，経済状況，社会的孤立とそれに伴うサポートの欠如といった周囲を取り巻く環境の変化により，自身も死に直面化せざるを得ない状況となる．若年者とは異なり，高齢者ではこれらの状況を改善させることが困難である．その結果，慢性的なストレス・緊張が継続することとなるが，高齢者はこれらの問題を，感情的な問題として表出することが少なく，身体的な問題として解釈する傾向にあり，漫然とした身体的な加療が行われる傾向にある[8]．したがって，これらの心理・社会因子を十分に考慮し，また患者に対する疾病教育も必要となる．

4. 抗うつ薬の使用における留意点

したがって，各種抗うつ薬を使用する場合でも，その選択には十分に留意しなければならない．たとえば，三環系抗うつ薬は選択的セロトニン再取り込み阻害薬(selective serotonin reuptake inhibitors：SSRI)，セロトニン・ノルアドレナリン再取り込み阻害薬(serotonin norepinephrine reuptake Inhibitors：SNRI)に比較して，抗コリン症状，眠気，めまいが高率にみられ，副作用による中止率も高い．このほか，痙攣，緑内障，前立腺肥大による排尿障害などの身体症状がある場合，多くの抗うつ薬が慎重投与となり，なかには使用禁忌のものがある．一方で，SSRI，SNRI は，三環系抗うつ薬よりも転倒のリスクが高いとする報告もある[9]．さらには，SSRI の問題点として，消化管出血や脳出血のリスクを高めることが報告されており[10]，出血の既往がある患者や出血をきたしやすい薬剤を使用中の患者には注意が必要である．

5. うつ薬の効果の限界

高齢者のうつ病で薬剤投与のみで寛解に至るのは 1/3 にとどまるとされる[11]．したがって，寛解に至らない場合には薬剤療法以外の選択肢も考慮しなければならない．とくに，軽度〜中等度のうつ病高齢者に対しては，対人関係療法や認知行動療法といった精神療法が，抗うつ薬よりも有効であったとの報告もある[12]．高齢者における抑うつ症状は，若年者と比較して生物学的要因よりも上述のような社会・心理的な要因に起因する部分が多い．また，高齢者のうつ病は慢性化することも知られており，抗うつ薬の投与にて寛解に至らない場合は，上記の精神療法などの非薬物的な介入を併用することが望ましい．

認知症に伴う BPSD に対する抗精神病薬投与

1. BPSD の診療

BPSD とは認知症による認知機能障害を基盤に，身体的因子・環境的因子・心理的因子といったさまざまな要因の影響を受けて出現する行動症状や心理症状を指す．BPSD には多くの症状が含められるが，そのなかでも向精神薬が使われる頻度の高い代表的な行動症状としては，衝動性の亢進・攻撃性・不適切な行動・脱抑制などがあげられ，心理症状としては，妄想・幻覚・抑うつ・不安などがあげられる．

BPSD を有する患者を診察した場合，薬物療法を検討する前に原因となる身体因や環境因がないかを確認し，それらに対する対応をすることが原則である．たとえば家族への被害妄想や不眠がある場合でも，デイサービスへの通所や昼夜のリズムの改善などの環境調

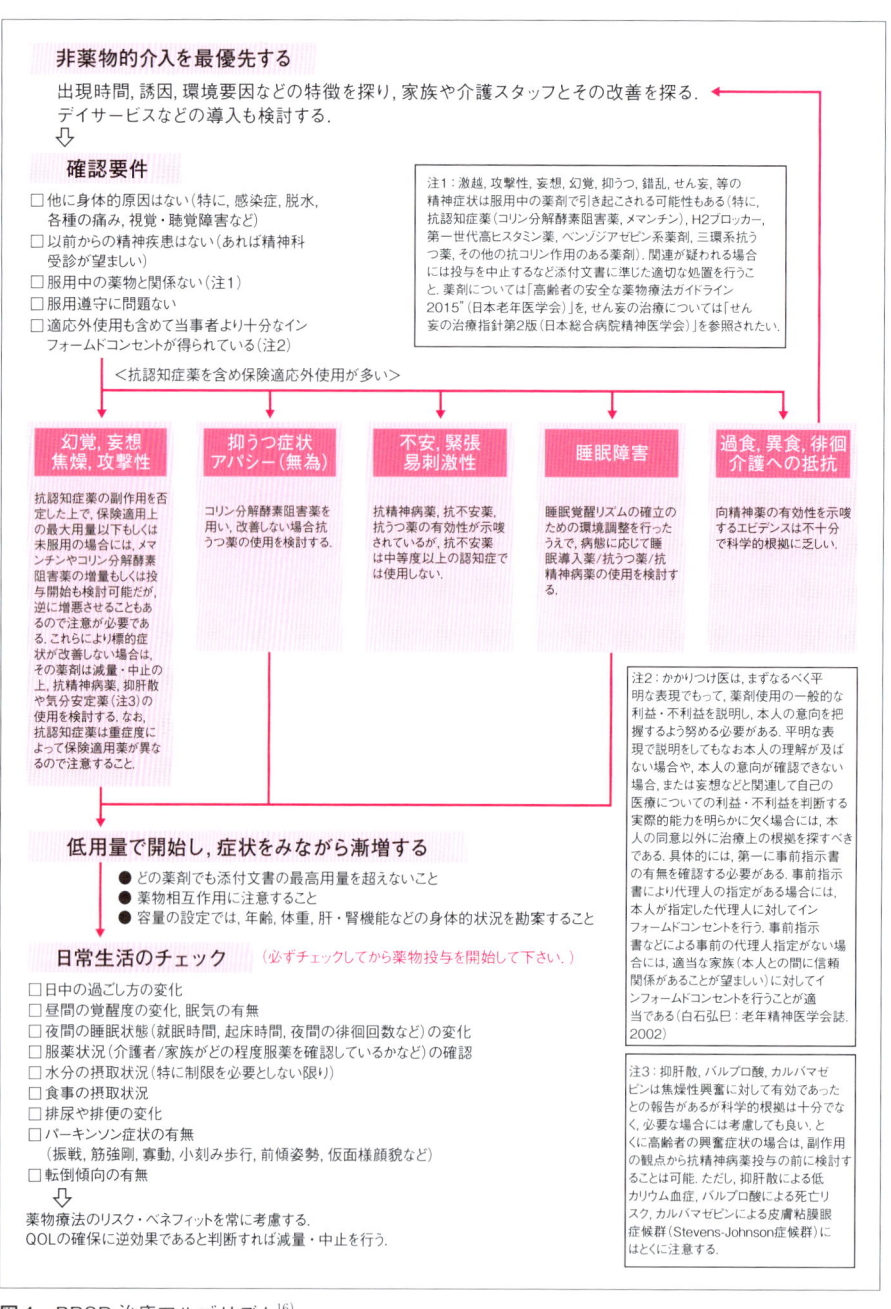

図1 BPSD 治療アルゴリズム[16]

整で症状が改善することもある．またこのような症状の背景に，口では訴えられない痛みがあったり，その他何らかの身体疾患が存在していたり，身体疾患の治療薬によって誘発されていたりする可能性もある．さらに類似した症状であっても，原因疾患によって対応が異なることにも留意する必要がある．またその BPSD が治療を要する症状であるかも検討する．幻覚があるからといって，かならずしも治療を必要としないこともある．幻覚症状とうまく共存し，日常をすごしている認知症患者も少なくない．

わが国では，認知症の BPSD に保険適用のある向精神薬はほとんどない．安易な向精神

表2 BPSD に使用されることの多い抗精神病薬[19]

作用機序	薬剤名	対象となる BPSD の症状	注意点	半減期 (時間)	用量 (mg)
セロトニン受容体・ドパミン受容体遮断	リスペリドン	・幻覚 ・妄想 ・焦燥 ・興奮 ・攻撃	高血糖あるいは糖尿病を合併している場合にも使用可能. パーキンソン症状に注意.	20～24	0.5～2.0
	ペロスピロン		高血糖あるいは糖尿病では慎重投与. 抗不安, 催眠作用あり. パーキンソン症状に注意.	3～8	4～12
	クエチアピン		高血糖あるいは糖尿病では禁忌. DLB に対して使用を考慮しても良い. 鎮静・催眠作用あり.	6～7	25～100
	オランザピン		高血糖あるいは糖尿病では禁忌. DLB に対して使用を考慮しても良い. 鎮静・催眠作用あり.	22～35	2.5～10
	ブロナンセリン		高血糖あるいは糖尿病を合併している場合にも使用可能. パーキンソン症状に注意.	10～16	2～8
ドパミン受容体部分刺激	アリピプラゾール		高血糖あるいは糖尿病では慎重投与. 鎮静・催眠作用が弱い.	47～68	3～9

薬の投与はこれらの BPSD を悪化させる可能性もあり, 認知症患者の ADL を低下させることを常に念頭におくべきである.

2. BPSD に対する抗精神病薬の投与の際の注意点

　上述のように, BPSD 治療の原則は非薬物的な介入であり, 十分な非薬物的介入にて改善しない場合にはじめて薬物療法を検討する. また, BPSD に対して用いられる抗精神病薬は, やむを得ない場合に一時的に使われるべきである. そのため症状評価を常に行い, 常に漸減・中止を検討していくことが必要である. 2017 年に改訂された「認知症疾患ガイドライン」においてもこの点は強調されており, 適用外使用であること, 本人および家族に対する十分な説明, 有害事象への留意, 漫然とした投薬を避けることが推奨されている[13].

　抗精神病薬それぞれの薬剤の作用機序やそれにより生じる副作用など, 十分なリスクを主介護者に説明したうえで薬剤の投与を開始するが, 薬物療法が開始されたとしても, 非薬物的な介入を継続することも必要である[14-16]（**図1**）.

3. BPSD に用いられる抗精神病薬（表2）

　BPSD に対する効果について, 最も報告が多いのが抗精神病薬である. 抗精神病薬は, 定型抗精神病薬（haloperidol, chlorpromazine など）と, 非定型抗精神病薬（risperidone, quetiapine, olanzapine, aripiprazole など）に分類される. 非定型抗精神病薬は定型抗精神病薬に対して新しく開発された薬剤で, 副作用も少ないとされる. しかし, 抗精神病薬の副作用について米国食品医薬品局（FDA）は, 定型/非定型に関わらず, 新規に抗精神病薬の内服を開始した高齢者では, 開始後11～24 週での死亡率が非内服群の約 2.5 倍になること, 抗精神病薬が突然死のリスクを高めることを勧告している[17].

　これらの抗精神病薬が有効とされる BPSD の症状は, 主に幻覚・妄想といった精神症状, 焦燥や攻撃性などである. これらの症状に対し, 抗精神病薬を投与する際には, 少量から開始することはもちろん, 定期的なモニタリングにより症状の改善が認められたら,

なるべく早急に漸減・中止することが望まれる．抗精神病薬の漫然とした投与は，転倒・骨折・肺炎などのリスクが常に高まることを念頭におく必要がある．

わが国における認知症患者に対する抗精神病薬の使用に関する調査も散見される．Okumura らはわが国における認知症高齢者に対する抗精神病薬使用の推移について，定型抗精神病薬の使用は減少し，非定型抗精神病薬は増加傾向にあることを報告している．また，その一方で，これらはあくまで適用外使用であることを強調し，非薬物療法の重要性についても説いている[18]．Arai らは，10,079 人のアルツハイマー型認知症患者を対象とした24週間の前向き研究から，新規に抗精神病薬を投与された患者は，抗精神病薬を投与されていない群に比較して死亡率が 9.4％の上昇を示したことを報告した[19]．これらの調査からも，抗精神病薬を使用する際は短期間が望ましく，かつ，常に漸減，減量を考慮するべきであることがわかる[15]．

おわりに

高齢者に対する抗うつ薬や抗精神病薬の投与は，その必要性に関して十分な考慮が必要となる．また，生物学的な側面のみならず，社会・心理的背景および身体疾患の既往など包括的な原因の探索がなされるべきである．また，高齢者にこれらの向精神薬を投与する際には，非薬物的介入の継続，ケアスタッフとの連携による服薬管理，ADL や経済力など生活環境に準じた環境調整が必要になる．今後，さらなる多職種連携によるアウトリーチ支援により，薬物による影響を最小限に抑える試みが期待される．

文献

1）Pollock BG. Psychotropic drugs and the aging patient. Geriatrics 1998;53 Suppl 1:S20-4.
2）Holvast F et al. Late-life depression and the association with multimorbidity and polypharmacy:a cross-sectional study. Fam Pract 2017;34:539-45.
3）Kraaij V et al. Negative life events and depression in elderly persons:a meta-analysis. J Gerontol B Psychol Sci Soc Sci 2002;57:87-94.
4）Ilomäki J et al. Psychotropic drug use and alcohol drinking in community dwelling older Australian men:the CHAMP study. Drug Alcohol Rev 2013;32:218-22.
5）American Psychiatric Association. Diagnostic and Statistical Manual of Mental Disorders 5th edition（DSM-5）. American Psychiatric Publishing;2013.
6）Blazer DG. Depression in the elderly. Myths and misconceptions. Psychiatr Clin North Am 1997;20:111-9.
7）Haigh EAP et al. Depression Among Older Adults:A 20-Year Update on Five Common Myths and Misconceptions. Am J Geriatr Psychiatry 2018;26:107-22.
8）Lenze EJ et al. Somatic symptoms in late-life anxiety:treatment issues. J Geriatr Psychiatry Neurol 2005;18:89-96.
9）Coupland C et al. Antidepressant use and risk of adverse outcomes in older people:population based cohort study. BMJ 2011;343:d4551.
10）水上勝義. 高齢者の安全な薬物療法ガイドライン. 神経治療学 2017；34（3）：155-8.
11）Kok RM, Reynolds CF 3rd. Management of Depression in Older Adults:A Review. JAMA 2017;317:2114-22.
12）Kok RM et al. Efficacy of treatment in older depressed patients:a systematic review and meta-analysis of double-blind randomized controlled trials with antidepressants. J Affect Disord 2012;141:103-15.
13）日本神経学会. 認知症疾患診療ガイドライン 2017.
14）角　徳文. 総合診療医のための向精神薬使用ガイドライン. 治療 2015；97（3）：393-7.
15）角　徳文：認知症の行動・心理症状（BPSD）に対応する向精神薬使用ガイドライン. 医学のあゆみ 2015；

253（9）：857-62.

16）厚生労働省．かかりつけ医のためのBPSDに対応する向精神薬使用ガイドライン（第2版）．

17）US Food and Drug Administration. FDA issues public health advisory for antipsychotic drugs used for treatment of behavioral disorders in elderly patients. 2005.

18）Okumura Y et al. Trends in use of psychotropic medications among patients treated with cholinesterase inhibitors in Japan from 2002 to 2010. Int Psychogeriatr 2015;27（3）:407-15.

19）Arai H et al. Mortality risk in current and new antipsychotic Alzheimer's disease users:Large scale Japanese study. Alzheimers Dement 2016;12（7）:823-30.

10 高齢者に対する精神療法をどう行うか？

Keyword
内因性うつ病
反応性うつ病
認知症のうつと BPSD
精神療法

POINT

👤 内因性うつ病は薬物療法と休息が第一で，精神療法は最重要ではないが，精神療法としては「小精神療法」[1]（笠原）を行うことが，患者の助けになる．

👤 独居女性に現れる妄想性障害は，孤立感，疎外感が背景にある．被害妄想の訴えを否定せずに聞いて理解を示すことが，治療へ向けての第一歩である．

👤 認知症（アルツハイマー病）のうつ状態や不安，不きげん，暴言などの大半は，周囲の不適切な対応への反応である．治そう，矯正しようという姿勢をやめ，自己肯定感を強める精神療法を行いたい．

はじめに

　高齢者は人生の熟練者である．多くの人間に触れ，経験を積み，少なからず辛酸をなめて乗り越えている．いまだ未熟で精神的葛藤を生みやすい若年者なら，同年代の医療者が対話をする精神療法は大きな意義を持つことが多いが，老練な人に対して行う年若い医師の精神療法にはおのずと限界がある．老年精神医学の第一人者である松下[2]は，高齢者の治療における精神療法の位置づけについて，「役割は，若年者ほどではない」と述べている．ただし，精神療法が重要でないといっているのではない．大切なことは，精神療法を含めた治療選択肢のなかから，疾患ごとにどのような治療がもっとも重要なのか，優先度を決めることである．

　高齢者の精神疾患はしばしば多要因であると指摘され，ストレス脆弱性など遺伝的要因，加齢変化など器質的要因，モノアミン欠乏など神経生物学的要因，喪失体験など心理社会的要因のすべてに目配りをすることが必要だといわれる．本当にそうであろうか．疾患経過の全体像をみるときは，それでよい．しかし，とくに急性期の治療においては，その疾患の「核」となる要因に焦点をあてなければいけない．その結果，治療にとってもっとも重要なのが，身体治療であるのか，つまり薬物療法と電気けいれん療法（electroconvulsive therapy：ECT）なのか，精神療法であるのかを見きわめて，重点的に治療を行うことが欠かせない．「多要因」といって焦点が曖昧になることは，むしろ急性期治療には有害だ．

　精神療法をまず重要視しなければいけない疾患や状態と，精神療法が第一でなく身体治療が最優先となる疾患や状態を分けて考える姿勢が，高齢者治療には一般成人の治療以上に求められる．

上田　諭 Satoshi UEDA　東京医療学院大学保健医療学部リハビリテーション学科

精神療法が最重要でない疾患

　精神療法は最重要でなく身体治療が最優先となる疾患は，いわゆる「内因性」の疾患である．原因が脳にあることが想定されるが，いまだわかっていない疾患である．高齢者の場合，うつ病と双極性障害という気分障害，妄想性障害がこれにあたる．

　内因性という用語は，「うつ病単一論」[3]の考え方を基礎とするアメリカ精神医学会の診断基準DSMが世界標準となっている現在，ほとんど消えかかった用語であるが，とくに高齢者治療においては思い起こすべき概念である．身体疾患(甲状腺機能低下症，アジソン病など)によるうつ状態を除いて，「うつ病二分論」[3]つまり，うつ病態を内因性と心因性(または環境反応性)に分ける考え方は，治療にとって必須と考えるからである．内因性であれば身体治療を，心因性であれば精神療法と環境調整をそれぞれ第一に行わなければならない．ここに，これらを分けて考える大きな臨床的意義がある．

　内因性のうつ病とは，症状に「気分の非反応性」と「生気的悲哀感」を認めることである(詳細はSchneider[4]の文献を参照)．前者は，うつ病がよくなったり悪くなったりすることに周囲の環境の影響を受けないこと，後者は，うつ病の症状が身体各部の不快な違和感を伴って生じることを指す．気分の非反応性について，Schneiderのたとえを借りる(一部改変)と，「なにか嬉しいことのあっても，それはうつ病の憂うつを少しも改善させないし，悲しい知らせがあったからといって，快方に向かったうつ病を逆戻りもさせない」のである．つらいこと悲しいことがあってうつになるのでは，と一般には思われているが，それは心因性のうつ状態のことであって，内因性うつ病にはあてはまらない．そして，高齢者がうつ状態になるとき，その大半はこの内因性うつ病なのである．当然，周囲から働きかけをしようとする精神療法には，「瞬間的・表面的な効果しかない」[4](Schneider)ということになる．

1．うつ病，双極性障害(主にⅠ型)

　心因性(環境反応性)のうつ病態は別として，うつ病治療はまず抗うつ薬療法，ついでECTである．うつ状態と躁状態をともに繰り返す双極性障害(重症はⅠ型，軽症はⅡ型)においても，lithium carbonate(以下lithium)と非定型抗精神病薬を中心とした薬物治療が第一である[5]．重症の躁状態またはうつ状態には，ECTも用いられる．

　うつ病あるいはうつ病相への精神療法には，すべての精神科医が認めるゴールデンスタンダードがある．笠原[1]が提唱した「小精神療法」による語りかけ(**表1**)である．これにのっとり，治療の補助として行う．症状は患者の怠けなどのせいではなく，病気によるも

表1　内因性うつ病の「小精神療法」による語りかけ[1]

1．「貴方のせいではない．病気(うつ病)です」
2．「早く休養してください」
3．「約3カ月でよくなります」
4．「死なないと約束して下さい」
5．「大事な決定は延期を」
6．「一進一退しながら良くなります」
7．「服薬が大切．ただ副作用もあります」

笠原による「小精神療法」を要約した．

のであることを認め，休養と服薬を奨励しながら，受容的・支持的な態度で寄り添う．ただし，「補助」であっても軽視してよいというのではない．直接的な治療効果は期待できないが，病態がもたらす苦痛や苦悩に耐える精神的支えになりうる．症状軽快後の治療関係にも影響を与えずにはおかない．

双極性障害の躁病相には有効な精神療法はない．かろうじてできることは，躁状態が軽症化してきたときに，躁状態になっていたとき，本人が逸脱した状態であったことや周囲がその対応に苦慮していたことを認識してもらう(病識を持ってもらう)ことであろう．目的は，患者を責めることではなく，病識を持ってもらうことで薬物治療を継続する意思を強固にしてもらうことである．

2. 妄想性障害

妄想性障害[6]は，独居の高齢女性にしばしばみられる．難聴を主とする感覚器障害をあわせもつ人が多い．自分が留守の間や寝ている間に近隣者が家に入って盗みをしたと被害妄想を訴える．連れ合いに先立たれ孤独に暮らす女性が圧倒的に多いことから，社会からの孤立感，疎外感が妄想の背景にあるといわれる．一過性の興奮など情動変化は伴うが，妄想以外の面では感情や認知機能に障害はない．アルツハイマー型認知症(Alzheimer's disease：AD)の物盗られ妄想とよく間違えられるが，物とられ妄想が近時記憶障害を背景に，同居者や世話をしてくれている特定の人が盗んだと訴えるのとは明らかに異なる(ただし，AD への移行例は多い)．

治療を考えるうえで，遅発パラフレニーを内因性，反応性，性格因性にあたる「遅発パラノイア」の3群に分けた Roth[7]の分類が役立つ．内因性とは，妄想が強固で環境や気分に一切左右されない傾向をもつもので，若年から幻覚・妄想を呈する統合失調症に近い．心因性は，環境を変え人との交流が生まれることで孤独感や疎外感から一時的に解放され，妄想が和らぐような人たち．性格因性は，元来周囲に敏感で妄想を抱きやすい人たちである．

この3群の鑑別に確かな方法があるわけではないが，妄想性障害と診断した高齢者には，薬物療法として抗精神病薬を増量して行わなければ妄想が軽快しない人たちと，妄想をけっして否定せず受容的に理解し，合わせて独居からグループホームなどへ移す環境調整をすることで妄想が軽快する人たちとが確実に存在する．前者はおそらく内因性であり，後者は反応性ないし性格因性に相当すると思われる．

ただ，いずれの型の患者も同じなのは，「孤独のなかにいる」ことである．もともと社会とつながりの薄い生活のなかで妄想を発症し，「被害」を訴えた相手から当初は本気で心配されるが，内容が事実でないとわかるとますます敬遠され，「頭がおかしい人」「ボケた人」として精神科に連れられることがほとんどである．本人の訴えに疑いをはさまずに聴き，理解を示す精神科医は，本人にとってはじめてで唯一の理解者になる．これはもちろん精神科医でなくても十分可能である．この傾聴は重要な精神療法となる．

精神療法が最重要の疾患

周囲の好ましくない出来事，人間関係，仕事などに影響されて生じる状態，つまり心因性，反応性，環境因性とよばれる疾患や状態がこれにあたる．高齢者に少なくない身体症

状症のほか，非内因性のうつ病態（「うつ」），さらに重要なのが認知症である．

1 非内因性のうつ病態

「うつ病」や「うつ」とされている例では，しばしば内因性と反応性が曖昧にされている．分けることが困難な例もあるが，極力これを鑑別し，前述の身体治療中心か精神療法中心かの方針を決める必要がある．鑑別には，発症時期の明確さ（内因性は明確），症状の非浮動性（内因性は一貫している），病前の社会適応（内因性は問題なし）などが重要な指標になる．迷う場合は，内因性をまず想定して身体治療を納得できるところまで進めるのが原則である．その際，副作用で患者の苦痛を強めることのないよう十分注意する．

内因性であるうつ病では，前に述べた笠原の「小精神療法」[1]に従って休養と服薬を原則としたが，心因性，反応性のうつ病態にはこの方針は好ましくない．高齢者では休養をしすぎると ADL が低下する危険はより大きい．本人の主体性や意志を尊重し，精神的自立を促す姿勢をとりたい[8]．長時間話を聴いてもらうことは，安心と癒しを与えるが，一方で聴いてくれる相手に依存しやすくなる．依存すると楽になるので，自立に向けての気持ちが停滞しやすい．ときには尻込みする患者に対し，「一歩踏み出そう」「やってみよう」と背中を押すことも必要になる．ある程度の依存傾向は高齢者ではとくに有益で一定の治療効果をもつが，過度にならないように留意したい．

2. アルツハイマー型認知症（AD）

認知症への精神療法はこれまでほとんど考慮されなかった．抑うつや不安，易怒性や不規則な行動など，すべてが認知症という脳の病気（器質性要因）によるものだと考えられたからである．しかし，器質因を説明する確かな神経学的根拠はなく，むしろ脳の正常部分による周囲への反応が多い．

とくに AD の初期または軽度では，抑うつや不安を生じやすい．これは内因性うつ病ではない．認知の混乱を自ら気づき，できないことが増えて家庭や地域での役割を失くし，不安が高まる．家族も，物忘れや見当識の間違いを正そうとして指摘し，時には「何度言ったらわかるのか」などと叱責してしまう．それが本人を萎縮させ不安に拍車をかけて，抑うつ症状が出現する．呼吸苦や過呼吸，胸痛，腹痛など身体症状を呈する場合も珍しくない．なかには，反発心から易怒的になったり，指摘する相手を物盗られ妄想の対象にするようになったりし，認知症の行動心理症状（behavioral and psychological symptoms of dementia：BPSD）だと決めつけられてしまうこともある．

こうした例に精神療法は必須であり，効果も大きい[9]．向精神薬がすぐに用いられる現状があるが，対症療法にすぎず，効果が薄いうえに有害作用も懸念され，適切ではない．認知機能の低下を矯正しようとしたりせず，本人をそのままでよいと認める．本人の価値や努力，これまでの人生を肯定的に評価し，自信や自己肯定感を失いつつある状況から回復へと導く．合わせて重要なのが，家族に対する精神療法と指導である．家族の困惑や対応のたいへんさを受容したうえで，認知症が根治療法のない疾患であること，治したい，矯正したいという意識で周囲が対応することは有益ではないことを理解してもらう．症状は不安や孤独感から生じており，物忘れなど失敗をあげつらうことも無意味であることを十分に説く必要がある[10]．

3. 身体症状症と心気状態

　身体症状や痛み，あるいは心気症状を訴える高齢者は多い．まず重要なのは，内因性疾患であるうつ病（または双極性障害）との鑑別であり，鑑別に迷う場合はあくまでうつ病の治療をあきらめず行いたい．また，松下[2]が指摘するように，身体疾患に伴う慢性的な痛みでは，精神症状つまり心因性の要因がしばしば絡んでいる．

　非内因性と鑑別した場合は精神療法を主とするが，高齢者の予備力を考えると，笠原[11]のいうとおり「古典的で本格的な精神療法は困難」であり，「生活や環境の調整が優先」されることとなる．現実には，面接で適度な心理的距離と依存の関係を保ちながら，生活上の心因を探り，苦痛は消えないが軽快して生活をこなせる「落とし所」をみつけることになることが多い．もし順調に治療が進まなくても，主治医として患者の苦悩は常に見ているという姿勢は，精神療法の基礎として維持したい．

おわりに

　高齢者の精神療法に際して，心がけたい態度がある．それは眼前の相手のみを見るのではなく，同時にその人の人生を考えながら診ることである．これは医療者が高齢者に接するときの基本である．

　高齢者診療では，見た目には重篤さがなくても訴えの強い人，くどくどと不調を唱える人，さらには依存的で演技的に見える人さえいて，プロの眼をもつべき医療者がまるで素人のように陰性的感情（相手を不快に思い遠ざけたい気持ち）を抱きがちである．しかしそれは，患者の悩みと苦しさの表現であることがほとんどである．その苦しみや痛みを感じとり，礼を尽くして対応できてこそ，医療者でありプロである．

　これまでの人生の情報を進んで知るようにしたい，どこで生まれ，どのような学校をでて，どのような仕事ぶりで，どれほど立派に子育てをし，老後家族に慕われ，あるいは孤独ですごしてきたか．健康だったときの状況を想像する能力は，高齢者を見るとき必須である．敬意と思いやり，想像力を忘れず接する．横断面だけでなく縦断的にみなければ本当のことがわからないのは，症状の見方と同じことである．それは精神療法の大切な前提となる．

文献

1）笠原　嘉．うつ病（病相期）の小精神療法．季刊精神療法 1978；4：118-24.
2）松下正明．高齢者と痛み．老年精神医学雑誌 2006；17：149-51.
3）大前　晋．「軽症内因性うつ病」の発見とその現代的意義—うつ病態分類をめぐる単一論と二分論の論争，1926〜1957 年の英国を中心に—．精神神経学雑誌 2009；111：486-501.
4）クルト・シュナイダー（針間博彦訳）．新版臨床精神病理学．文光堂；2007.
5）上田　諭．【双極性障害薬物療法の state of the Art】高齢者の双極性障害．精神科治療学 2017；32：1213-7.
6）上田　諭．高齢者の妄想性障害—特徴とその周辺．老年精神医学雑誌 2011；22：906-13.
7）Roth M. Late paraphrenia. In（eds.）Miller NE, Cohen GE. Schizophrenia and Aging. Guilford;1987, p.217-34.
8）上田　諭．「軽いうつ」の小精神療法—若年成人と高齢者．こころの科学 2010；152：2-7.
9）上田　諭．認知機能より生活への注目を—「張り合い」と精神療法の重要性—．精神神経学雑誌 2016；118：424-9.
10）上田　諭．治さなくてよい認知症．日本評論社；2014.
11）笠原洋勇．高齢者の精神療法．臨床精神医学 2012；41（増刊）：319-25.

11 認知症に対する
ケアのコツは？

Keyword
信頼関係の構築
不安の背景
生活の支援
身体面への配慮
家族の状況

POINT

認知症の確定診断は，病理診断によってなされる．高齢者の多くは単一ではなく重複した疾患病理を有している．臨床診断は，今どの病理像が前景に立っているかによって診断しているにすぎず，経過によっては変化する可能性がある．

認知症に対するケアは，生活全体の支援であり，家族とのかかわり，その時々の不安などに対処していく必要がある．また生活を支えることによって，患者，家族の信頼を得れば，長期にわたって経過を追うことも可能となる．

画像診断，各種認知障害スケールでの評価や投薬だけでなく，認知症患者やその家族の不安，身体的健康などに気を配り，生活全般の質の向上に努めるべきである．そうすれば，不要なBPSD を避けることにも寄与できる．

はじめに

　介護ではなくケアという場合は，入浴や食事の介助，おむつ交換などの狭義の身体介助にとどまらず，"心のケア"という場合があるように，配慮や気遣いのレベルまで包含する意味を持って使われることが多い．とくに，アルツハイマー病を中心とする変性型の認知症など，根本的な治療法がない現在，必然的に，できるだけ生き生きと暮らせるように支援をするというケアの視点が欠かせない．よく，認知障害の評価だけなら，半年に一度，頭部 MRI 等の画像検査と，Mini Mental Scale Examination（MMSE）[1]などでチェックすればよいから，毎回，3 カ月処方をすればよい，という医師の主張を聞くが，それは"病を診て，人を診ない"姿勢といえるであろう．臨床医であれば，脳の機能評価だけにとどまらず，生活全体の質の向上に努めるべきであり，それがすなわち，臨床医が心がけるケアということになろう．本稿では，初期から中等度，重度と，時期によってよく経験する本人の訴えや出来事とその背景について述べ，プライマリケア医や老年を専門としない精神科の臨床医に，多少ともケアについて考えるうえでのヒントになればと思う．

基本的な診療姿勢：信頼関係の構築

　認知症の詳細な最終診断は，病理診断をしなければ確定できない．高齢者のほとんどは，純粋なアルツハイマー病のみとか，純粋なレビー小体型認知症のみの病理という単純なものではなく，重複した病理を有していることが多くの神経病理の研究により明らかになっている[2,3]．我々医師が，アルツハイマー病やレビー小体型認知症と臨床診断したとして

水野　裕 Yutaka MIZUNO　いまいせ心療センター

も，それは今，そのような病理が前景に立っていてそれに基づく症状が目立っている，ということを示しているだけであって，経過中に別の病理が優位となれば，病名が代わることは十分ありうる．これらを考えれば，我々は経過を追って詳細にその変化を見続けるしかない．いわゆるフォローをしていく他はない．その際，最も大事なのは，当の本人との信頼関係だと思う．だから，時々，嫌がる本人を無理に連れてきて，検査を受けさせようとする家族がいるが，そのような場合は，まずすべきは検査を強要することではなく，いかに家族の不安を探り，本人との信頼関係を構築することであろう．

 ## 超早期の頃

早期受診をすすめる啓蒙のためか，症状らしきものがないのに，多少の意欲低下，言い間違いなどで早期の受診を求める人たちが多くなっている．しかし，問診から得られた所見や各種検査の結果を正確に本人に説明しようとすれば，どうしても検査の限界について話さざるを得ない．対面式の口頭の検査であれば，その時の体調や集中力などの変動が影響するし，どのような最新の画像検査や髄液などの生物学的な検査であっても，検査結果の誤差を生み出すさまざまな要因，すなわち疑陽性や偽陰性は存在するわけであるから，それらを説明しようとすればするほど，本人たちの不安が増す，という構図をよく経験する．このように，早期の人ほど診断は困難で，説明も歯切れが悪くなるため，本人の不安も大きくなる．経過観察となることも多いが，彼らの心のうちを汲むことは，実際認知症と診断されたことのない我々には推し量ることはできないことだと思う．このような超早期の人たちの悩みを共有するには診察時間はあまりにも限られている．そのため，著者は早期のアルツハイマー病を中心とした自助グループを設け，そこにそのような人を紹介し，サポートしあうシステムを作るべく努力している（花ぼうし）[4]．

 ## 早期および軽度の頃

アルツハイマー病であれば，短期の記憶障害はあっても，衣類の着脱，トイレ，入浴などの行為などに支障はなく，女性であれば，夫と二人分のご飯を炊いたり，味噌汁を作ったり，決まったサイクルの家事に支障はないレベルである．この程度であれば，スイッチの切り忘れなどはあろうが，暑い時はエアコンをつけたり，扇風機を回したり，といった室温調節もできることが多く，かろうじて一人暮らしが可能である．この頃，「急に悪化した」と家族が診察室で訴えるもののひとつに，“何十回も同じことを聞く”というものがある．重度化すれば当然だが，ごく軽度の場合にも，このような訴えをする家族は多い．だんだん自分の記憶に自信がなくなり，ちょっと尋常ではない，と自分自身思うようになった時期に多くみられるのではないかと推測している．なぜなら，何十回も聞く，というその内容はだいたい，法事，年間行事（お盆，正月，お彼岸など），孫の結婚式など，重要なイベントにまつわるものが多く，人並みにやりこなして，恥をかきたくないという心境にさせたりする行事のことが多いからである．「（お正月の）お餅は頼んだか？」「29日は避けて，30日に頼んでほしい」など，イベントが終わるまで1日中電話がかかってきたりする．そして，そのイベントが終わるとたいていはひとまずそのようなパニックともいえる行動はいったん収束する．しかし，しばらくすると別のイベントがあるため，そのたびに

このようなことが起こる．要するに自分に自信がないために，"うっかり忘れて人に迷惑をかけたくない"という心性と，高齢者に特有な"世間並みにちゃんとしたい""恥をかきたくない"という気持ちが背景に強く働いていると思う．また，この頃，"人に会いたくない"と外出を避ける傾向も多い．聞くと，「馬鹿なことを言うかもしれないから」など，ある程度"何かおかしくなっている"と自分なりに悩み，自分の存在が薄れていく感覚を感じていることの影響であろうと思う．

 ## 中等度の頃

さらに進行し，湯飲みやお皿などをどこにしまっているかわからなくなるなど，家事全般にミスが出だす頃には不安を押し殺すことができなくなり，家族のなかで直接，何らかの形でその不安が現れることとなる．以下にいくつかのパターンに分けて述べる．

1．つきまとい

MMSE で 10 数点，FAST[5]で 3〜4 くらいの人たちは，ちょっとしたサポートがあれば十分ひとりでさまざまな日常生活は可能だが，逆に言えば，そのサポートがないと自分だけでは不安で仕方がない，という事態が起こる．この頃の人たちは，配偶者と二人暮らしであれば，相手が隣の部屋や 2 階に行っていただけで，「どこに行っていたんだ！」と怒ったり，娘と二人暮らしで，風呂場で湯を使う音がすれば娘が入っていることなど自明なのに，わざわざ風呂場まで行き「いる？」と聞いたりするなど，家族の側からすると，ほとんど日常生活すべてに"つきまとわれている"と感じ，相当なストレスとなる．いわゆる BPSD（behavioral and psychological symptoms of dementia；行動・心理症状）[6]の定義にある，"つきまとい"であるが，その根本には不安があり，その点で以下の"嫉妬""物盗られ"と通じるものがある．

2．嫉妬

女性であれば，調理がうまくできなくなったり，洗濯機を回すことはできるが取り出すのを忘れたりして，慣れない夫が仕方なく家事をしだすような頃起こってくることが多い．たいていは，自分がうまくできなくなっていることは横においておき，夫の手がのろかったり，皿を洗うスポンジがいつもと違ったりすることに口ばかり出し，夫が怒って「お前がやれないからやっているんだ，黙っていろ」などということが多くなっている頃に目立つ．

要するに，自分が配偶者にとって"迷惑な存在""邪魔になっている"という感覚がおぼろげながら自覚する頃に起こる．先述のつきまといの行動と似通っているのは，直接，「一人だと不安だ」とか，「あなたがいないと困る」などと素直に不安感や依存を口にすることなく，「どこに行っていた！」と怒ったり，自分には冷たくしたりするのに，近所の女性やケアマネには愛想笑いを浮かべると「あやしい」などと，ただ相手を責めることである．

3．物盗られ

"物盗られ妄想"という言葉があるが，実は妄想といえるものではないことが多い．"妄想"とは，精神科でいえば，完全に構築された世界にとらわれている状態である．たとえば，「隣のマンションの住人が屋根裏部屋に入り込み，物を盗っていく」「他の仲間と車で集まって打ち合わせをしている」「さっき通った車のナンバーでそれがわかる」などと詳細

にストーリーができあがって，たまたま聞こえた自動車の音などの事実がその世界に組み込まれて，その人なりの世界が作られているものが，構築されている妄想である．それに対し，アルツハイマー病などの訴えは，「孫が盗んだ」「嫁が盗った」などというだけで，さほど深い話にはならないことが多い．

4．易怒

そして，それを訴える相手にも特徴がある．アルツハイマー病などの物盗られの訴えは，配偶者や嫁など，濃厚に本人の日頃のサポートに接している人が対象になることがほとんどである．日常的にさまざまなサポートを受け，信頼し，依存している相手に最も攻撃の矛先が向くのである．出張がちな息子や遠方の人がその対象になることはほとんどない．これらから，家族のなかでも実は最も頼っている人たちに，ある意味で"安心して怒っている"と著者はとらえている．しかし，そのように責められる対象になりやすい家族だが，一方で，息子の帰りが遅いと「殺された！」などと騒いだり，すでに会社勤めしている妙齢の孫が夕方になっても姿を見せないと，小学生の頃と混同し「○○ちゃんがさらわれたかもしれない」と，大騒ぎをしたりすることもある．このような人たちを見るにつけ，愛すべき家族が目の前にいないことの不安感，恐怖感は認知障害のない私たちの想像を超えたものなのだと思う．

5．外界への不安

これらの漠然とした不安は，さまざまな形態をとって家族や同居人の目の前に現れる．中等度から重度に移行する頃になると，真夏でも窓や戸を閉めてしまい，同居家族が暑くてたまらないことに苦労したり，夕方になると何度も雨戸やカギがかかっているかを確認したりするようになる人がいる．彼らが時々「物騒だから」とか，「ドロボウがくるといけない」などと言うことから，"何か自分の周囲でおかしなことが起こっている""誰かが入ってくるのではないか？"というような，目の前の家族や安全な領域を侵すような漠然とした不安や恐怖を抱くようになっているのではないかと思う．

当然だが，これらへの対応は一様ではなく，たとえばよくある"財布を盗られた"という訴えはある種の不安によるものだが，誰かに預けて安心するタイプの人と，逆に常に自分で持っていないと気がすまないタイプの人がいるように，まったく逆の対応が奏功することさえある．ただ，"盗られる"という不安を訴える人たちの特徴は少なからずあって，多くはそれに強い関心があって，常にそれにかかわっていることである．お金の訴えがある人は，訴えが出現する少し前から，常に引き出しから通帳を出して夜中であっても見ていたりするし，「畑道具が盗られた」と言う人は，間違いなく毎日畑に出かけていく人である．もともとお金や畑道具に関心の少ない人たちが「盗られた」と言うことはない．それが証拠に，畑が好きだった人が，「道具が盗られた」と言っていたのに，畑自体に関心がなくなり行かなくなったとたん，"盗られた"という発言自体が消失してしまうのである．

 ## 重度の頃

重度とは，MMSE で一桁，FAST で 5〜7 くらいと想定しているが，この頃には，トイレ，更衣，入浴にも何らかの援助が必要となっていることがほとんどである．この頃によくみられる事象を多少あげて簡略に解説を試みる．

1. 感情の起伏

　このレベルになると，認知症対応型グループホームや有料老人ホーム，各種ケア施設に入居している人もいるので，家族だけでなく，スタッフから「急に怒りだす」「感情の起伏が激しくなった」などと言われることがある．怒ることばかりがとり立たされるが，たいてい"急に笑い出す""今まで泣いていたのに，何かの拍子に音楽に合わせて楽しそうに手を叩く"などの行為も同時にみられていることが多い．著者なりの理解をすると，認知障害のない我々は，社会生活を営むうえで，ある程度感情を抑制しながら社会生活を送っているはずである．その抑制は，家族などのきわめて近い関係から，公共の場ではじめて出会った人など，その場その場で微妙に調節して生きている．それが，認知障害によって感情を適切にコントロールすることができなくなると，はじめて会う人の些細な行動や言動に大声を出したり，時に手を上げたり，逆に抱きついたりなど良くも悪くも感情がストレートにでるのではないかと思っている．であるから，急に暴力的な人になったり，怒りっぽい人になったりしたのではなく，周囲の状況や相手を見て適切に抑制する部分が弱くなっているのではないだろうか．だから，怒るばかりではなく，急に泣き出したり，怒っていたかと思うとちょっとしたテレビや音楽で笑ったり，手を叩いて踊りだすなどの行動もあるのだと思う．

2. 家に帰る，家でないところを家という

　どのようなタイプの認知症でも，十分進行すれば，場所や人の失見当が起こる．家族のことが認識できなくなり，他人のように丁寧な言葉で話したり，「知らない人がいる」などといい出す頃，よくみられる言動に「(本当の)家に帰る」というものがある．多少の例外はあろうが，何かしら家族から注意を受けたり，嫌な思いをさせられたりした場合に「家に帰る」と言い出す人が多いと思う．すでに場所の失見当があるので，今いる場所とめざしている場所との距離感はあやふやになっていることが多く，さらに"家"というものが何を指しているのかもわからないことが多い．時々，"家"という言葉を"実家"や"本家"と理解し，連れていく人がいるが，たいていその努力は報われることはない．多くは，「家に帰りたい」といった場合の"家"は，なんとなく甘えが許され，安心できて，無防備にいられる場所のような感覚で言っていることが多いと思う．逆に，グループホームにいるのに，「昔からの友達や仕事仲間と一緒で楽しい」と，本当の家ではなくても，まるで家

族と住んでいるような感覚で話す人もいる．これらを見ると，"在宅"とは物理的な家で介護を受けることばかりではなく，たとえ介護施設であっても，"家のようだ"と思える雰囲気と安心感が重要なのではないかと思う．

3. 体調の影響

重度化して怒りっぽくなる人がいる例を先に出したが，重度化した頃は，身体状況への配慮が欠かせない．発語が困難になり，適切に自分の不調や不快感を伝えることができなくなっていることが多いため，精一杯の苦痛の表現を単なる興奮・易怒として周囲が捉えてしまうことがある．うまく伝えられないもどかしさが，怒りという形で現れることもあれば，難聴のために疎外感が生じたり，"私に何かしようとしている"などという被害的な感情が生まれたりすることもある．さらに，便秘や身体の各所の疼痛のために興奮が起きたりすることも珍しいことではない(column 参照)．このように，重度化すればするほど，身体面への配慮は欠かせない．

家族の状況に気を配る

ここまで，変性型の認知症の折々の段階でよく経験する言動や行動，その背景などを考察してきた．認知症の人たちの行動や言動はほとんどが周囲の人たちとの関係のなかで起こってくることを考えれば，同居している家族の状況や彼らとの関係は，毎日の感情・行動面に影響を与えているはずである．著者は，毎日の外来で同居家族の健康状態や仕事の時間帯などをよく聞く．たとえば，日中，配偶者と二人きりのことが多ければ，誰が調理をして，誰が買い物に行くのか，などである．最初は妻が家事全般をしていたが，だんだん夫がやるようになれば，そこから生じる不満が被害的な感情を引き起こし，嫉妬や物盗られの訴えに発展することもある．食事などの基本的な健康に関係することがらは，嫁がしているのか，もしパートに行きだしたのなら，今はどうしているのか？　など確認することは，日常的な支援に欠かせない．このように生活全般に気を配ることで，不要なあつれき(安易に BPSD とよぶべきではない)を避けることにも役立つ．

ある診療所の先生が薬剤の調整について意見を聞きたいと，詳細な紹介状とともに，患者である高齢の母と娘で受診した例があった．内科一般医であったが，時々長谷川式スケールを行い，アルツハイマー病治療薬の増減や切り替えをしており，とくに助言することはなかった．しかし，毎日の調理や家事全般のことに話しが及ぶと，長女は，配偶者である父親は自分のことはできるが母の食事やサポートまではできないので，毎朝出勤前に自分がしていることを話し，来週 1 週間東京出張があるので，その間のことが心配とのことであった．長らく通院しているのに，これら生活面でのサポートはほぼ皆無であった．すぐに包括支援センターに連絡を取り，前倒しで介護保険を利用できるようにし，何とか出張中の食事などはできることとなった．あまりにも認知症の薬物治療などの知識ばかりが強調されると，このような最も大事な生活を支えるという側面がおざなりになってしまう．本人の認知症の状態に最も影響を与えているのは毎日の生活であることを，ぜひわかっていただきたいと思う．そうすれば，毎日の診療での何気ない会話，家族状況を聞きながら，その都度行う必要な支援が"認知症に対するケア"であり，それらが臨床医にとって必須の仕事であることがわかっていただけると思う．

文献/URL

1）Fosstein MF, Folstein SE, et al."Mini-Mental state";A practical method for grading the cognitive state of patients for the clinician. J Psychiatr Res 1975;12（3）:189-98.

2）山口晴保. 認知症疾患の呼称, 日本認知症学会編, 中外医学社；2008. p.1-5.

3）齊藤祐子・塩谷彩子他. 認知症性疾患の臨床病理 Cognition and Dementia 2013；12（1）：13-8.

4）いちのみや市民活動情報サイト（https://www.138npo.org/info/group/index.php?group_id=436） アクセス 2019 年 1 月 9 日

5）Reisberg B, Ferris SH et al.:Functional staging of dementia of the Alzheimer-type. Ann N Y Acad Sci 1984;435:481-3.

6）BPSD 痴呆の行動と心理症状, 国際老年精神医学会（日本老年精神医学会監訳）：アルタ出版；2005. p.15.

7）水野 裕. 強度の疼痛にパロキセチンが有効であった重度アルツハイマー病の 3 症例, 老精医誌 2017；28：767-75.

12 利用できる社会保障制度や社会資源は？

Keyword
社会保障制度
社会資源
介護保険制度

POINT

👤 高齢者を支える社会保障制度は，主に介護保険制度となっており，適切な介護サービスの導入が本人や家族の希望をかなえ，ひいては地域ケアシステムの実現につながる訳だが，制度改正が頻回に行われるため，随時情報を収集し，更新することが必要である．

👤 要介護度は，重ければ重いほどサービスや施設の選択が広がる訳ではない．状態が的確に評価され見合った介護度がつくようにアセスメントすることが肝心である．

👤 制度上可能な選択肢であっても，現場では導入できないことがある．介護保険でいえば，暫定プラン作成時や地域密着型サービスなどを利用する際には，現実的にできることできないことをケアマネジャー等と連携し，確認をしながら導入を検討することが必要である．

はじめに

　わが国の社会福祉制度は，申請主義であり，制度の存在を知ったうえで，本人・家族等が手続きすることではじめて利用できる．障害年金など，条件さえ合致すれば遡って利用や請求ができる制度もあるが，原則は手続き後の利用となるため，情報がないと必要なタイミングで制度を利用することができない．また，社会保障制度や社会資源には，生活支援を目的としたもの，医療費や療養費を助成するもの，療養する施設など複雑かつ多岐にわたり，さらに制度は頻繁に改正されるため，高齢者が自ら情報を集め選択し，利用・申請をすることは難しい．本稿では，高齢者が利用できる社会保障制度の代表である介護保険制度の概要を説明したうえで，在宅生活を支える介護保険サービス，障害福祉サービス等の社会資源，施設等の社会資源，そして，権利擁護制度について概説する．

介護保険制度の概要

　平成12年に介護保険制度が開始され，高齢者自身がサービスを選択し，事業者との契約に基づき在宅・施設サービスを利用するようになった．申請後の認定結果によって，要介護1〜5であれば居宅サービス等の介護給付を，要支援1・2であれば予防給付または介護予防・日常生活支援総合事業（総合事業）を受けられる．なお，"非該当"または"要支援"が見込まれ，かつ"訪問介護，通所介護のみ利用を希望"する場合は，基本チェックリストの結果により，総合事業の介護予防・生活支援サービス事業または一般介護予防事業によるサービスを利用することになる．申請から要介護認定がされるまでおおむね1カ月間要するため，緊急的にサービスの導入が必要な場合は"暫定プラン"を立て，申請日

畠山　啓 Akira HATAKEYAMA　東京都健康長寿医療センター

表1 居宅サービス[3)]

	サービス名	内容
訪問系	訪問介護	自宅において，買物や掃除，食事や排せつの介護などを行う
	訪問入浴介護	自宅において，移動式浴槽による室内での入浴などを行う
	訪問看護	自宅において，医療処置，医療機器の管理・処置などを行う
	訪問リハビリテーション	自宅において，リハビリテーションの指導・支援などを行う
	居宅療養管理指導	自宅に訪問して，療養上の管理・指導・助言などを行う
通所系	通所介護	施設において，食事や排せつの介護，リハビリやレクリエーションなどを提供する
	通所リハビリテーション	
短期入所	短期入所生活介護	施設で一定期間受け入れ，食事や排せつの介護，リハビリやレクリエーションなどを提供する
	短期入所療養介護	
その他	特定施設入居者生活介護	有料老人ホーム等において，食事や排せつの介護，リハビリやレクリエーションなどを提供する
	福祉用具貸与	車椅子や特殊ベッドなどの福祉用具をレンタルする
	特定福祉用具販売	腰掛便座，特殊尿器，入浴補助用具などの福祉用具を販売する
	住宅改修	手すりの取り付け，段差解消などの小規模な改修を実施する
	居宅介護支援	本人・家族の希望に沿ったケアプランを作成する

より在宅サービスの導入が可能である．最近では，暫定プランに対応したサービスも増加しているが，すべてのサービスを利用できるわけではない．その地域によって大きく左右されるため，ケアマネジャー等の意見も参考にしながら導入を検討することになる．またその場合，想定よりも低い介護度の判定があった場合には，超過分はすべて自己負担になるため，慎重に検討されたい．

 ## 在宅生活を支える介護保険サービス

介護保険サービスは，主に在宅でサービスを組み合わせて利用する"居宅サービス"（**表1**），居住地域限定で利用する"地域密着型サービス"（**表2**），介護保険施設等に入所・入居する"施設サービス"（**表3**）に大別される．地域密着型サービスは，市区町村保険者が地域事情に応じた整備や基準設定が可能となっており，そのため，原則として指定をした市区町村の被保険者のみが利用できる．以下に，独居や夫婦のみ世帯など，積極的な見守りが必要な高齢者に対して有効である小規模多機能型居宅介護，定期巡回・随時対応型訪問介護看護，および認知症対応型共同生活介護について説明する．

1. 小規模多機能型居宅介護

地域密着型サービスのひとつで，自宅から施設への"通い"を中心としながら，状況に応じて"泊まり"または"訪問"を提供する．同じ施設でなじみの仲間とすごし，施設でも自宅でも同じスタッフが介護にあたることから，とくに環境の変化に適応することが難しい認知症の高齢者にとって，混乱を最小限にとどめることができる．ケアマネジメントは，小規模多機能型居宅介護のケアマネジャーが一体的に行うため，居宅介護支援を利用していた場合は，ケアマネジャーが変更されることになる．また，介護報酬は，利用回数によらず，要介護度別の月額定額報酬になるため，利用回数が少ないことが見込まれる場合には注意が必要である．しかし，とくに都心部では，緊急的に短期入所の確保が難しい

表2 地域密着型サービス[3]

	サービス名	内容
訪問 通所型	小規模多機能型居宅介護	訪問・通所・短期入所・居宅介護支援を一体的に提供する
	夜間対応型訪問介護	夜間の定期的な訪問や緊急時の随時訪問による介護を行う
	定期巡回・随時対応型訪問介護看護	日中・夜間を通じて1日複数回の定期訪問と緊急時の随時訪問による介護と看護を一体で提供する
認知症 対応型	認知症対応型通所介護	施設に通ってきた認知症患者に,食事や排せつの介護,リハビリやレクリエーションなどを提供する
	認知症対応型共同生活介護	グループホームにおいて,見守りや生活援助,リハビリやレクリエーションなどを提供する
施設型	地域密着型特定施設入居者生活介護	利用人数29人以下の有料老人ホームなどにおいて,見守りや生活援助,リハビリやレクリエーションなどを提供する
	地域密着型介護老人福祉施設入居者生活介護	利用人数29人以下の特別養護老人ホームにおいて,食事や排泄の介助,リハビリやレクリエーションなどを提供する

ため,柔軟に利用できる"泊まり"は利便性がよいといえる.

　また,小規模多機能型居宅介護と訪問看護の機能を併せ持つ"複合型サービス"が,平成24年度より導入された.これは,上記に加え,"訪問看護"を一体的に提供することにより,要介護度と医療依存度がともに高い高齢者の地域生活を支えることが意図された.主な特徴は,訪問看護の利用については,医師の指示(書)が必要となること,特別指示書が交付された場合,および「末期の悪性腫瘍その他別に厚生労働大臣が定める疾病等」に該当する場合は,訪問看護の費用は医療保険で算定し,その分の介護報酬は減額調整されることなどである.

2. 定期巡回・随時対応型訪問介護看護

　このサービスは,在宅の重度要介護者に日中・夜間を通じて定期の巡回訪問と随時の対応を行うものである.オペレーターが24時間対応し,緊急の通報を受けた際に,介護・看護スタッフが訪問する.これにより,施設での介護が必要となった高齢者が,自宅で同じような介護を受けることができるようになった.小規模多機能型居宅介護と同様にサービスの利用回数によらず,要介護度別の月額定額報酬となる.なお,サービス付き高齢者向け住宅など在宅の扱いである施設でも利用が可能であるため,介護サービスが不足している場合にも利用されることがある.

3. 認知症対応型共同生活介護

　いわゆる"グループホーム"である.認知症の人が,可能なかぎり自立した日常生活を送ることができるよう,家庭的な環境と地域住民との交流の下で,食事や入浴などの日常生活上の支援や,機能訓練などのサービスを受けながら生活する場所である.1つの共同住居に5〜9人の少人数の利用者が,介護スタッフとともに共同生活を送る.居室は個室であり,そのほかに共有スペースがある.要支援2から利用が可能となっている.地域密着型サービスであるため,基本的には住所地にある事業所を利用することになっているが,主介護者がその事業所のある自治体に住民票があるなどの理由で入居を許可している自治体もあるため,遠方の家族が引き取るといった場合など,自治体の介護保険主管課に相談することをおすすめする.

表3 入所入居施設一覧[2)]

種類	内容	要件	期間	費用	備考
特別養護老人ホーム	入浴，排せつ，食事等の介護その他の日常生活上の世話，機能訓練，健康管理および療養上の世話を行う	要介護3以上	長期	約10万円〜18万円	医療依存度が高いと対応不可 ユニット型の場合，費用が高めになる
介護老人保健施設	看護，医学的管理のもとにおける介護および機能訓練その他必要な医療ならびに日常生活上の世話を行う	要介護1以上	おおむね3カ月	約8万円〜15万円	入所中に他医療機関の受診は不可．薬価に制限あり．
介護療養型老人保健施設	看護，医学的管理のもとにおける介護および機能訓練その他必要な医療ならびに日常生活上の世話を行う	要介護1以上	長期	約10万円〜16万円	医療の必要性の高い利用者を受け入れることを要件
介護療養型医療施設	慢性疾患を有し，長期の療養が必要なものに対して，必要な医療サービス，日常生活における介護，リハビリテーションなどを行う	要介護1以上	長期	約10万円〜20万円	重度の方が優先．2024年度までに廃止される方針．
介護医療院（Ⅰ型）	長期的な医療と介護のニーズを併せ持つ高齢者を対象とし，「日常的な医学管理」や「看取りやターミナルケア」等の医療機能と「生活施設」としての機能とを兼ね備えた施設	介護療養型医療施設相当	長期	約12万円〜20万円	2018年度から3年間新設等は認められず，既存の介護療養や護療養型老人保健施設からの移行
介護医療院（Ⅱ型）		介護老人保健施設相当			
認知症対応型共同生活介護	認知症であるものに，その共同生活を営むべき住居において，入浴，排せつ，食事等の介護その他の日常生活上の世話および機能訓練を行う	要支援2以上	長期	約16万円〜20万円	認知症の診断が必要
軽費老人ホーム（A型）	無料又は低額な料金で，老人を入所させ，食事の提供その他日常生活上必要な便宜を供与する	60歳以上	長期	収入に応じ1万円〜10万円	自炊が出来ない高齢者向け．要介護状態になったら退所．
軽費老人ホーム（B型）	無料又は低額な料金で，老人を入所させ，食事の提供その他日常生活上必要な便宜を供与する	60歳以上身寄りなし	長期	収入に応じ1万円〜10万円	自炊ができる程度の健康状態，要介護状態になったら退所
ケアハウス	自立した生活を継続できるよう構造・設備等の面で工夫されており，各種相談，食事サービスの提供，入浴サービスの提供	身の回りのことは自立	長期	収入に応じ6万円〜17万円	介護型ケアハウスは要介護1以上
介護型有料老人ホーム	老人を入居させ，入浴，排せつもしくは食事の介護，食事の提供またはその他の日常生活上必要な便宜であって厚生労働省令で定めるものの供与をする事業を行う	各施設による	長期	約15万円〜35万円	プランにより初期費用がかかる
住宅型有料老人ホーム		各施設による	長期	約15万円〜35万円	介護サービス利用により費用が高額になる場合がある
健康型有料老人ホーム		自立〜軽介護	長期	約15万円〜35万円	プランにより初期費用がかかる

 ## 障害福祉サービス等の社会資源

　高齢者が障害福祉サービスを利用する際，必要なサービス内容や機能からみて，障害福祉サービスに等しい介護保険サービスがある場合は，基本的に介護保険サービスが優先される．障害福祉サービス固有のものとして，行動援護，自立訓練（生活訓練），就労移行支援，就労継続支援等については，障害者総合支援法によりサービスが提供される．また，"精神科デイケア"は，健康保険のサービスであるため，介護保険や障害福祉サービスとの併用は可能となっている．より医療的な介入が必要な場合は，通所介護を補うものまたはそれに代わるものとして取り入れられる．日中6時間のデイケア以外に，3時間程度のショートケアや夕方4時間程度のナイトケア，朝から夜までの10時間利用できるデイナイトケアなどがあり，介護保険の利用限度額により通所介護だけでは日中活動が不足する場合や，家庭環境により時間が限定される場合などに利用される．継続利用する際には，

表4　1カ月あたりの入院費用の概算額(2018年12月現在)[2]

	項目	生活保護	低所得 I	低所得 II	1・2割負担	3割負担
保険内	医療費自己負担額	0	15,000	24,600	57,600	100,000
	食費	0	9,000	18,900	32,400	32,400
保険外	病衣・タオル等	22,680	36,000	36,000	36,000	36,000
	オムツ代	20,500	39,000	39,000	39,000	39,000
	小計	43,180	99,000	118,500	165,000	207,400
合計	差額室料なし	0	99,000	118,500	151,800	207,400
	差額室料1,000円の場合	0	129,000	148,500	181,800	237,400
	差額室料5,000円の場合	0	249,000	268,500	301,800	357,400
	差額室料10,000円の場合	0	399,000	418,500	451,800	507,400

※月をまたぐ場合は2カ月として計算すること.
※後期高齢者医療制度による負担分類とした.
※医療費3割負担分は，80,100＋(総医療費−26,700円×1%)をおおむね100,000円と算出した.
※病衣・タオル代は，日額1,200円，オムツ代は，1,300円で算出した.
※生活保護世帯の場合，病衣・タオル代及びオムツ代は生活保護基準額とし，差額室料は減免としている場合が多いため0円とした.
※医療療養病床は，別途光熱水費の負担あり.

自己負担額が減額される自立支援医療(精神通院)が有用であるが，毎年更新手続きが必要であるため，とくに後期高齢者ですでに1割負担となっている場合など，利用頻度により制度を導入するかどうか検討が必要である．また，障害者手帳を取得することで，65歳から74歳までの高齢者も申請により後期高齢者医療制度の対象とされる．精神障害者保健福祉手帳も対象としている保険者も多くあり，これにより医療費の自己負担額が減額となる可能性が高く，とくに入院時の自己負担額が大幅に減額されるため，障害者手帳の取得についても検討するとよいであろう．生活保護受給世帯では，一定以上の障害等級の障害者手帳交付者がいる場合には，障害者加算が支給される．生活保護受給者は，医療費の自己負担がないため見逃されがちだが，加算により生活費に余裕が生まれ，サービスの組み方にも選択肢が広がるといえるであろう．

 ## 施設等の社会資源

施設入所(**表3**)を検討する場合，要介護度などの入所要件や費用(入院費は**表4**を参照)も重要であるが，栄養摂取の方法や排泄方法や医療依存度(インスリンや酸素など)，内服状況(薬価や採用の有無)，身体拘束の必要性などにより受け入れが異なる．ケアマネジャーやソーシャルワーカーと連携して検討するのが望ましい．

認知症患者の入院治療が行われる"認知症治療病棟"は，精神症状や行動障害，強度の不安・興奮状態により自宅や施設などでの生活が困難になった患者を対象に専門的な治療とケアを目的とし，おおむね3カ月程度の入院期間が設定されている．認知症の診断がされていること，行動・心理症状(BPSD)等の治療が必要な状態であることが入院の要件となっている．また，長期療養先として，"老人性認知症疾患療養病棟"がある．BPSDのために在宅で対応困難な要介護者に，療養上の管理，看護，医学的管理のもとにおける介護等の世話，機能訓練等の医療を提供する施設である．カテゴリーは，介護療養型医療施設となっているが，運営主体のほとんどは医療法人であり，病院のなかに療養病床として設けられている場合が多い．

表 5　成年後見制度[5]

		後見	保佐	補助
対象者		判断力がまったくない	判断力が著しく不十分	判断力が不十分
申立て権者		本人・配偶者・4 親等内の親族，検察官，区市町村長など		
成年後見人等の権限	必ず与えられる権限	財産管理についての全般的な代理権，取消権（日常生活行為を除く）	特定の事項についての同意権，取消権（日常生活行為を除く）	—
	申立てにより与えられる権限	—	・特定事項以外の事項についての同意権，取消権（日常生活行為を除く） ・特定法律行為についての代理権	・特定事項以外の事項についての同意権，取消権（日常生活行為を除く） ・特定法律行為についての代理権
制度利用の場合の資格等の制限		医師，税理士等の資格や会社役員，公務員等の地位を失う	医師，税理士等の資格や会社役員，公務員等の地位を失う	—

高齢者の権利擁護制度

　社会福祉法，介護保険法などの福祉関連法は，いずれも本人の尊厳保持を旨としている．判断能力が衰えた高齢者等の場合，誰かが代わって介護サービスに係る契約を締結する必要が生じることからも，権利擁護制度の活用が求められる．成年後見制度と日常生活自立支援事業について概説する．

1. 成年後見制度

　成年後見制度は，個人の自己決定権を尊重することが特徴であり，財産管理のみではなく身上監護を中心とした制度であり，任意後見制度と法定後見制度の 2 種類に分かれる．任意後見制度は，契約の締結に必要な判断能力を有している間に，将来自己の判断能力が不十分になったときの後見事務の内容と後見する人を，自ら事前の契約によって決めておく制度である．一方，法定後見制度は，本人の判断能力に応じて，"後見""保佐""補助"の 3 つの類型（**表 5**）があり，家庭裁判所に審判の申立てを行うことによって，援助者として成年後見人・保佐人・補助人が選ばれる制度である．戸籍への記載が廃止され，軽度の認知症，知的障害，精神障害に対応でき，本人の申立てや意見をもとに補助人の権限の内容や範囲を自由に選ぶことができるようになった．平成 19 年度と平成 29 年度を比較すると，成年後見人等が決まった件数は，年間で約 17,000 件増加した．注目すべきは，成年後見人等の属性の変化であり，平成 19 年度では，親族後見人が 72.2％，第三者後見人が 27.7％であったが，平成 29 年度では，親族後見人が 26.2％，第三者後見人が 73.8％であり，逆転しているのがわかる．この 10 年間で世の中が変わったからといえばそれまでだが，親族が簡単に後見人になれない現状を考えると，容易に申し立てをするのはいかがなものかと考える．

2. 日常生活自立支援事業（地域権利擁護事業）

　この事業は，認知症高齢者，知的障害者，精神障害者など判断能力が十分ではない人を対象として，サービスの利用手続き援助や日常的な金銭管理などを行うものである．具体的には，①福祉サービスの利用援助，②日常的な金銭管理サービス，③書類等の預かりサービスである．これは各都道府県の社会福祉協議会を実施主体に行うもので，契約をする意思能力はあるが，1 人では福祉サービスの利用や金銭管理をするには難しい高齢者を

対象としている．しかし，この事業にも限界があり，本人に契約に必要な能力がない場合や多額の財産管理，アパート等の管理，遺産相続，土地処分の手続きなどといった事業の範囲を超える内容の援助が必要な場合，また，契約後に，認知症等の進行により判断能力が低下した場合などである．その際は，速やかに成年後見制度へ引き継がれる場合が多いため，とくに対象者が認知症の場合には先を見越した制度利用となる．

おわりに

　2018 年 6 月に厚生労働省より「認知症の人の日常生活・社会生活における意思決定支援ガイドライン」が策定された．本人の希望に沿ったサービス調整や施設選びをするにしても，経済的な問題をクリアすることが前提となる．一般的な高齢者世帯の生活費は，公的年金と貯蓄によるものであり，世帯によってかなりの振り幅があり，療養費用を捻出することで，残された家族の生活が困窮する場合も少なくない．本人の意思を尊重したくても，生活費を補填するような制度は不十分であるため，経済状況に見合ったサービス導入をせざるを得ない．地域包括ケアシステム構築の流れのなかで，低所得世帯でもその地域で暮らせるように必要分のサービスが提供される仕組みづくりが今後の課題であろう．

文献/URL

1）畠山　啓. 4. 高齢者が利用できる社会保障制度，社会資源. 精神科治療学 2017；32 増刊号.
2）社会資源研究会. 新福祉制度要覧. 川島書店；2008.
3）東京都. 平成 30 年度かかりつけ医認知症研修テキスト，2018.
4）東京都福祉保健局. 社会福祉の手引 2016，2016.
5）法務省. 成年後見制度〜成年後見登記制度〜（http://www.moj.go.jp/MINJI/minji17.html）
6）みずほ情報総研. 「認知症の人に対する預貯金・財産の管理支援に関する調査」，2016.

13 介護保険主治医意見書 作成のコツは？

Keyword
介護保険
主治医意見書
認知症
BPSD

POINT

👤 介護保険主治医意見書作成については，患者の状態を適切に評価し，効率よく書類を作成することが求められる．認知症の病態を記載する際，病名や重症度，介護のうえで問題となる BPSD などを明記する必要がある．

👤 認知症の診断については，アルツハイマー型認知症，レビー小体型認知症，血管性認知症，前頭側頭葉変性症（前頭側頭型認知症を含む）のいずれかを鑑別し，それぞれの疾患の特徴に合わせた評価を行う必要がある．

👤 患者にとってどのような介護サービスがなぜ必要なのかという点が，記載すべき最も重要なポイントとなる．意見書の特記事項欄には HDS-R や MMSE などの認知症スクリーニング検査の点数を含め，その旨を明記しておく．

はじめに

　介護保険主治医意見書は，かかりつけ医が気軽に求められる書類の代表といってよいであろう．それゆえ，患者の状態を適切に評価し，効率よく書類を作成することが求められる．実際，多くの患者の意見書を拝見する機会があるが，身体的な病状のみが評価され，認知症の病態がまったく記載されていない書類が散見される．結果として，患者の介護に必要な認定結果が得られず，適切な介護環境を設定することが困難となる．

　本稿では，介護認定にあたり，主治医意見書のなかでとくに認知症領域で重要となるポイントをあげ，患者の状態にあった主治医意見書の作成のコツを総括してみる．

意見書作成にあたって

　p.85〜86 に，現在利用されている介護保険主治医意見書を示した．主治医意見書作成については厚生労働省から出されている「主治医意見書記入の手引き」[1]を参考にしていただきたいが，認知症専門医の立場から，実臨床においてとくに重要なポイントに絞って解説を加えることとした．以下，意見書の項目に沿って記載ポイントを示していく．

主治医意見書申請者

　余程の理由がないかぎり，サービス担当者会議等で主治医意見書を有効利用してもらえるよう，申請者の下段には"同意する"にチェックすることが求められる．診断書記入日は最終診察日と同日か後日になるようにする．意見書作成回数については，すでに前医で

小林直人 Naoto KOBAYASHI　医療法人湖山荘 あずま通りクリニック

表1 代表的な認知症性疾患とその臨床症状

代表的な認知症性疾患	特徴的な臨床所見
アルツハイマー型認知症	・緩徐に進行(年単位で悪化) ・近時記憶障害(最近生じた出来事の記憶が欠落,スクリーニング検査で三単語の遅延再生が不可) ・時間,場所の見当識障害が目立つ ・運動機能の低下は目立たない ・幻視などの精神病症状は目立たない(幻視が出現した場合はレビー小体型認知症を疑う)
レビー小体型認知症	・動揺性の認知機能障害(症状に波がある) ・幻視(他の精神病症状もあり) ・パーキンソン症状(無動,小刻み歩行,振戦) ・レム睡眠行動障害(睡眠時に大声,奇声,手足をばたつかせるなど) ・抗精神病薬で副作用を生じやすい
血管性認知症	・階段状に悪化(脳血管障害が出現ごとに機能低下) ・ばらつきのある認知機能障害(できる課題とできない課題の差がある) ・歩行障害などの運動機能の低下 ・アパシー(意欲低下),易怒性といった感情障害も目立つ
前頭側頭葉変性症	・記憶障害はある程度症状が進行するまでは軽度 ・衝動性,易刺激性の亢進 ・人格の変化 ・食行動異常(味覚の変化,大食,偏食など) ・常同行為,時刻表的行動 ・社会的逸脱行為(万引き,信号無視,飲酒運転など)

認知症をきたす代表的な疾患とその特徴的な臨床所見をまとめた.主事意見書作成の際に,疾患に認められやすい症状を参考にして,作成いただきたい.

意見書が作成されていた場合でも,自院での作成回数についてチェックする必要がある.初回と継続では料金に差が発生するために注意しておく.他科受診の有無についても,介護負担量を推し量るうえでは重要となるために,わかる範囲でチェックしておく.わからない場合は,"その他"にチェックし,不明と記載しておく.

 ## 疾病に関する意見

疾病に関しての情報は,患者の状態を知るうえでは最も重要なポイントとなる.かかりつけ医の作成した意見書では,高血圧症,糖尿病といった身体的な問題が最優先され,抗認知症薬が投薬されているにもかかわらず認知症の病名が記載されていないことが多い.認知症と診断できるのであれば,アルツハイマー型認知症,レビー小体型認知症,血管性認知症,前頭側頭葉変性症(前頭側頭型認知症を含む)のいずれかを(1)の診断名欄に記載することが望まれる.それぞれの疾患の特徴については,**表1**にまとめたので診断の際に参考にしていただきたい[2].疾患により,病状や経過が異なるだけでなく,BPSD(Behavioral and psychological symptoms of dementia;認知症の行動心理症状)の内容も異なってくる.患者の予後を予測するうえでも認知症についての診断は重要となる.

発症年月日は診察開始日ではなく,病気の発症日をわかる範囲で記載する.認知症の場合,介護者からおおよその発症時期を確認することで,現在の重症度や進行具合を推測することができる.

(2)の症状としての安定性については,実際,激しいBPSDが認められているにもかかわらずに"安定"にチェックがされるケースが多い.アルツハイマー型認知症で認められやすい物盗られ妄想[3]は,他者にはそれほどめだたない場合でも,家族内でのトラブルに発展していることが多い.その場合は"不安定"にチェックして,具体的な内容,状況を

記載することが望ましい．妄想の対象者は，患者の傍にいつもいて，一生懸命介護にあたっている者の場合が多い．ケアプランを作成するうえでは誰が妄想の対象になっているかという点を明確にしておく必要がある．

(3)の疾病の経過及び治療内容については，これまで述べてきたポイントを具体的に時系列に沿って総括する．半年以内に病状が急激に進展し，介護度が高まるような場合は，その身体的，環境的要因などがわかれば明記しておく．高齢者の場合は，配偶者を含め，身近な者との死別や転居，入院，施設入所などといった環境変化によっても病状が悪化し，精神的には不安，抑うつ的になることが多い．

心身の状態に関する意見

患者の自立度の評価は介護認定においてとくに重要なポイントとなる．(1)の"障害者高齢者の日常生活自立度(寝たきり度)"については，認知症疾患の有無によって，評価の方法に注意が必要となる．"独力で外出することができる"という判断については，外出することはできたとしても自宅の場所がわからずに途中で迷ったり，保護されるようなことがあれば，"自立"とは判断できない．初期の認知症患者であれば，交通機関の利用も可能であろうが(J1と判断)，実際は，隣近所・町内程度の移動範囲の患者が多いと思われる(J2と判断)．病状が中等度レベルに進行すれば，アパシー(無気力，無意欲)がめだち，外出することを面倒に感じる患者も多くなる(A2と判断)．アルツハイマー型認知症のように運動障害が認められにくい認知症の場合，足腰がしっかりしているために，J1かJ2に評価される傾向にある．しかし，実際は，疾患由来の記銘力障害，理解・判断力の低下などにより，A1またはA2と判断すべきケースが多い．

"認知症高齢者の日常生活自立度"についても同様で，慎重な評価を要する．認知症状態と判断するのであれば，自立という評価をすべきではない．認知症の前段階のMCI(Mild cognitive impairment；軽度認知障害)の場合がこれに相当するように思える．多くの患者がⅠ以上，つまり，ほぼ自立で一人暮らしができる(Ⅰと判断)，一人暮らしができず，誰かの注意が必要(ⅡaまたはⅡbと判断)，一人暮らしができず，ときどき介護が必要(ⅢaまたはⅢbと判断)，一人暮らしができず，常に介護が必要(Ⅳ)と判定される．現在，一人暮らしをしているからといって，安易に自立やⅠを選択すべきではない．患者の日常生活上の問題点を整理すれば，実際には，さまざまな助言，介助が必要なケースが多く含まれる．BPSDに関しては，幻覚や妄想が目立ち，それに左右されて行動したり，暴言や暴力行為を認める，抗精神病薬を利用している，介護者が病状に巻き込まれて精神的に疲弊しているような場合には，Mランクと評価すべきである．

(2)の認知症の中核症状については，軽めに評価されがちであるが，アルツハイマー型認知症の場合は，程度の差はあるにせよ，記憶障害は必発といってもよいであろう．レビー小体型認知症の場合は，動揺性に経過することが多く，記憶障害についてもよいときと悪いときに差があることが特徴である．血管性認知症では，ばらつきのある障害を呈することが多く，覚えていることと覚えてないことに差があったり，ヒントで想い出すことができることも多い．前頭側頭型認知症では，初期の頃には記憶障害が目立たないことが特徴である．

“日常の意思決定を行うための認知能力”や“自分の意思の伝達能力”については，軽度の認知症状態であれば，“いくらか困難”と判定されるべきである．病状の進展に従って，見守りが必要→判断できない，具体的要求に限られる→伝えられない，と障害の程度も強まる．

　平成30年度の診療報酬の改定に伴い，改定長谷川式簡易知能評価スケール（HDS-R）またはMMSE（Mini Mental State Examination）などの簡便なスクリーニング検査の実施により80点加算できるようになった．主治医意見書作成の際，病状評価の基本情報として，どちらかを実施することが期待されている．認知症状態を判定するカットオフ値はHDS-Rでは20点以下，MMSEでは23点以下となっている．点数により重症度を判別することも行われているが，おおよそ，20点以上・20点前後は軽度，10点台は中等度，それ以下は高度と区別するとわかりやすい．10点よりも点数が低いと，意思決定を行うための認知能力や意思の伝達能力も困難となる．なかには取り繕った反応や作話が認められるケースもあるため，本人からの情報のみでは重症度を判定することが難しい場合もある．そのため，簡便なスクリーニング検査の実施により，客観的に病状を捉えておくことが望ましい．

　（3）の認知症の周辺症状は，前述したように最近ではBPSDとよばれている．本人だけからの話では見逃されること多いために，介護者からの情報が有力となる．レビー小体型認知症の場合は，幻覚のなかでもとくに幻視の頻度が高いが，幻聴を認めることもある[3]．妄想については“物盗られ妄想”“被害妄想”“嫉妬妄想”が頻度として高い．アルツハイマー型認知症では前述したように，事実を誤認することから生じる“物盗られ妄想”の頻度が高い[3]．“嫉妬妄想”は配偶者の不貞を執拗に訴えるもので，現場では意外と目立つ症状である．レビー小体型認知症でも，幻視のほかにさまざまな妄想を訴える患者を認める．前頭側頭型認知症の場合は，前頭葉機能の低下に伴って，衝動性，易怒性が亢進することが多い．常同的言動や食行動の異常（大食，味の好みの変化，偏食など）なども認められやすい．“徘徊”は自宅などからでて行ってしまい，場所がわからずに保護されるようなことを指すが，一般的にはアルツハイマー型認知症の中等度レベル以上のケースで認められやすい．これに対し，前頭側頭型認知症では，同じコースをかなり遠方まで出かけたとしても元の場所に戻ってくることが多く，これを常同的周遊（周徊）とよんでいる．

　（4）のその他の精神・神経症状には，失語，構音障害，せん妄，傾眠傾向，失見当識，失

---

column　区分変更申請

　介護保険を利用するにあたり，介護認定審査会が開催され，申請者の介護度が決定する．自治体によっても異なるが，申請から認定までは，約1カ月前後はかかる．最近では，申請者の数が多くなっていることも影響し，認定までに2カ月以上かかるケースも増えてきている．認定結果について，現在の状態を反映しない認定度になることを時々経験する．たとえば，中等度以上のレベルで要支援1と判定されたり，軽症のレ

ベルにもかかわらず要介護2と判定されたりするといった具合である．認定結果により，適切なサービスが受けられなくなるようであれば，次回の認定期限を待たずしても不服申し立ての手続きや区分変更申請を行うことが可能である．不服申し立ての手続きは時間を要するために区分変更申請を行うことが一般的となっている．再度の意見書の記載を求められた場合，適切な結果が得られるよう，内容を吟味すべきである．

認，失行などが認められれば記載するよう求められているが，この評価に関しては，専門医でなければ難しい場合が多い．日付や時間・場所の感覚の障害といった，"失見当識"は比較的評価しやすい．多くの認知症患者では，時間の見当識が障害されてから，場所の見当識が障害されていく．"せん妄"は意識障害に分類される病態であるが，さまざまな精神症状を併発しやすい．認知症との区別が重要といわれるが，認知症であるとせん妄を合併しやすいことに留意しておく．せん妄は急激に生じて，変動しやすいことが特徴であり，とくに夜間せん妄により，不眠，不穏が目立つ場合は，介護者の負担が一段と大きくなってしまう．以上の病状評価，治療に対して専門医がかかわっているかどうかは重要な情報となる．

(5)の身体の状態については，麻痺が生じた際の介護負担を予測するために利き腕を確認しておくことが重要である．意見書作成のためだけでなく，日頃の栄養状態を評価するために受診毎または数カ月に一度は体重測定を行っておく．麻痺，筋力の低下，関節の拘縮，痛み，不随運動，褥瘡についての有無を評価し，その程度についてもチェックしておく．認知症患者の多くは，症状の進行とともに，筋力低下やそれに伴う歩行障害がめだってくる．レビー小体型認知症の場合は，パーキンソン症状を合併することが多いために，振戦などの不随運動の有無をチェックしておく．褥瘡などの皮膚所見は評価しやすいが，その他の皮膚疾患として，乾燥肌による全身の掻痒症を認めるケースが多い．痒みは不快な刺激としてBPSDの原因にもなりうるために皮膚の状態を評価しておくことも重要である．

生活機能とサービスに関する意見

(1)〜(7)の項目は比較的評価しやすい内容となっている．(3)については必要項目にチェックを入れ，対処方針を具体的に記入する．転倒・骨折の可能性が高い状態であれば，"常時の見守り，転倒防止の環境調整"などといった内容を記載する．閉じこもり，意欲低下については，"積極的なリハビリの実施，通所サービスの利用"などが対処法として考えられる．(6)のサービス提供時における医学的観点からの留意事項については，"あり"とチェックした際には，かならず留意事項を記載しておく．摂食，嚥下については，誤嚥のリスクが高い患者が多いため，普段の食事の際のむせりの状況を確認し，状態に合わせて食形態の工夫についても提案しておく．移動，運動については，麻痺やパーキンソン症候群を伴う場合はとくに注意が必要で，無理な負荷により転倒・骨折を回避するよう配慮が必要となる．

採血する機会があれば，B型・C型肝炎に加えて，梅毒，MRSA(鼻腔等からの採取)などの感染症の有無を評価しておく．

特記すべき事項

意見書の最後の項目に比較的大きな欄が設けられ，特記すべき事項を記載するよう求められているが，何も記載されていない意見書が非常に多い．これには，何を記載したらよいのかが曖昧になっていることも要因のひとつであろう．これ以前の情報で十分な場合もあるかもしれないが，この欄には，患者にどのような介護サービスがなぜ必要であるかと

いことを強調して記載しておく．たとえば，独居の認知症患者であれば，近隣の家族が支援したとしても何らかのサービス受給に繋げないと在宅生活の継続が難しくなることを強調しておく．独居の認知症患者は病識に乏しく，家族の介入を嫌って，介護サービスを拒否するケースも多い．そのような場合には，通所サービスのみでなく，訪問型サービスの利用を提案するなどし，介護サービスに繋げる糸口を見つけられるよう促す記載が求められる．老々介護世帯も増えており，配偶者も認知症であるケースが散見される．この場合は，両者の生活を支援できるよう，配偶者の状況についても触れておくべきである．認知機能については前述のようにHDS-RまたはMMSEを実施のうえ，認知症の病状を客観的に評価し，それを明記しておくことが望ましい．独居でHDS-Rが20点以上の患者であれば何とか生活を維持することはできるかもしれない．しかし，10点以下の患者であれば，食事摂取や服薬管理など，生活全般に及びさまざまな問題が生じている可能性が高い．表面的な会話のやりとりのみで認知症を評価するだけでなく，医療・介護の共通ツールを利用して認知症の状態を判断しておくことは，適切なケアサービス体制の構築に欠かせないプロセスとなる．

おわりに

ここまで，介護保険主治医意見書作成にあたり，主に認知症領域の評価と記載時のポイントをまとめてみた．適切な介護プラン作成には主治医意見書は欠かせないが，それ以前に訪問調査での評価も重要となる．本人の言い分のみを評価されることがないよう，普段の状態を知っている介護者が調査に付き添い，調査員に生活上の問題点を明確に伝えることを現場でアドバイスしてほしい．

文献

1) 厚生労働省ホームページ
2) 小林直人・他. 認知症とは何か. 臨床整形外科 2017；52(7)：605-9.
3) 小林直人, 丹羽真一. 老年心理学(5)老年期の幻覚・妄想. 老年精神医学雑誌 2005；16(5)：595-602.

主治医意見書

記入日 平成　　年　　月　　日

申請者	（ふりがな）		男・女	〒　　　―	
	明・大・昭　　年　　月　　日生（　　歳）			連絡先　　　（　　）	

上記の申請者に関する意見は以下の通りです。
主治医として、本意見書が介護サービス計画作成に利用されることに　　□同意する。　　□同意しない。

医師氏名＿＿＿＿＿＿＿＿＿＿＿＿＿＿＿＿

医療機関名＿＿＿＿＿＿＿＿＿＿＿＿＿＿　　電話　　　　（　　）

医療機関所在地＿＿＿＿＿＿＿＿＿＿＿＿　　FAX　　　　（　　）

（1）最終診察日	平成　　年　　月　　日
（2）意見書作成回数	□初回　　□2回目以上
（3）他科受診の有無	□有　　　□無 （有の場合）→□内科 □精神科 □外科 □整形外科 □脳神経外科 □皮膚科 □泌尿器科 　　　　□婦人科 □眼科 □耳鼻咽喉科 □リハビリテーション科 □歯科 □その他（　　　　　）

1．傷病に関する意見

（1）診断名（特定疾病または生活機能低下の直接の原因となっている傷病名については1.に記入）及び発症年月日

1.＿＿＿＿＿＿＿＿＿＿＿＿＿＿　発症年月日　（昭和・平成　　年　　月　　日頃）

2.＿＿＿＿＿＿＿＿＿＿＿＿＿＿　発症年月日　（昭和・平成　　年　　月　　日頃）

3.＿＿＿＿＿＿＿＿＿＿＿＿＿＿　発症年月日　（昭和・平成　　年　　月　　日頃）

（2）症状としての安定性　　　　□安定　　　□不安定　　　□不明

（「不安定」とした場合、具体的な状況を記入）

（3）生活機能低下の直接の原因となっている傷病または特定疾病の経過及び投薬内容を含む治療内容

〔最近（概ね6ヶ月以内）介護に影響のあったもの 及び 特定疾病についてはその診断の根拠等について記入〕

2．特別な医療　（過去14日間以内に受けた医療のすべてにチェック）

処置内容	□点滴の管理　　□中心静脈栄養　　□透析　　□ストーマの処置　□酸素療法 □レスピレーター　□気管切開の処置　　□疼痛の看護　□経管栄養
特別な対応	□モニター測定（血圧、心拍、酸素飽和度等）□褥瘡の処置
失禁への対応	□カテーテル（コンドームカテーテル、留置カテーテル 等）

3．心身の状態に関する意見

（1）日常生活の自立度等について

・障害高齢者の日常生活自立度(寝たきり度)　　□自立　□J1　□J2　□A1　□A2　□B1　□B2　□C1　□C2

・認知症高齢者の日常生活自立度　　　　　　　□自立　□Ⅰ　□Ⅱa　□Ⅱb　□Ⅲa　□Ⅲb　□Ⅳ　□M

（2）認知症の中核症状（認知症以外の疾患で同様の症状を認める場合を含む）

・短期記憶　　　　　　　　　　　　　　　□問題なし　　□問題あり

・日常の意思決定を行うための認知能力　□自立　　　□いくらか困難　□見守りが必要　　　□判断できない

・自分の意思の伝達能力　　　　　　　　□伝えられる　□いくらか困難　□具体的要求に限られる　□伝えられない

（3）認知症の周辺症状　（該当する項目全てチェック：認知症以外の疾患で同様の症状を認める場合を含む）

□無　┊□有　⎰　□幻視・幻聴　□妄想　　□昼夜逆転　□暴言　□暴行　□介護への抵抗　□徘徊
　　　　　　└→⎱　□火の不始末　□不潔行為　□異食行動　□性的問題行動　□その他（　　　　　）

（4）その他の精神・神経症状

□無　┊□有　〔症状名：　　　　　　　　　　専門医受診の有無　□有（　　　　　）□無〕

（参考）

（5）身体の状態

利き腕　（□右　□左）　身長＝□□□ cm 体重＝□□□ kg（過去６ヶ月の体重の変化　□増加　□維持　□減少）

□四肢欠損　　　　　（部位：＿＿＿＿＿＿＿＿＿＿＿＿＿＿＿＿＿）

□麻痺　　　　　　　□右上肢（程度：□軽　□中　□重）　　□左上肢（程度：□軽　□中　□重）

　　　　　　　　　　□右下肢（程度：□軽　□中　□重）　　□左下肢（程度：□軽　□中　□重）

　　　　　　　　　　□その他（部位：　　　　　　　　程度：□軽　□中　□重）

□筋力の低下　　　　（部位：＿＿＿＿＿＿＿＿＿＿＿＿＿＿＿＿＿　程度：□軽　□中　□重）

□関節の拘縮　　　　（部位：＿＿＿＿＿＿＿＿＿＿＿＿＿＿＿＿＿　程度：□軽　□中　□重）

□関節の痛み　　　　（部位：＿＿＿＿＿＿＿＿＿＿＿＿＿＿＿＿＿　程度：□軽　□中　□重）

□失調・不随意運動　・上肢　□右　□左　　　・下肢　□右　□左　　　　・体幹　□右　□左

□褥瘡　　　　　　　（部位：＿＿＿＿＿＿＿＿＿＿＿＿＿＿＿＿＿　程度：□軽　□中　□重）

□その他の皮膚疾患（部位：＿＿＿＿＿＿＿＿＿＿＿＿＿＿＿＿＿　程度：□軽　□中　□重）

４．生活機能とサービスに関する意見

（1）移動

屋外歩行　　　　　　　　　　　　□自立　　　　　□介助があればしている　　　□していない

車いすの使用　　　　　　　　　　□用いていない　□主に自分で操作している　　□主に他人が操作している

歩行補助具・装具の使用(複数選択可)　□用いていない　□屋外で使用　　　　　　　□屋内で使用

（2）栄養・食生活

食事行為　　　　　　□自立ないし何とか自分で食べられる　　　　□全面介助

現在の栄養状態　　　□良好　　　　　　　　　　　　　　　　　　□不良

→　栄養・食生活上の留意点（　　　　　　　　　　　　　　　　　　　　　　　）

（3）現在あるかまたは今後発生の可能性の高い状態とその対処方針

□尿失禁　□転倒・骨折　□移動能力の低下　□褥瘡　□心肺機能の低下　□閉じこもり　□意欲低下　　□徘徊

□低栄養　□摂食・嚥下機能低下　□脱水　□易感染性　□がん等による疼痛　□その他（　　　　　）

→　対処方針（　　　　　　　　　　　　　　　　　　　　　　　　　　　　　　　　）

（4）サービス利用による生活機能の維持・改善の見通し

　　　　□期待できる　　　　　　　□期待できない　　　　　　□不明

（5）医学的管理の必要性（特に必要性の高いものには下線を引いて下さい。予防給付により提供されるサービスを含みます。）

□訪問診療　　□訪問看護　　□訪問歯科診療　　□訪問薬剤管理指導　　□訪問リハビリテーション

□短期入所療養介護　　□訪問歯科衛生指導　　□訪問栄養食事指導　　□通所リハビリテーション

□その他の医療系サービス（　　　　　　　　　　　　　）

（6）サービス提供時における医学的観点からの留意事項

・血圧　□特になし　□あり（　　　　　　　　　　）・移動　□特になし　□あり（　　　　　　　　　）

・摂食　□特になし　□あり（　　　　　　　　　　）・運動　□特になし　□あり（　　　　　　　　　）

・嚥下　□特になし　□あり（　　　　　　　　　　）・その他　（　　　　　　　　　　　　　　　　）

（7）感染症の有無（有の場合は具体的に記入して下さい）

　　　　□無　　□有（　　　　　　　　　　　　　　　　　　　　）　　　　□不明

５．特記すべき事項

　　要介護認定及び介護サービス計画作成時に必要な医学的なご意見等を記載して下さい。なお、専門医等に別途意見を求めた場合はその内容、結果も記載して下さい。（情報提供書や身体障害者申請診断書の写し等を添付して頂いても結構です。）

14 後見人制度はどのように使うべきか？

Keyword
任意後見制度
意思決定支援
医療同意

POINT

👤 成年後見制度には，“後見”“保佐”“補助”の法定の3類型に加え，判断能力が低下した場合に備えて委任契約を締結して，その権限の内容を決めておく“任意後見制度”がある．

👤 近年の見直しでは，財産管理のほかに本人の意思決定支援を重視するガイドラインが示されている．また身上保護が強調されたり，後見人等の選任・交代が柔軟にできるなど，より本人にメリットが大きい仕組みづくりがめざされている．

👤 本人にとっての最善の利益を追求するという成年後見制度の理念を実現するためには，医療関係者も成年後見制度について正しく理解しておかなければならない．

はじめに

　増加の一途をたどる認知症の人たちの財産を管理し，法律行為を代理するのが成年後見制度である．成年後見制度を利用する場合，本人の精神の状態についての医師の診断書（成年後見用の診断書）を裁判所に提出することになるため，医師にとっても後見人制度を理解しておく必要がある．本稿では，後見人制度について解説する．

成年後見制度とは

1. 創設

　日本の成年後見法は，1896（明治29）年に公布された民法典総則編の禁治産宣告制度に始まり，戦後も基本的にはそのまま経過してきた．諸外国が成年後見制度を改正していく動きのなかで，必要以上の権利制限が加えられる法のあり方への批判や，社会福祉基礎構造改革，具体的には介護保険・支援費制度の導入を念頭に，1999（平成11）年，民法の一部が改正され，現在の成年後見制度が成立したのである．

　その背景には，禁治産・準禁治産制度への批判だけでなく，社会福祉基礎構造改革のなかで，福祉サービスの供給システムの見直しが行われ，措置から本人との契約へと転換されたという事情がある．介護保険法の施行により，サービス提供者と受給者の対等な契約に基づいてサービスが提供され，生じる自己負担金を受給者が提供者に支払うことになったが，そこで，契約と支払いの確保を含め，契約を交わすことができない人たちを代理する後見人が必要となったのである．また，契約を交わすことはできるが，判断能力が不十分な人たちが利用できる制度として，地域福祉権利擁護事業（現日常生活自立支援事業）も前年に創設された．

岩崎　香 Kaori IWASAKI　早稲田大学人間科学学術院

表1 法定後見制度と任意後見制度

	法定後見制度			任意後見制度
	後 見	保 佐	補 助	
判断能力	判断能力が常時欠けている	判断能力が著しく不十分	判断能力が不十分	判断能力があるうちに契約,不十分になってから開始
判断能力の程度	・日常的な買い物,金銭計算ができない ・家族の名前,自分の住所がわからない ・植物状態にある　　　　　など	・日常的なことは自分でできるが,重要な財産行為(不動産の売買,金銭賃借,高額の買物など)は,一人でできず,援助を必要とする	・重要な財産行為について,自分でできるかもしれないができるかどうか危惧される(本人のためには,代わってもらったほうがよい)	―
援助者	成年後見人	保佐人	補助人	任意後見人
監督人	成年後見監督人	保佐監督人	補助監督人	任意後見監督人
	※必要に応じて家裁が選任			
援助者の権限	取消権・代理権	民法13条で認められた同意権・取消権 ・申立により代理権	・申立により同意権・取消権 ・申立により代理権	代理権 (本人との契約で定めた事項)

2. 概要（表1）

　成年後見制度は，自己決定の尊重と本人保護の理念の調和を掲げており，これまで「禁治産者（判断能力を欠く常況にある者）」，「準禁治産者（判断能力が著しく不十分な者）」という2類型しかなかった制度を，「後見（禁治産に相当）」「保佐（準禁治産に相当）」「補助（判断能力が不十分で，自己の財産を管理，処分するには援助が必要な場合があるという程度の軽度の痴呆・知的障害・精神障害の状態にある者）」の3類型としたことがあげられる．とくに「補助」に関しては，自己決定を尊重する立場から，保護の内容・範囲を当事者の選択に委ねる形になっている．また，新たにつくられた「任意後見制度」は，判断能力が低下した場合に備えて，後見人を自分で選び，委任契約を締結して，その権限の内容を決めておくという制度である．家庭裁判所が任意後見人を監督する任意後見監督人を選任したときから，効力が生じるという仕組みになっている．

　選任される成年後見人等についても，新法では，家庭裁判所が個々の事案に応じて"最も適切な人物"を選任することができることとし，身寄りのない人については，市区町村長に審判の申し立て権を付与することとなった．また，成年後見人等について複数の選任・法人の選任が可能となり，成年後見人等を監督する立場として監督人を置くことも盛り込まれたのである．

　しかし，医療にかかわるサービスのなかで，手術の同意，延命，移植といった身体への侵襲，生命の倫理に関わる問題や死亡後の問題については検討はなされたが，結局，現在も検討課題として残されている．

 ## 成年後見制度の現状

　最高裁判所の統計[1]によると，平成29年1〜12月の成年後見関係事件（後見開始，保佐開始，補助開始及び任意後見監督人選任事件）の申立件数は合計で35,737件，その内訳は，後見開始の審判の申立件数は27,798件，保佐開始が57,58件，補助開始は1,377件となっている．また，任意後見監督人の選任申立は804件で，制度ができて以来，圧倒的に後見

類型が多くなっている．成年後見制度の利用申立は 4 親等内の親族が行うことが多いが，身寄りのない方に関しては，自治体の長が成年後見制度利用を申し立てることが可能となり，これまで 35,486 件の申立がなされている．

　成年後見制度の利用には費用がかかる（鑑定がない場合は約 1 万円，鑑定が必要な場合は約 5〜10 万円）が，自治体で成年後見制度利用支援事業が利用できれば，その費用や実際に後見人等がついた場合の報酬を補填してもらうことができる．

　成年後見制度の申立動機としては，預貯金等の管理・解約が最も多く，次いで身上監護となっており，後見人等として選任される人も，当初は親族が多かったが，平成 29 年では第三者後見人の選任が 73.8％となっている．身寄りのない人や親族と係争関係にある人の成年後見人等に関しては，家庭裁判所の裁量で第三者が選任されるようになったが，主に弁護士，司法書士，社会福祉士，精神保健福祉士などが後見人等として活動している．個人だけでなく，法人も後見人になることができるが，最近では，研修を受けた市民も後見人として活躍するようになっている．

 ## 成年後見制度の利用促進

　前述した成年後見関係事件の概況では，平成 29 年 12 月末日時点における成年後見制度（成年後見・保佐・補助・任意後見）の利用者総数は合計で約 21 万人と記されている．しかし，超高齢化を迎えた日本において，成年後見制度の潜在的ニーズはもっと高いとされており，地域包括ケアや共生社会の実現ということを念頭においた場合，もっと利用を促進しなければならないということで，2016（平成 28）年に「成年後見制度の利用の促進に関する法律」が施行された．その法律により，成年後見制度利用促進基本計画が作成され，そのポイントとして，①利用者がメリットを実感できる制度・運用の改善，②権利擁護支援の地域連携ネットワークづくり，③不正防止の徹底と利用しやすさとの調和が掲げられた．

 ## 認知症やうつ病の人にとっての成年後見制度

　前述したように，現在日本の成年後見制度は見直しが行われつつある．日本の制度は，禁治産・準禁治産制度から成年後見制度へと変化を遂げてきたが，多く活用されるのは被後見人の法律行為を代理したり，取り消したりすることができる後見類型であった．もともと，成年後見制度はその人の自己決定を尊重するという理念に基づいて制定されたが，今回の見直しによって，財産管理だけではなく，利用する人の意思決定を支援するという視点が示された．現在，意思決定支援に関して，「意思決定支援を踏まえた成年後見人等の事務に関するガイドライン」[2]（大阪意思決定支援研究会：2018（平成 30））や「認知症の人の日常生活・社会生活における意思決定支援ガイドライン」[3]（厚生労働省：2018（平成 30）年），「障害福祉サービスの利用等にあたっての意思決定支援ガイドライン」[4]（厚生労働省：2017（平成 29）年）などが公表されている．その運用はまだまだといったところだが，認知症やうつ病になった場合にも，当然その人がその人らしく生きる権利は保障される仕組みづくりがめざされている（**図 1**）．

　そのことも含めて，制度を利用する人が置き去りにされるのではなく，メリットを感じ

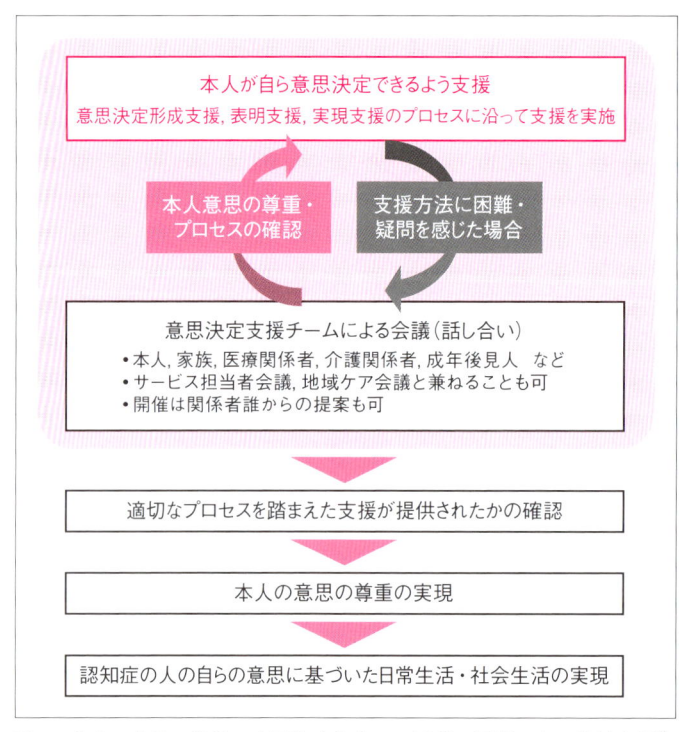

図1 本人の意思の尊重，意思決定能力への配慮，早期からの継続支援[3]

ることができる制度にするために，これまでよりも身上保護が強調されたり，後見人等の選任・交代が柔軟にできるなど，制度の運用が検討されている．

　また，成年後見制度が必要な人を早期に発見し，地域におけるネットワークで支えるということも強調されているところである．本人や家族はもちろんであるが，行政や社会福祉協議会，医療機関，地域の福祉サービス事業所などが連携しながら，判断能力が不十分な状態になった認知症の人や精神疾患のある人をサポートしていく仕組みづくりが広がってきている．

　利用する人にメリットがある制度にと強調される背景には，本人の意思が尊重されないということ以外にも課題がある．以前から継続して検討されつづけているのは，後見人等の医療同意の問題で，身寄りのない高齢者などの場合，必要だと判断される治療を進めることができないということは，その人の不利益になる場合もある．しかし，安易に進めることもできず，明確な結論はまだでていない状況である．

　また，後見人等を自分が望んだわけではないのに選任されれば，その人に自分の財産から報酬を支払わなければならない点や，メディアで報道されるような後見人による不正も，制度活用の大きな壁になっている．不正防止策として，後見制度支援信託が活用されてもいたが，特別な出費のたびに家庭裁判所に了解を求める必要があり，財産保全ということでは意味があるが，成年被後見人等の希望がタイムリーにかなえられないといった点から，また新たな方策が検討されてもいる．

成年後見制度をどう使うべきか

　一方で，後見制度や保佐制度が始まると，本人からは様々な権利が剥奪され，社会的地位が喪失するため，正しい診断・運用がされないと，本人は著しい不利益を被ることに留意しなければならない．以前，著者が親しくしている弁護士は"成年後見制度は最終手段"と話していた．また，日本では成年後見制度はお金がないと利用できない制度だと考えている人もいる．しかし昨今では，財産管理だけではなく，徐々に身上保護，サービス契約などを目的とした利用が増えている．実は成年後見制度がどういうものなのか，また，後見人がつくとどうなるのか，正確に理解している人はまだまだ少ないのが実情であり，利用の前にまずは正しい制度に関する周知が必要である．本人にとっての最善の利益を追求するという成年後見制度の理念を実現するためには，医療関係者も成年後見制度について正しく理解しておかなければならない．

URL

1）最高裁判所事務総局家庭局．成年後見関係事件の概況．2018．（http://www.courts.go.jp/vcms_lf/20180622kkoukengaikyou_h29.pdf）
2）大阪意思決定支援研究会．意思決定支援を踏まえた成年後見人等の事務に関するガイドライン．2018．（https://www.osakaben.or.jp/info/2018/2018_0510_1.pdf）
3）厚生労働省．認知症の人の日常生活・社会生活における意思決定支援ガイドライン．2018．（https://www.mhlw.go.jp/file/06-Seisakujouhou-12300000-Roukenkyoku/0000212396.pdf）
4）厚生労働省．障害福祉サービスの利用等にあたっての意思決定支援ガイドラインについて．2017．（https://www.mhlw.go.jp/file/06-Seisakujouhou-12200000-Shakaiengokyokushougaihokenfukushibu/0000159854.pdf）

15 運転免許更新に関わる診断書作成のポイントは？

Keyword

道路交通法
認知機能検査
診断書提出命令
自主返納制度
運転経歴証明書

POINT

- 75歳以上の高齢運転者は，免許更新時の講習予備検査において"認知症のおそれあり"（第一分類）と判定された場合には，特定の違反行為の有無にかかわらず，認知症の有無に関する医師の診断を受けることが義務づけられている．

- 診断書を作成する医師は，診断名とともに，診断の根拠となる現病歴（日常生活の変化など），現在症（認知機能障害と生活障害など），重症度，既往症・合併症・身体所見，認知機能検査と神経画像検査の結果を記載する．

- 運転免許の喪失が本人の心理的・社会的側面に及ぼす影響を考え，免許喪失後の生活について，本人や家族の相談に応じ，必要な情報を提供し，助言することも，診断書を作成する医師の重要な役割である．

はじめに

　高齢運転者の増加とともに，交通死亡事故における高齢運転者による死亡事故の割合が増加している．とくに，ブレーキとアクセルの踏み間違い，車線の逸脱，高速道路の逆走などによる事故が，超高齢社会が直面する今日の課題としてクローズアップされてきている[3]．

　こうした情勢を背景に，2002年の道路交通法改正では，運転免許の欠格事由に認知症が追加され，2009年からは，75歳以上の高齢運転者の免許更新に際しては講習予備検査（認知機能検査）を受検し，認知症が疑われかつ1年以内に特定の違反行為があった場合には，認知症の有無に関する医師の診断を受けることが義務づけられた．また，2017年3月からは，75歳以上の高齢運転者は，免許更新時の講習予備検査において"認知症のおそれあり"（第一分類）と判定された場合には，特定の違反行為の有無にかかわらず，認知症の有無に関する医師の診断を受けること（**図1**-①），特定の違反行為（18項目）（**表1**）があった場合には，更新時期を待たずに臨時検査（講習予備検査と同じ）を受検し，その結果第一分類と判定された場合には，認知症の有無に関する医師の診断を受けることが義務づけられた（**図1**-②）．

　このような道路交通法の改正に合わせて，日本医師会は，2017年3月に「かかりつけ医向け認知症高齢者の運転免許更新に関する診断書作成の手引き」（以下，「手引き」）[2]を作成した．本稿では，この「手引き」を参考にして，診断書作成にあたっての留意点と診断書作成のポイントを解説する．

粟田主一 Shuichi AWATA　東京都健康長寿医療センター

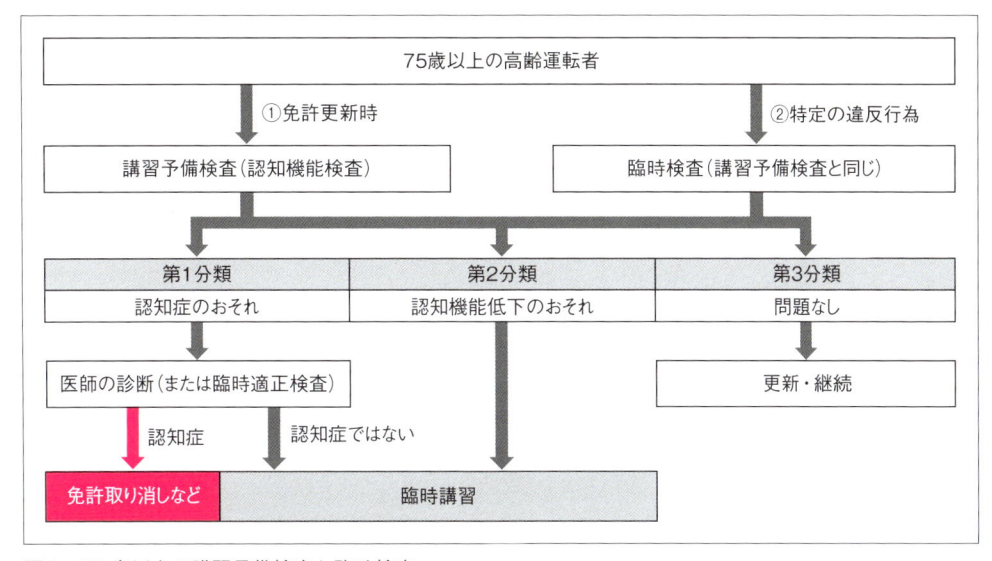

図1 75歳以上の講習予備検査と臨時検査

注)臨時適正検査とは，道路交通法第102条第1項に規定されている検査であり，安全な運転に影響を及ぼす可能性のある病気または身体の障害が疑われた場合に都道府県公安委員会が指示をする更新申請時以外の適正検査を指す．通常，疾患により専門性などが異なるため，それぞれの領域の専門医が診療行為として行う．

表1 特定の違反行為（18項目）

```
 1．信号無視
 2．通行禁止違反
 3．通行区分違反
 4．横断等禁止違反
 5．進路変更禁止違反
 6．しゃ断踏切立入り等
 7．交差点右左折方法違反
 8．指定通行区分違反
 9．環状交差点左折等方法違反
10．優先道路通行車妨害等
11．交差点優先車妨害
12．環状交差点通行車妨害等
13．横断歩道等における横断歩行者等妨害
14．横断歩道のない交差点における横断歩行者妨害
15．徐行場所違反
16．指定場所一時不停止等
17．合図不履行
18．安全運転義務違反
```

 ## 診断書作成にあたっての留意点

1．認知症の定義

　道路交通法上の認知症は「脳血管疾患，アルツハイマー病その他の要因に基づく脳の器質的な変化により日常生活に支障が生じる程度にまで記憶機能及びその他の認知機能が低下した状態」（介護保険法第5条の2）と定義されている．この定義は，一般的な認知症の概念に一致するものであり，国際的に使用されている認知症の重症度スケール（Clinical Dementia Rating：CDR）の1（軽度認知症）以上に相当するものと考えられる．道路交通法に基づいて実施される認知機能検査では100点満点中49点未満で第一分類とされるが，この閾値はCDR1以上の認知症を適切な感度・特異度で検出できるように設定されている．

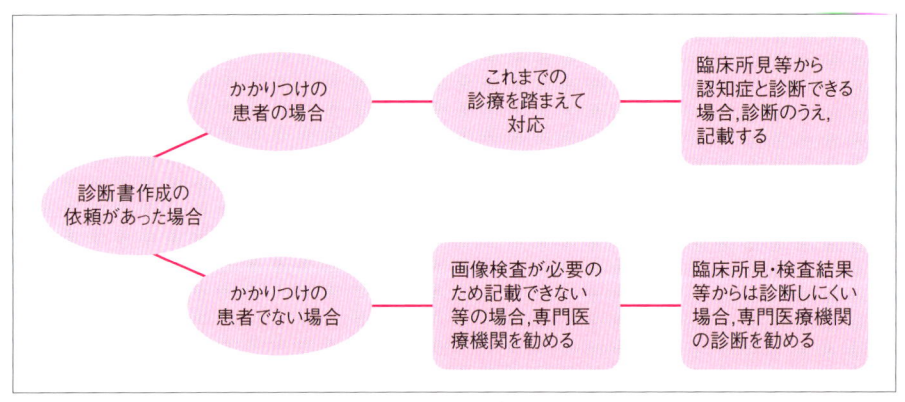

図 2　かかりつけ医による診断書作成フローチャート[2)]

　日本医師会が作成した「かかりつけ医向け認知症高齢者の運転免許更新に関する診断書作成の手引き」に掲載されているフローチャート．診断書作成の依頼があった場合，①かかりつけの患者の場合は，これまでの診療を踏まえて，臨床所見等から認知症と診断できる場合にはかかりつけ医が診断書を作成し，②そうでない場合，画像検査ができない/臨床所見・検査結果等から診断しにくい場合は専門医療機関の診断を勧める，とされている．

2．診断書提出命令と診断書作成の義務

　診断書提出命令は本人に対して行うもので，医師に診断書作成を義務づけるものではない．認知症であるかどうかの診断が難しく，専門的な検査が必要な場合は，専門医療機関に紹介してもよい（**図2**）．なお，診断書提出命令は，提出期限までに提出することとなっているので，提出期限までに診断ができない場合には，警察に問い合わせることが望ましい．

3．診断書の様式

　警察庁は，都道府県公安委員会提出用のモデル診断書様式（資料参照；p.98-99）[1)]を用意しているが，かならずしもこの様式を使用しなくてもよい．ただし，法令によって，診断書の要件は「認知症の専門医または主治医が作成した診断書であって，診断に係る検査結果および認知症に該当しないと認められるかどうかに関する医師の意見が記されている」ものと定められているので，この要件を満たす診断書を作成する必要がある．

4．免許取消し等の判断

　免許取消し等の行政処分は，都道府県公安委員会の判断と責任において決定される．運転免許取消し等の判断に関する基準は以下のとおりである．

　①アルツハイマー型認知症，血管性認知症，前頭側頭型認知症，レビー小体型認知症の診断書が提出され，都道府県公安委員会がそのとおり判断した場合は取消し等になる．

　②その他の認知症（甲状腺機能低下症，脳腫瘍，慢性硬膜下血腫，正常圧水頭症，頭部外傷後遺症等）について，6カ月以内に回復する見込みがないとの診断書が提出され，都道府県公安委員会がそのとおり判断した場合は取消し等になる．6カ月以内に回復する見込みがあるとの診断書が提出され，都道府県公安委員会がそのとおり判断した場合は，6カ月の停止等になる（医師の診断を踏まえてこれより短期間とする場合もある）．

　③認知症ではないが認知機能低下がみられる（"軽度の認知機能の低下が認められる""境界状態にある""認知症の疑いがある"等）という診断書が提出され，都道府県公安委員会がそのとおり判断した場合は，原則として6カ月後に臨時適性検査を行う（医師の診断を

踏まえて，より長い期間や短期間を定めることも可能．最長 1 年）．

5．免許取消し等の不服への対応

免許取消し等の行政処分に不服がある人は，処分をした都道府県公安委員会に対して審査請求や取消し訴訟をすることができる．行政処分をする際には，法律上，処分の相手方に，不服申立てできることならびに不服申立先(都道府県公安委員会)及び不服申立てできる期間を教示しなければならないことになっている．

なお，認知症でないと診断した人が，その後事故を起こし，認知症であったことが判明した場合であっても，通常，医師の刑事責任は問われない．医師が故意に虚偽の診断書を作成したような場合は別として，その良心と見識に基づき，医学的見地から行った診断に基づき作成した診断書について，結果的にそれとは異なる結果が生じたからといって，それを理由に刑事責任が問われることは通常想定できない．

診断書作成のポイント

モデル診断書の様式(資料参照)は，「患者の基本情報」，「認知症に関する診断と所見」，「身体・精神の状態に関する検査結果」，「現時点での病状(改善の見込み等についての意見)」，「その他参考事項」について記載するように設計されている．以下に，モデル診断書の様式に沿って，診断書作成のポイントを解説する．

1．基本情報

診断書の作成を求めて受診された本人の氏名，性別，生年月日，住所を記載する．

2．認知症に関する診断と所見

2-1．診断

①〜⑦のいずれかの診断名を〇で囲む．

認知症の場合は①〜⑤のいずれかに〇をつける．①〜④はいわゆる 4 大認知症であり，⑤はそれ以外の認知症である．⑤に〇をつけた場合は，括弧内に具体的な診断名を記載する．甲状腺機能低下症，慢性硬膜下血腫，正常圧水頭症など，いわゆる treatable dementia である場合も⑤を選択する．⑤に〇をつけた場合は，後述する「4．現時点の病状」で改善の見込みを(1)(2)(3)から選択する．

---

column 自主返納制度

免許が不要となった場合や，病気や運転に自信がなくなった場合などに，有効期限の残っている免許証を自主的に返納する制度がある．この制度を利用して自主返納した人には，公的な身分証明書として利用できる "運転経歴証明書" を発行してもらえる．さらに，バス・タクシーの割引など，公共交通機関や自治体等による優遇措置を受けることができる．優遇措置の内容は自治体によって異なるので，ホームページ等で確認していただきたい(例：https://matome.response.jp/articles/1354)．

ただし，認知症を理由に免許を取消された人や免許の取消し等の対象となっている人は自主返納することができない．認知機能検査で第一分類の判定を受け，認知症の診断を受けにきた段階であればこの制度を利用することができるので，医師は診断書を作成する前に，本人に現在の状態を丁寧に説明し，自主返納制度とそのメリットについて情報を提供することが望まれる．

表2 認知症の重症度評価の方法

	軽度	中等度	重度
記憶障害	近時記憶	遠隔記憶(部分)	遠隔記憶(全般)
見当識障害	時間	場所	人物
問題解決・判断力障害	問題解決	判断力(部分)	判断力(全般)
ADL障害	IADL	BADL(部分)	BADL(全般)

ADL:日常生活動作, IADL:手段的日常生活動作(買い物, 交通機関の利用, 金銭管理, 電話, 食事の準備, 服薬管理, 掃除, 洗濯など), BADL:基本的日常生活動作(入浴, 着替え, 排泄, 整容, 食事, 移動など)

認知症ではないが認知機能の低下がみられ, 今後認知症となるおそれがある状態は⑥に○をつける. 軽度認知障害(認知機能低下を認めるが, 日常生活には明らかな支障を認めない状態)は⑥に該当する. なお, ⑥を選択した場合には, 原則として6カ月後に臨時適正検査を受けることとされている.

認知機能が正常と判断される場合は⑦に○をつける.

2-2. 所見

診断の根拠が明らかになるように, 1)現病歴, 2)現在症, 3)重症度, 4)現在の精神状態と関連する既往症・合併症・身体所見について記載する.

1) 現病歴:いつ頃から, どのような生活上の変化がみられたかを具体的に記載する. その際には, 誰から得た情報であるかも合わせて記載する. 生活上の変化は, 診断の根拠となる重要な情報である. 生活上の変化が, より明確になるように, これまでの生活の様子, 今回受診に至った経緯, 世帯状況(同居・独居の有無), 生活支援の状況なども必要に応じて記載する.

2) 現在症:認知機能障害や生活障害の有無について記載する. 認知機能障害については, MMSEやHDS-Rの総合得点を記載したうえで, 記憶, 見当識, 注意, 言語, 実行機能, 視空間認知などの認知ドメインの障害について記載してもよい. 生活障害については, 手段的日常生活動作(IADL)と基本的日常生活動作(BADL)の障害の有無について記載する. これによって認知機能障害と生活障害の有無が明らかにされ, 診断の根拠が明示されることになる. 必要に応じて, 本人の表出(表情・態度)や体験(本人の自覚的な体験, 思い)や現在の精神状態(抑うつ, 不安, 意欲低下, せん妄, 人柄の変化など)について記載する.

3) 重症度:CDRなどの評価尺度や介護保険の「認知症高齢者の日常生活自立度」を用いることもできるが, 一般的には, 認知機能障害と生活障害の特徴から重症度を評価して記載することができる(**表2**).

4) 既往症・合併症・身体所見:脳梗塞, 脳出血, 脳炎, 頭部外傷, アルコール関連障害などの既往症, 神経変性疾患, てんかん, 甲状腺機能低下症, 糖尿病などの合併, 運動麻痺, パーキンソン症状, 歩行障害などの身体所見など, 認知症の診断の根拠となる既往歴・合併症・身体所見について記載する.

3. 身体・精神の状態に関する検査結果

1) 認知機能検査・神経心理学的検査:実施した検査名(MMSE, HDS-R, その他)を

チェックし，結果を記載する．診断書作成にあたっては原則として認知機能検査を行うこととされているので，未実施または検査不能の場合には該当項目をチェックし，その理由を記載する．

2）臨床検査(画像検査を含む)：頭部 CT，MRI，SPECT，PET，血液検査，脳脊髄液検査，脳波検査など，診断の根拠となる検査とその結果について記載する．診断書作成にあたっては原則として神経画像検査を行うこととされているので，未実施または検査不能の場合には該当項目をチェックし，その理由を記載する．

3）その他の検査：上記以外で，診断の根拠となる検査結果があれば追記する．

4．現時点の病状

2-1 で⑤に該当する場合にのみ，改善の見込みについて，(1)認知症について 6 月以内に回復する見込みがある，(2)認知症について 6 月以内に回復する見込みがない，(3)認知症について回復の見込みがない，のいずれかを選択して○をつける．6 カ月以内に回復する見込みがあるとの診断書が提出され，都道府県公安委員会がそのとおり判断した場合は，6 カ月の免許停止等になる(医師の診断を踏まえてこれより短期間とする場合もある)．

おわりに

運転免許の喪失によって，親族や友人に会ったり，趣味を楽しんだり，仕事をしたり，社会的活動に参加する機会を失う場合がある．また，地域によっては，買い物や通院ができなくなり，生活の継続そのものに支障をきたす場合がある．自動車運転が，本人の尊厳ある自立生活の継続と密接に関連している場合は少なくない．運転免許の喪失が本人の心理的・社会的側面に及ぼす影響を考え，免許喪失後の生活について，本人や家族の相談に応じ，必要な情報を提供し，助言することも，診断書を作成する医師の重要な役割であろう．

なお，日本医師会が作成した「手引き」[2]には，アルツハイマー型認知症，血管性認知症，軽度認知障害のモデル診断書が例示されているので参照されたい．

文献/URL

1）警察庁．主治医の診断書の様式について(2017 年 10 月)．(https://www.npa.go.jp/laws/notification/koutuu/menkyo/menkyo20170731_110.pdf)
2）日本医師会．かかりつけ医向け認知症高齢者の運転免許更新に関する診断書作成の手引き．2017 年 3 月．(http://www.med.or.jp/doctor/report/004984.html)
3）岡本　努．高齢運転者の現状と今後の取組み．改正道路交通法の施行状況．老年精神医学雑誌 2018；29：806-17．

診断書記載ガイドライン（都道府県公安委員会提出用）

1．氏名

　　　　　　　　　　　　　　　　　男・女

　生年月日

　　　　Ｍ・Ｔ・Ｓ・Ｈ　　　年　　月　　日（　　　歳）

　住所

2．診断

- ・　認知症とは、介護保険法第５条の２に規定する認知症をいう。
- ①　アルツハイマー型認知症
- ②　レビー小体型認知症
- ③　血管性認知症　　　　　　　　　該当する診断名の番号を○で囲む
- ④　前頭側頭型認知症
- ⑤　その他の認知症（　　　　　　　　　　　　　　　　　　　）
- ⑥　認知症ではないが認知機能の低下がみられ、今後認知症となるおそれがある（軽度の認知機能の低下が認められる・境界状態にある・認知症の疑いがある等）
- ⑦　認知症ではない

- ・　⑥を選択した場合、原則として６か月後に臨時適性検査等を行うこととされている。

所見（現病歴、現在症、重症度、現在の精神状態と関連する既往症・合併症、身体所見などについて記載する。記憶障害、見当識障害、注意障害、失語、失行、失認、実行機能障害、視空間認知の障害等の認知機能障害や、人格・感情の障害等の具体的状態について記載する。）

- ・　どのような日常生活上の変化がいつ頃からみられたか。
- ・　本診断書作成時の状態
- ・　認知症の重症度（Clinical Dementia Rating (CDR), Functional Assessment Staging (FAST)など、あるいは、必ずしも重症度の基準ではないが、認知症高齢者の日常生活自立度を記載。
- ・　同居・独居の有無、介護者の有無など
- ・　記憶障害はその内容と程度を記載
- ・　見当識障害はその内容と程度を記載
- ・　注意障害はその内容と程度を記載
- ・　失語があればその内容を記載
- ・　失行があればその内容を記載
- ・　失認があればその内容を記載
- ・　実行機能障害があればその内容と程度を記載
- ・　視空間認知の障害があればその内容と程度を記載
- ・　人格・感情の障害等があればその内容と程度を記載

3．身体・精神の状態に関する検査結果（実施した検査にチェックして結果を記載）

・ 認知機能検査・神経心理学的検査、臨床検査（画像検査を含む）は原則として全て行う

　　　□　認知機能検査・神経心理学的検査

　　　　　□　MMSE　　　　　　□　HDS-R　　　　　□　その他（実施検査名　　　　　　　　）

　　　　　□　未実施（未実施の場合チェックし、理由を記載）

　　　　　□　検査不能（検査不能の場合チェックし、理由を記載）

・ 診断時に行われた認知機能検査(MMSE, HDS-R(改訂長谷川式簡易知能評価スケール)等)の該当するものをチェックし、結果を記載

・ 未実施・検査不能の場合にはその理由を記載（本人が拒否など）

　　　□　臨床検査（画像検査を含む）

　　　　　□　未実施（未実施の場合チェックし、理由を記載）

　　　　　□　検査不能（検査不能の場合チェックし、理由を記載）

・ 認知症の診断と関連する臨床検査結果（頭部 CT、MRI、SPECT、PET 等の画像検査、あるいは特記すべき血液生化学検査、脳脊髄液検査など）を記載

　　　　　□　その他の検査

・ 上記以外の検査結果（MIBG 心筋シンチグラフィー等）を記載

4．現時点での病状（改善見込み等についての意見）

　　＊前頁2⑤に該当する場合（甲状腺機能低下症、脳腫瘍、慢性硬膜下血腫、正常圧水頭症、頭部外傷後遺症等）のみ記載

　　(1) 認知症について 6 月以内[または 6 月より短期間（　　　ヶ月間）]に回復する見込みがある。

・ (1)を○で囲んだ場合には、括弧内に当該期間（1 月～5 月）を記載する。

　　(2) 認知症について 6 月以内に回復する見込みがない。

　　(3) 認知症について回復の見込みがない。

該当する番号を○で囲む

5．その他参考事項

　　4．再診断の場合で前回（1）と診断し、再度（1）の診断をする場合には、2 の診断の所見欄に前回の見込みが異なった理由を具体的に記載する。理由の記載がない場合、または合理的な理由がない場合には（2）または（3）として扱われる可能性がある。

以上のとおり診断します。　　　　　　　　　　　　　　　　平成　　　年　　　月　　　日

病院または診療所の名称・所在地

　　認知症疾患医療センターに指定されている機関である場合にはその旨についても記載する。

担当診療科名

担当医氏名

　　日本認知症学会、老年精神医学会等の学会認定専門医である場合にはその旨を記載する。

＊A4 版表裏印刷で使用。A4 版 2 枚の場合は要割印。A3 版 1 枚印刷も可

最新情報のエッセンス

16 最近の人口動態と高齢者人口

Keyword

少子高齢化
地域包括ケア
健康寿命

POINT

- 団塊ジュニア世代が40歳になる前に有効な少子化対策を行うことができなかったため，わが国の人口の自然減は今後も続く．その結果，少子高齢化と人口減少はさらに進行する．

- わが国の社会保障制度は現役世代から高齢者世代への所得移転を基礎としている．したがって，少子高齢化の進行は社会保障財政のあり方の見直しを求めることになる．

- 高齢化の進行は傷病構造の変化をもたらし，それは医療介護サービス提供体制のあり方の改革を求めることになる．この改革の基本となる考え方が地域包括ケアシステムである．

はじめに

わが国では現在，他の先進諸国が過去に経験したことのないドラスティックな人口構造の変化が進行している．急激な少子化と高齢化の進行，そして人口の減少である．かつてThe Economist は日本のこうした状況を Japan syndrome と称し，"人口減少→労働力の減少→経済の深刻化→人口減少" の悪循環に入っていくと予想した[1]．

表1 はわが国の年齢3区分別人口と諸指標の推移を見たものである[2]．わが国の総人口は平成28年(2016)10月1日現在で1億2,693万人(男6,176万6千人，女6,516万7千人)となっている．その近年の動向をみると昭和48年に人口増加率がピークを迎えた後，出生率が減少に転じ，人口増加率が徐々に低下しはじめる．そして，平成23年以降は人口減少が続く状況となっている．平成28年の総人口に占める年齢3区分別の人口割合を見ると，年少人口割合(15歳未満人口)が12.4%，生産年齢人口割合(15～64歳人口)が

表1 わが国の年齢3区分別人口の推移(厚生労働省)

	年齢3区分別人口(千人)				年齢3区分別人口構成割合(%)			
	総数	年少人口(0～14歳)	生産年齢人口(15～64歳)	老年人口(65歳以上)	総数	年少人口(0～14歳)	生産年齢人口(15～64歳)	老年人口(65歳以上)
昭和25年(1950)	83,200	29,428	49,658	4,109	100.0	35.4	59.7	4.9
35 (1960)	93,419	28,067	60,002	5,350	100.0	30.0	64.2	5.7
45 (1970)	103,720	24,823	71,566	7,331	100.0	23.9	69.0	7.1
55 (1980)	117,060	27,507	78,835	10,647	100.0	23.5	67.4	9.1
平成 2 (1990)	123,611	22,486	85,904	14,895	100.0	18.2	69.7	12.1
12 (2000)	126,926	18,472	86,220	22,005	100.0	14.6	68.1	17.4
17 (2005)	127,768	17,521	84,092	25,672	100.0	13.8	66.1	20.2
22 (2010)	128,057	16,803	81,032	29,246	100.0	13.2	63.8	23.0
27 (2015)	127,095	15,864	75,918	33,422	100.0	12.6	60.7	26.6
28 (2016)	126,933	15,780	76,562	34,591	100.0	12.4	60.3	27.3

松田晋哉 Shinya MATSUDA 産業医科大学医学部公衆衛生学教室

60.3％，老年人口割合(65 歳以上)が 27.3％となっている．経時的にみると年少人口割合と生産年齢人口割の低下が続く一方で，老年人口割合は上昇傾向が続いている．

　高齢者の増加は，第二次世界大戦後の経済成長に伴う社会基盤の整備，たとえば住宅環境や衛生環境の整備，栄養状態の改善，そして医療の進歩によるものであり，それ自体は社会発展の結果であり，単純に問題視すべきものではない．わが国の平均余命は昭和 35 年(1960)が男 65.32 年，女 70.19 年(以下同じ)，昭和 45 年(1970)が 69.31 年と 74.66 年，昭和 55 年(1980)が 69.31 年と 74.66 年，平成 2 年(1990)が 75.92 年と 81.90 年，平成 12 年(2000)が 77.72 年と 84.60 年，平成 22 年(2010)が 79.55 年と 86.30 年というように順調に伸びてきており，世界でも 1，2 位を争う長寿国になっている[3]．

人口構造の急速な変化に伴う課題

1．社会保障財政への影響

　少子高齢化の進行がわが国の社会にもたらす最も大きな問題のひとつは，社会保障財政への影響である．わが国の社会保障制度は現役世代から高齢者世代への所得移転が基本となっているため，年金や医療，介護サービスを多く利用する高齢者の増加とそれを支える生産年齢人口の減少は，わが国の社会保障制度の持続可能性を脅かすことになる．わが国と同じような社会保険制度を有しているフランスやドイツなどの国が社会保険制度における収支相等原則(保険支出と保険収支とをバランスさせるために，たとえばある年度で赤字が発生した場合，当該年度の追加保険料，あるいは次年度の保険料率の増率で対応するというもの)が比較的厳格に守られているのに対し，わが国は公的補助で赤字部分を補填するということを繰り返してきた．その結果，公債の累積残高が平成 30 年(2018)度で 800兆円を超える状況の重要な要因のひとつになっている．高度成長時代には赤字の解消を先送りしてもそれを経済成長に伴う税収増で事後的に解消することが可能であったが，低経済成長が常態化した今日では，こうした先送りで問題解決を行うことは困難になっている．このため年金保険制度についてはマクロスライド制が導入され，将来の年金給付額は受給者数とそれを支える現役世代数の数の比と当該年度の賃金水準によって決まる仕組みとなった．

　他方，医療保険制度と介護保険制度に関しては，今後急速に進む少子高齢化を見据えた抜本的な改革案がまだ示されておらず，その持続可能性が今後大きな問題になると考えられる．診療報酬点数や年齢別にみた一人当たり入院医療費および入院外医療が 2010 年と変わらないという単純な仮定をおいて，国立社会保障・人口問題研究所の将来人口推計を用いて将来の東京都多摩市における医療費推計を行った結果を**表 2** に示した．人口減少により 2040 年で総医療費は 2010 年より 26％程度しか伸びないが，一人当たり医療費は 46％伸びることがわかる．平成 25 年度の一人当たり医療費とその 3 要素(受療率，1 件当たり日数，1 日当たり医療費)を前期高齢者・若年者(75 歳未満)と後期高齢者で比較すると，後期高齢者はそれ以外の世代に比較して約 5 倍の医療費を使っているが，その主たる要因は受療率の高さにある(後期高齢者のそれ以外の者に対する比は入院で 6.3 倍，外来で 2.4倍)[4]．このような医療費支出の世代間格差を前提とすると，年金所得が主たる収入である高齢者が増える状況でその一人当たり医療費が増えるというということは，高齢者の生活

表 2　東京都多摩市の医療費の将来推計

	2010 年	2020 年	2030 年	2040 年
推計医療費(千円)				
医科診療医療費(入院)	14,666,878	18,663,392	21,359,160	21,527,836
医科診療医療費(入院外)	14,395,280	16,406,930	16,877,882	16,346,795
総計	40,201,611	47,905,313	51,583,338	50,837,535
【伸び率】				
医科診療医療費(入院)	100%	127%	146%	147%
医科診療医療費(入院外)	100%	114%	117%	114%
総計	100%	119%	128%	126%
人口	147,637	146,682	139,200	127,469
【伸び率】	100%	99%	94%	86%
一人当たり医療費(円)				
医科診療医療費(入院)	99,344	127,237	153,442	168,887
医科診療医療費(入院外)	97,505	111,854	121,249	128,241
総計	272,300	326,593	370,570	398,823
【伸び率】				
医科診療医療費(入院)	100%	128%	154%	170%
医科診療医療費(入院外)	100%	115%	124%	132%
総計	100%	120%	136%	146%

診療報酬および一人当たり医療費の構造が 2010 年と変わらないと仮定した単純な推計.

にとって医療費・介護費の負担が相当程度に大きくなることを意味する．こうした状況下では，高齢者の自己負担を抑制することへの社会的要求が強まると予想されるが，その場合，追加的な負担を現役世代が支え切れるのかという深刻な問題が生じるであろう．人口変化は確実な未来であり，少子高齢化の進んだ社会における社会保障制度のあり方について，より踏み込んだ議論が求められている．

2. 世帯構造の変化に伴う家庭内介護力の低下

　わが国の近年における高齢化の進行を特徴づけるもうひとつの側面は，核家族化と高齢者世帯の増加である．**表 3** は 65 歳以上の者がいる世帯数の推移を見たものである[5]．近年，65 歳以上の高齢者がいる世帯が増加しており，平成 28 年(2016)には全世帯に占める割合が 48.6％になっている．さらにその内訳をみてみると単独世帯が 27.1％，夫婦のみの世帯が 31.1％，65 歳以上の者のみの世帯が 54.8％となっており，いずれも平成元年より大幅に伸びていることがわかる．高齢社会においては要介護高齢者が増加する．平成 12 (2000)年に 218.2 万人だった要介護認定者が平成 27 年(2015)には 607.7 万人と 3 倍弱増加している[6]．今後，団塊の世代の高齢化に伴いさらにこの数が急増するであろう．上記の世帯構造の変化は家庭介護力の低下を意味するものであり，それが介護の社会化を目的とした介護保険制度導入(平成元年)の理由でもあった．しかし，他方で進行する少子化と要介護サービス利用者の急増のために介護保険制度の持続可能性についても再検討が必要な状況になっている．

　こうした危機感を踏まえて国は要介護状態になることを予防するための施策を近年強化している．たとえば，平成 17 年(2005)の改正により介護予防・日常生活支援総合事業が導入され，要支援 1・要支援 2 と判定された高齢者は介護給付ではなく，予防給付の対象となった．また，要支援・要介護状態になる前からの介護予防を推進する目的で，市町村が相談事業，訪問サービス，通所サービス，栄養改善サービスなどを総合的に提供する枠組みも整備された．しかし，こうしたサービスの効果を評価するための枠組みがかならず

表 3　世帯構造別にみた 65 歳以上の者がいる世帯数の推移(厚生労働省)

	全世帯数	65 歳以上の者のいる世帯							
		総数	全世帯に占める割合(%)	単独世帯	夫婦のみの世帯	親と未婚の子のみの世帯	三世代世帯	その他の世帯	65 歳以上の者のみの世帯
推 計 数 （千世帯）									
平成元年(1989)	39,417	10,774	27.3	1,592	2,257	1,260	4,385	1,280	3,035
4　(1992)	41,210	11,884	28.8	1,865	2,706	1,439	4,348	1,527	3,666
7　(1995)	40,770	12,695	31.1	2,199	3,075	1,636	4,232	1,553	4,370
10　(1998)	44,496	14,822	33.3	2,724	3,956	2,025	4,401	1,715	5,597
13　(2001)	45,664	16,367	35.8	3,179	4,545	2,563	4,179	1,902	6,636
16　(2004)	46,323	17,864	38.6	3,730	5,252	2,931	3,919	2,031	7,855
19　(2007)	48,023	19,263	40.1	4,326	5,732	3,418	3,528	2,260	8,986
22　(2010)	48,638	20,705	42.6	5,018	6,190	3,836	3,348	2,313	10,188
25　(2013)	50,112	22,420	44.7	5,730	6,974	4,442	2,953	2,321	11,594
28　(2016)	49,945	24,165	48.4	6,559	7,526	5,007	2,668	2,405	13,252
構 成 割 合 （%）									
平成元年(1989)	.	100.0	.	14.8	20.9	11.7	40.7	11.9	28.2
4　(1992)	.	100.0	.	15.7	22.8	12.1	36.6	12.8	30.8
7　(1995)	.	100.0	.	17.3	24.2	12.9	33.3	12.2	34.4
10　(1998)	.	100.0	.	18.4	26.7	13.7	29.7	11.6	37.8
13　(2001)	.	100.0	.	19.4	27.8	15.7	25.5	11.6	40.5
16　(2004)	.	100.0	.	20.9	29.4	16.4	21.9	11.4	44.0
19　(2007)	.	100.0	.	22.5	29.8	17.7	18.3	11.7	46.6
22　(2010)	.	100.0	.	24.2	29.9	18.5	16.2	11.2	49.2
25　(2013)	.	100.0	.	25.6	31.1	19.8	13.2	10.4	51.7
28　(2016)	.	100.0	.	27.1	31.1	20.7	11.0	10.0	54.8

しも明確ではなく，その改善が課題となっている．

3．認知症高齢者の増加

　高齢化の進むわが国にとって，認知症対策は喫緊の課題である．65 歳以上の認知症高齢者数と有病率の将来推計についてみると，平成 24(2012)年は認知症高齢者数が 462 万人と，65 歳以上の高齢者の約 7 人に 1 人(有病率 15.0%)であったが，2025 年には約 5 人に 1 人になると推計されている[7]．国は，認知症になっても安心して暮らせる社会を実現することを目的に，平成 24 年(2012)に「認知症施策推進 5 カ年計画(オレンジプラン)」，平成 27 年(2015)に「認知症施策推進総合戦略～認知症高齢者等にやさしい地域づくりに向けて～(新オレンジプラン)」を策定している．国および関係者の努力により，認知症サポーターが 713 万人(平成 27 年 12 月末)，認知症サポート医が 3.9 千人(平成 26 年度末)，認知症疾患医療センターが 337 カ所(平成 27 年 11 月末)というように基盤整備が進み，また国民の認知症に対する認識も大幅に改善している．しかし，予防や治療方法の開発，安心して住み続けることが可能になるための生活環境の整備はまだ不十分であり，さらなる努力が求められている．

4．地域包括ケア体制の構築

　高齢社会においてすべての住民が安心して暮らすことが可能になるために，現在国は地域包括ケア体制の構築をめざしている．これは厚生労働省老健局局長の私的勉強会として発足した地域包括ケア研究会(座長：田中滋/慶應義塾大学名誉教授)で提案された概念であり，本人の選択と本人・家族の心構えと基盤として，住まいと住まい方，介護予防・生活支援，医療・看護，介護・リハビリテーション，保健・福祉の各サービスを，日常生活

圏域(おおむね30分で移動できる範囲)で総合的に提供する体制を構築していこうという
ものである[8]．今後，少ない現役世代で急増する高齢者の医療・介護を支えるためには，
システム全体の効率化が必要である．そのためには現在バラバラに提供されている各種
サービスを総合化する仕組みが必要であり，医療介護の連携のあり方や，サービスを提供
する場としての住まいのあり方などの見直しが必要になる．たとえば，わが国の訪問系
サービスについては実労働時間の50%しか直接サービスを行っておらず，残り半分は移動
と文書作成作業に使われているという研究結果がある[3]．効率性を高めるためにはサービ
ス提供の導線が短くなるような住まい方の工夫が必要であり，それが各自治体の策定する
基本計画においても考慮されなければならない．

　地域包括ケア体制構築のために重要なもうひとつの観点として，地域差への対応があ
る．**図1**および**図2**は当教室で開発した医療介護の将来需要の推計ツールを用いて，福岡
県の2地域の人口構造および医療介護のニーズの将来推計を行った結果を示したものであ
る[9]．人口が増加している福岡糸島医療圏の場合，傷病別入院患者数でも分娩を除くとす
べての傷病で増加が続き，さらに介護需要が増加し続けることが予想される．他方，高齢

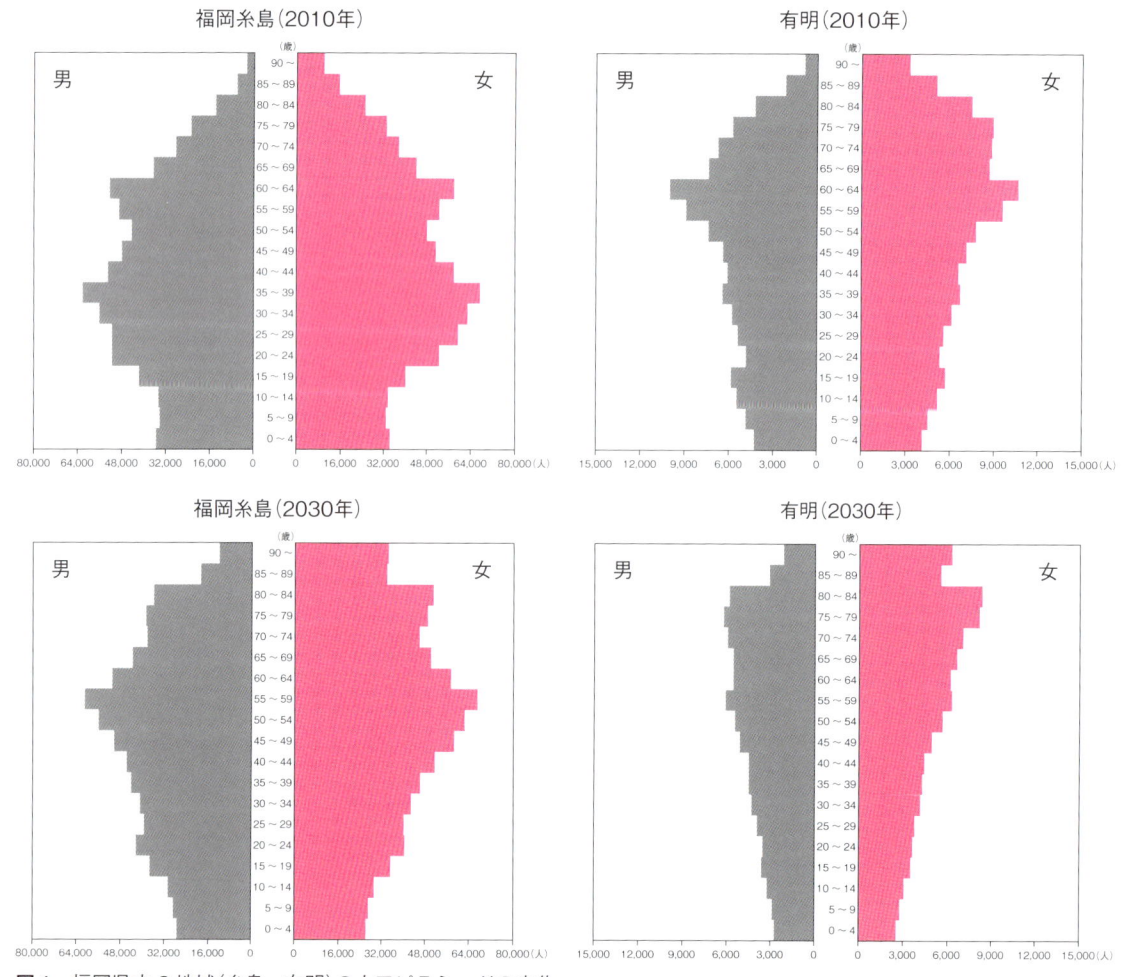

図1　福岡県内2地域(糸島，有明)の人口ピラミッドの変化

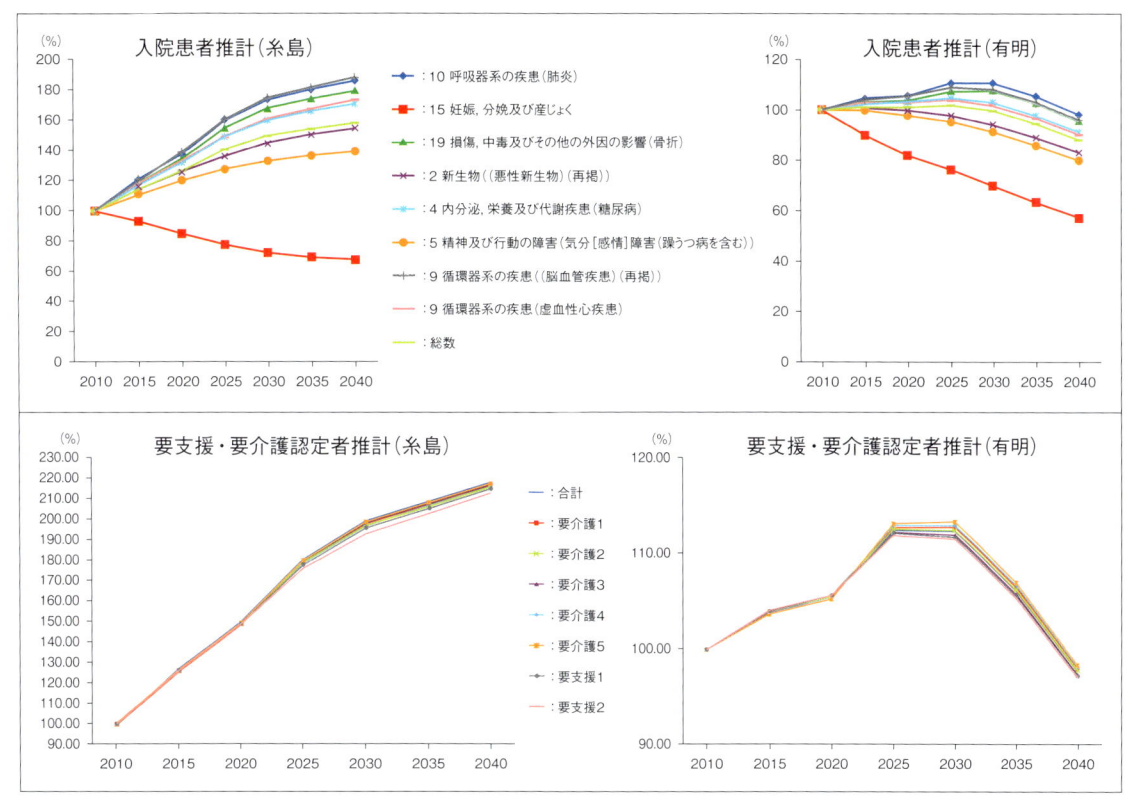

図2 福岡県内2医療圏の入院需要および介護需要の変化

化と人口減少が進む福岡県南部の有明医療圏では2025年から2030年をピークとして，その後医療需要も介護需要も急速に減少する．このように同じ県内でも地域によって医療介護需要の内容は大きく異なるため，地域包括ケア体制のあり方については，各地域で検討することが求められる．このような問題意識が地域医療構想策定の背景にあることを関係者は十分に認識する必要がある[10]．

5. 傷病構造の変化への対応

図2が示唆する今後の医療政策の重要課題のひとつは，高齢化に伴う傷病構造の変化で

---

column 社会的処方

イギリスには社会的処方（social prescription）という興味深い仕組みが導入されている[13]．これはたとえば認知症のために地域のなかで孤立しがちな高齢者およびその介護者に対してアルツハイマー協会などのNPOが提供している支援サービスをかかりつけ医である一般医が紹介するというようなものである．いわゆる医療的なケアだけでなく，地方自治体やNPOが提供する社会サービスを処方するというものである．また，傷病等で就業の継続が困難である労働者に対してかかりつけ医がFit noteという情報提供書を発行する制度も導入されている．たとえば，腰痛のためにデスクワークが困難な事務職の雇用主に宛てて，「当該患者は，①腰痛予防に適切な椅子を与える，②職場での適切なタイミングでの休息の許可，などを実施すれば通常の勤務が可能である」という意見書が社会的処方として発行される．高齢社会日本においてもこのような社会的処方の制度が求められているのではないであろうか．

ある．具体的には肺炎，骨折，脳血管障害，そして慢性心不全患者の急増への対応である．ここで脳血管障害とそれ以外の入院患者数が増加することは意味が異なることに注意が必要である．**図2**で示される入院患者数は"新規に発生する率×入院期間"に依存するため，入院期間の長い脳血管障害の場合は，新規発生が大きく増加するというよりは，"急性期→回復期→慢性期"と積みあがってくるイメージである．これに対して，入院期間の短い骨折，肺炎，慢性心不全に関しては新規発生そのものが著増すると予想される．さらにこうした肺炎，骨折，慢性心不全はすでに要支援・要介護の状態にある高齢者から相当程度発生し，しかも，そのかなりの割合の者は認知症が併存している．すでに多くの地域で病院の救急部門に搬送されてくる高齢患者の多くがこのような状態であり，しかもその相当数は高齢者施設からの搬送である．こうした要支援・要介護状態にある高齢者の急性期のイベントにどのように対応するかが現在課題となっており，しかもその重要性は今後ますます大きくなっていくであろう．この問題に適切に対応するためには介護施設における予防や医療提供体制のあり方，急性期病院の負荷を軽減するための回復期ケア病床の計画的配置などが具体的なプログラムとして検討されなければならない．

6．活力ある高齢社会を実現するために

　人口変化は確実な未来である．団塊ジュニアが40歳になるまでに有効な少子化対策をうつことができなかったわが国の場合，今後人口の自然増が生じることは期待できない．外国人労働者の流入はあるとしても，今後さらに高齢化と人口減少が進むことは避けられない．したがって，わが国の公衆衛生施策の方向性としては活力ある高齢社会をいかに実現するかが重要となる．平成25年(2013)のわが国の平均寿命は男性80.21年，女性86.61年であるが，他方で健康寿命（日常生活に制限のない平均寿命）は男性71.19年，女性74.21年で，2つの指標間に男女とも約10年の差がある[11]．この差をいかに縮めるかが対策の中心となる．平成28年(2016)度の簡易生命表で見ると，特定死因を除去した場合の平均寿命の延びは悪性新生物（男3.71年，女2.91年，以下同じ），心疾患(1.42年，1.33年)，脳血管障害(0.76年，0.73年)，肺炎(0.79年，0.60年)，自殺(0.58年，0.27年)，慢性閉塞性肺疾患(0.14年，0.04年)，腎不全(0.14年，0.14年)となっている[12]．いずれも予防のための対策があり，かつ健康寿命に大きく関係するものである．医療，介護関係者を含めて，国民全体が予防への意識をさらに高めることが必要であろう．近年，深刻な労働力不足を背景に高齢者雇用が拡大している．イギリスでは"働くことが健康に寄与する"というエビデンスをもとにFitness for workというプログラムが展開されており，それがかかりつけ医の重要な役割のひとつとなっている（column参照）[13]．今後，わが国においても人が活動的であることを目的とした医療のあり方が求められるようになるであろう．人口構造の変化は医療提供体制のあり方にも大きな影響をもたらすものであり，その認識が関係者全体で共有されることが，今後の医療介護政策の基盤になると考える．

文献/URL

1）The economist. The future of Japan. The Japan syndrome.（http://www.economist.com/node/17522568)（平成31年1月14日閲覧）
2）総務省統計局．国勢調査(http://www.stat.go.jp/data/kokusei/2015/)（平成31年1月14日閲覧）
3）厚生労働省．生命表(https://www.mhlw.go.jp/toukei/list/list54-57.html)（平成31年1月14日閲覧）

4）厚生労働統計協会. 国民衛生の動向 2016/2017 2016；63（9）：241.

5）厚生労働省. 国民生活基礎調査（https://www.mhlw.go.jp/toukei/list/20-21.html）（平成 31 年 1 月 14 日閲覧）

6）厚生労働統計協会. 国民衛生の動向 2016/2017 2016；63（9）：260.

7）内閣府. 平成 29 年版高齢社会白書（概要版）（https://www8.cao.go.jp/kourei/whitepaper/w-2017/html/gaiyou/）（平成 31 年 1 月 14 日閲覧）

8）地域包括ケア研究会. 地域包括ケアシステム構築に向けた制度及びサービスのあり方に関する研究事業報告書（http://www.murc.jp/uploads/2017/04/koukai_170501_c1.pdf）（平成 30 年 1 月 4 日アクセス）

9）産業医科大学公衆衛生学教室（https://sites.google.com/site/pmchuoeh/）

10）松田晋哉. 地域医療構想をどう策定するか. 医学書院；2015.

11）厚生労働統計協会. 国民衛生の動向 2016/2017 2016；63（9）：100.

12）厚生労働省. 平成 28 年簡易生命表の概況（https://www.mhlw.go.jp/toukei/saikin/hw/life/life16/index.html）（平成 31 年 1 月 14 日閲覧）

13）松田晋哉. 欧州医療制度改革から何を学ぶか　超高齢社会日本への示唆. 勁草書房；2017.

17 高齢者の身体的特性

Keyword
生理的老化
病的老化
フレイル
生活機能障害
高齢者総合機能評価

POINT

- 生理的老化は加齢に伴う生理的な機能低下をさし，病的老化は老化の過程が著しく加速され，病的な臨床症状を引き起こすものをいう．

- 高齢者疾患の特徴は，多くの臓器に疾患を有していること，症状や経過が非定型的であること，個人差が大きいこと，治療薬による副作用が出やすいことなどである．

- 高齢者疾患では治癒をめざすだけではなく，身体的，精神心理的，社会的などの生活機能障害を総合的に評価（高齢者総合機能評価）して，日常生活の維持や改善をめざすことが健康寿命の延長につながる．

はじめに

　わが国では，65歳以上の人を高齢者とよび，65～74歳までを前期高齢者，75歳以上を後期高齢者とよぶ．さらに90歳以上は超高齢者，100歳以上は百寿者とよばれる．本稿では，加齢による身体機能の低下，高齢者疾患の特徴などの基本的な事項について述べた後，最近のフレイルの概念，健康寿命を延長するために重要な高齢者総合機能評価を利用した著者らの調査結果について述べたい．

生理的老化と病的老化の特徴（表1）

　老化の過程は，生理的老化と病的老化に大別される．生理的老化は加齢に伴う生理的な機能低下を指し，病的老化とは老化の過程が著しく加速され，病的状態を引き起こすものをいう．生理的老化は程度の差はあるもののすべてのヒトに不可逆的に起こるが，病的老化は一部のヒトにしか起こらず，また治療によりある程度は可逆的である．生理的老化と

表1　生理的老化と病的老化の特徴

	生理的老化	病的老化
発生頻度	すべての人に	一部の人に
進行	ゆるやか 不可逆的	早い 治療により可逆的
臨床的分類	健常高齢者	患者
対応	予防（生活習慣改善など）	疾患の治療

　顕著な臨床症状を呈さない場合を生理的老化，病的な臨床症状を呈するものを病的老化として対応している．

櫻井博文 Hirofumi SAKURAI　東京医科大学高齢総合医学分野

表 2　加齢による身体機能の変化

臓器	機能の変化	合併する症状・障害
筋骨格	筋肉量の減少（サルコペニア） 骨密度の減少 咽喉頭機能低下	歩行速度の低下，転倒 骨粗鬆症，骨折 嚥下障害，誤嚥性肺炎
腎	糸球体濾過率低下 腎血流量の低下	薬物クリアランス低下
体組成	細胞内液の減少 脂肪の割合は増加	脱水
神経	自律神経系の変化	起立性低血圧
呼吸器	肺活量低下，最大換気量低下	動脈血酸素飽和度低下，息切れ
循環器	心拍出量低下	心肥大，収縮期高血圧
消化器	蠕動低下	食欲低下，便秘
泌尿器	括約筋障害	尿便失禁
内分泌	インスリン感受性低下	糖尿病

病的老化は異なるが，その境界は曖昧で，どちらともいえない病態が存在することも事実である．そこで，臨床的には，顕著な臨床症状を呈さない場合を生理的老化，病的な臨床症状を呈するものを病的老化とするのが現実的な対応である[1]．

加齢による身体機能（臓器機能）の変化（表 2）

　加齢により筋肉量は減少し，とくに下肢の筋委縮がより強く，歩行速度は低下し，バランス力が低下し，転倒しやすい．サルコペニア（sarcopenia）は加齢に伴う筋量・筋力の低下であり，その頻度が増加する．加齢とともに骨密度は減少し，とくに女性は閉経後に骨粗鬆症が増加するため，脊椎圧迫骨折，大腿骨頸部骨折を容易にきたす．細胞内液は加齢とともに減少するため，高齢者は容易に脱水になる．インスリン感受性が低下し，糖尿病が増加する[2]．免疫能が低下し，感染症にかかりやすくなる．

　多くの臓器の機能が低下するが，とくに腎機能と呼吸機能の加齢による低下が著しい．腎機能では，糸球体濾過率が低下する．呼吸器系では，肺活量が低下し，最大換気量が低下する．循環器系では，心拍出量が低下し，収縮期血圧が上がる．

高齢者疾患の特徴

　高齢者（65 歳以上），とくに後期高齢者（75 歳以上）は，次のような疾患の特徴を有する．
①一人で多臓器に疾患を持っている
②薬剤による副作用が出やすい
　一人で高血圧，糖尿病，骨粗鬆症など多数の疾患を持っているため，複数の医療機関や診療科から多数の薬剤が処方されていることが多い（ポリファーマシー）．薬剤の代謝・排泄にかかわる肝・腎機能が生理的に低下しているので，薬剤の有害作用が発現しやすい．
③症状や経過が非定型的である
　心筋梗塞を発症しても胸痛を訴えない例，肺炎でも発熱，咳・痰に乏しく，食欲不振や意識障害を呈する例がある．これらの例では診断がわかりにくく，見逃されやすい．

④慢性疾患や生活機能障害を有する場合など個人差が大きく，急性疾患でも治りにくい

⑤疾患の発症によって，早期に生活機能が低下する

COPD，糖尿病，多発性脳梗塞による嚥下障害を有する高齢者に肺炎を発症した場合では，治療困難や早期にADL低下となり在宅での生活が困難となる．

⑥疾患の複合が多い

肺炎を起こすと，心不全が増悪し，食欲不振から低栄養や貧血，腎機能障害になる．ひとつの臓器の疾患の発症によって，他の複数の疾患を併発させて，臓器障害が進展する．

フレイル（図1）

フレイル（frailty：虚弱）とは，加齢とともに心身の活力（たとえば筋力や認知機能等）が低下し，生活機能障害，要介護状態，そして死亡などの危険性が高くなった状態である．80歳以上の20〜30%にみられる．フレイルは自立と要介護状態の中間に位置する状態で，適切な介入・支援により生活機能の維持向上が可能とされる．フレイルは身体的側面だけでなく，精神・心理的側面，社会的側面を含む[3]．

身体的側面については，サルコペニア，ロコモティブシンドロームも提唱されており，フレイルの重要な要素と考えられる．サルコペニアは，加齢に伴う筋量・筋力の低下である．ロコモティブシンドロームは運動器症候群ともいわれ，"ロコモ"と略して用いることが多い．運動器の障害（加齢，廃用，疾患など）により要介護になるリスクの高い状態のことをいう[3]．

さまざまな評価法が開発されているが，高齢者検診に用いられた基本チェックリスト（**表3**）[4]は，フレイルの身体的，精神心理的，社会的側面の3つの評価を含む優れた指標である．Satakeらによれば，基本チェックリストの25項目中8項目以上に該当する者をフレイルと判定すると，1年後の要支援・介護は5倍，死亡は4倍である[5]．

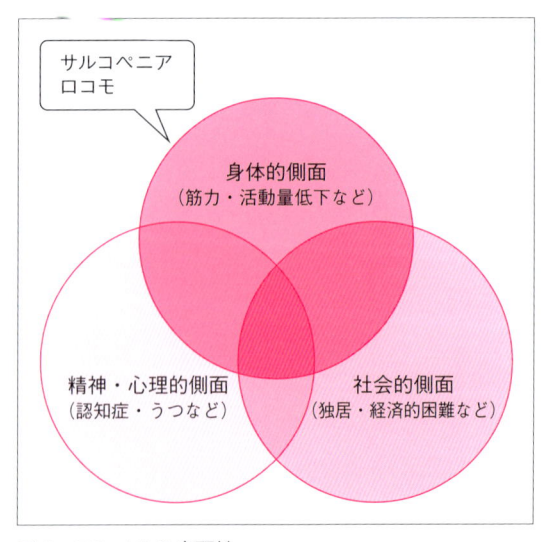

図1 フレイルの多面性
フレイルは要支援・要介護の危険が高い状態で，適切な介入・支援により生活機能の維持向上が可能である．

表 3 フレイルの評価[1,5]

▼基本チェックリスト（厚生労働省作成，H22 年）

	no.	質問項目	回答：	（いずれかに○を お付けください）
手段的 ADL	1	バスや電車で 1 人で外出していますか	0．はい	1．いいえ
	2	日用品の買い物をしていますか	0．はい	1．いいえ
	3	預貯金の出し入れをしていますか	0．はい	1．いいえ
社会的 ADL	4	友人の家を訪ねていますか	0．はい	1．いいえ
	5	家族や友人の相談にのっていますか	0．はい	1．いいえ
運動・転倒	6	階段を手すりや壁をつたわらずに昇っていますか	0．はい	1．いいえ
	7	椅子に座った状態から何もつかまらずに立ち上がっていますか	0．はい	1．いいえ
	8	15 分くらい続けて歩いていますか	0．はい	1．いいえ
	9	この 1 年間に転んだことがありますか	1．はい	0．いいえ
	10	転倒に対する不安は大きいですか	1．はい	0．いいえ
栄養	11	6 カ月間で 2～3 kg 以上の体重減少がありましたか	1．はい	0．いいえ
	12	身長 cm，体重 kg （BMI= ）		
口腔機能	13	半年前に比べて固い物が食べにくくなりましたか	1．はい	0．いいえ
	14	お茶や汁物でむせることがありますか	1．はい	0．いいえ
	15	口の渇きが気になりますか	1．はい	0．いいえ
閉じこもり	16	週に 1 度以上は外出していますか	0．はい	1．いいえ
	17	昨年と比べて外出の回数が減っていますか	1．はい	0．いいえ
認知症	18	周りの人から「いつも同じことを聞く」などの物忘れがあると言われますか	1．はい	0．いいえ
	19	自分で電話番号を調べて，電話をかけることをしていますか	0．はい	1．いいえ
	20	今日が何月何日かわからないときがありますか	1．はい	0．いいえ
うつ	21	（ここ 2 週間）毎日の生活に充実感がない	1．はい	0．いいえ
	22	（ここ 2 週間）これまで楽しんでやれていたことが楽しめなくなった	1．はい	0．いいえ
	23	（ここ 2 週間）以前は楽にできていたことが今ではおっくうに感じられる	1．はい	0．いいえ
	24	（ここ 2 週間）自分が役に立つ人間だと思えない	1．はい	0．いいえ
	25	（ここ 2 週間）わけもなく疲れたような感じがする	1．はい	0．いいえ

〈該当点数〉

0～3 点：健康　4～7 点：プレフレイル　8 点以上：フレイル

高齢者総合機能評価（CGA）

　高齢者では，精神の障害（認知症やうつなど），運動の障害（起立・歩行障害，転倒・骨折，嚥下障害など），排尿や栄養の障害などがよくみられる．このような生活機能障害を抱える高齢者を適切に評価するためには高齢者総合機能評価（comprehensive geriatric assessment：CGA）による身体，精神，生活機能，社会環境などの多方面からの評価が有効である．

　CGA には，視覚・聴力，日常生活動作（ADL）：基本的 ADL（移動，排泄，摂食，更衣，整容，入浴，階段昇降など）と手段的 ADL（外出，買物，家計，服薬管理，電話，料理など）も含まれる．介護者・家族環境，居住状況，キーパーソンなどの評価も重要である．

　高齢者の場合，疾患の治癒をめざす医療だけではなく，CGA を用いて生活機能障害を総合的に評価し，日常生活動作の維持や改善をめざす介入が必要で，疾患の予防や介護予防の視点が重要である．

CGA を用いた外来高齢者，外来認知症患者，入院高齢者における生活機能障害

　著者らは，CGA の比較的簡便なスクリーニングテスト(Dr. SUPERMAN)[6]を用いて，外来における高齢認知症患者では非認知症患者と比べて ADL 低下，転倒などの生活機能障害が増加することを報告した(**図2**)[7]．さらに，認知症の病型別にみると，レビー小体型認知症や血管性認知症はアルツハイマー病と比べて ADL 低下，転倒，上肢・下肢機能障害などの生活機能障害が増加することを報告した(**図3**)[7]．

　2013 年 7 月から当院では，高齢入院患者にも導入している．全診療科の 65 歳以上の入院患者(3969 人)に対する CGA の結果から，ADL 低下，下肢筋力低下，服薬管理能力の低

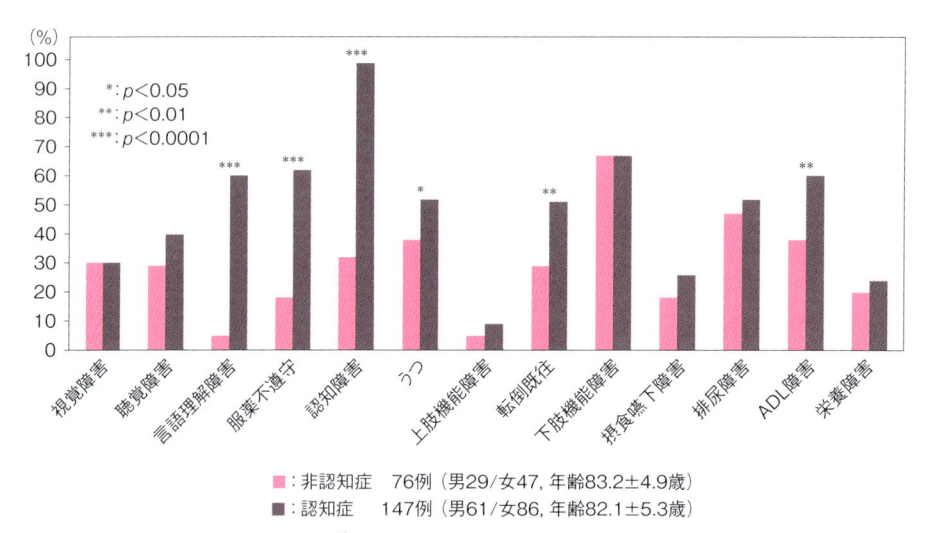

*: $p<0.05$
**: $p<0.01$
***: $p<0.0001$

■ : 非認知症　76例（男29/女47, 年齢83.2±4.9歳）
■ : 認知症　147例（男61/女86, 年齢82.1±5.3歳）

図2　認知症の有無と生活機能障害[7]

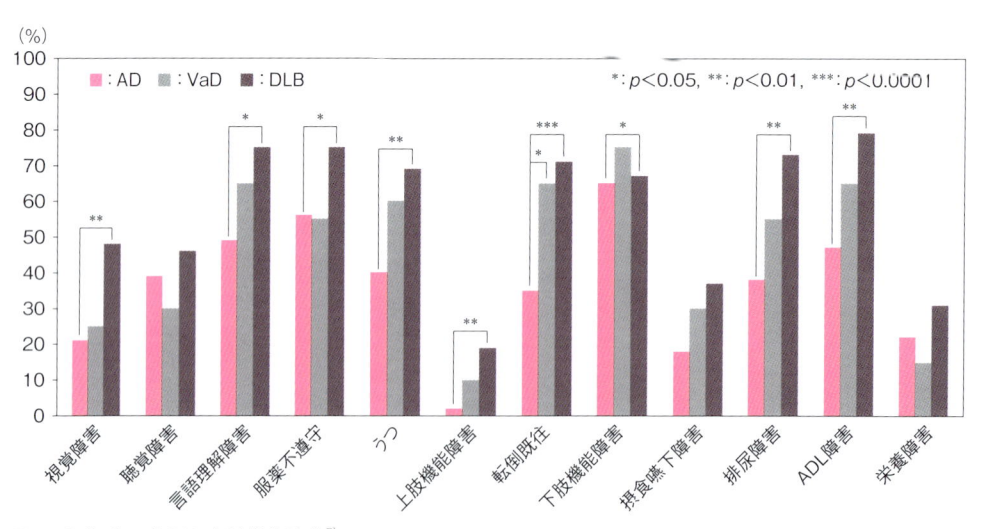

■ : AD　■ : VaD　■ : DLB

*: $p<0.05$, **: $p<0.01$, ***: $p<0.0001$

図3　認知症の病型と生活機能障害[7]
　アルツハイマー型(AD)，脳血管性(VaD)，レビー小体型(DLB)による比較.
　65 歳以上の各病型の認知症外来患者 147 例(AD 77 例，VaD 22 例，DLB 48 例)を対象に，高齢者総合的機能評価ツール Dr. SUPERMAN を用い，病型別の障害の頻度を比較した(post-hoc Scheffé's F-test).

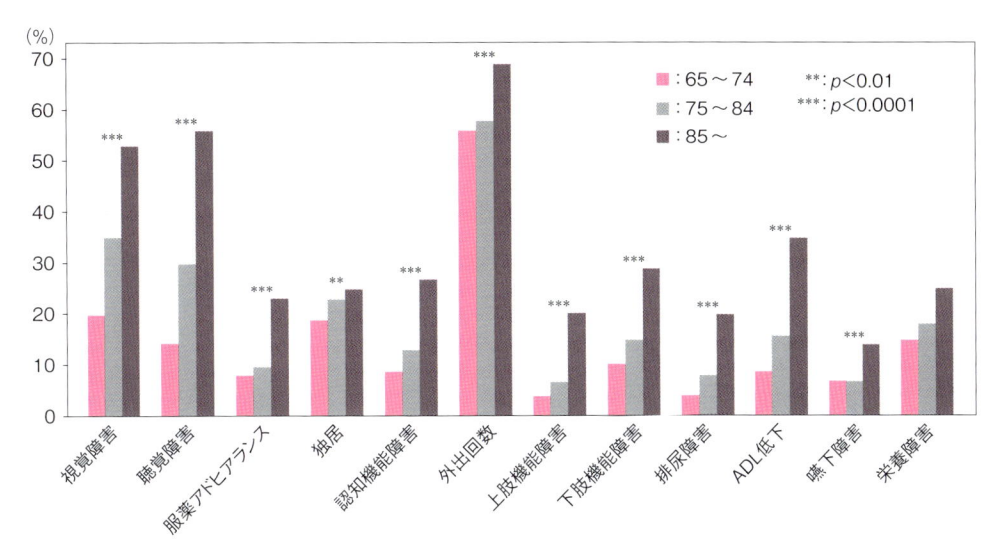

図4 入院高齢患者における生活機能障害（年齢別）[8]

下などの生活機能障害は年齢とともに増加，とくに内科系診療科でめだち，認知機能低下が疑われた患者は ADL 低下と強い関連を示した（**図4**）[8].

　入院高齢者における CGA の導入は，高齢者の抱える生活機能の問題点を抽出し，退院後の在宅支援にも利用できる．すなわち，在宅高齢者の介護保険導入，ケアプラン作成や他職種（かかりつけ医，看護師，介護スタッフ）による適切なケアの実現にも寄与できる．健康寿命と平均寿命の差が約10年間みられるわが国の現状を改善し，健康長寿を延長させるために必須の評価法である．

「70歳以上，あるいは75歳以上を高齢者」の提言

　日本老年学会・日本老年医学会は2017年1月に主として心身の老化現象の出現のありようを根拠にして，75歳以上を高齢者，65〜74歳の年齢を准高齢者とよぶ新たな定義を提案した[9]．近年の高齢者の死亡率・受療率，身体的老化，歯の老化，心理的老化など，心身の老化現象の出現に関する種々のデータの経年的変化を検討した結果，現在の高齢者

---

column　健康寿命と平均寿命，75歳男女の平均寿命は何歳？

　健康寿命とは，日常的に介護を必要としないで自立した生活ができる期間をさす．平成28年の厚生労働省の調査（2016年）[10]によると，日本人の平均寿命は男性80.98歳，女性87.14歳，健康寿命は男性で72.14歳，女性74.79歳である．平均寿命と健康寿命の間には，女性で12.35年，男性で8.84年の差があるため，健康寿命を延ばすことが重視されるようになってきた．65歳以上の介護が必要となった原因（2016年厚生労働省調査）では，認知症

（24.8%），脳血管疾患（18.4%），高齢による衰弱（フレイル）（12.1%），骨折・転倒（10.8%），関節疾患（7.0%）の順に多い．

　平均寿命は0歳児の平均余命なので，実際には高齢者は平均寿命より長生きする．平均余命（2017年厚生労働省）を足すと，75歳男性の平均寿命は87.18歳，75歳女性の平均寿命は90.79歳という驚くべき数字になる．

においては 10〜20 年前と比較して加齢に伴う身体・心理機能の変化の出現が 5〜10 年遅延しており"若返り"現象がみられている．とくに，従来，高齢者とされてきた 65 歳以上の人でも，65〜74 歳のいわゆる"前期高齢者"においては，心身の健康が保たれており，活発な社会活動が可能な人が大多数を占めている．また，各種の意識調査の結果によると，社会一般においても，従来の 65 歳以上を高齢者とすることに否定的な意見が強くなっており，内閣府の調査でも 70 歳以上，あるいは 75 歳以上を高齢者と考える意見が多い．今後の推移が注目される．

文献

1）秋下雅弘. 老化の概念. 老年医学系統講義テキスト(老年医学会 編). 西村書店；2013，p.26-7.
2）荒木 厚. 高齢者の特徴とその診察時の注意点. すぐに使える高齢者総合診療ノート(大庭建三 編著). 日本医事新報社；2014，p.2-8.
3）櫻井博文. 高齢者の身体的特性. 老年精神医学(三村 將 編). 最新医学社；2018，p.14-21.
4）日本老年医学会. 基本チェックリスト. 健康長寿診療ハンドブック. メジカルビュー社；2011，p.6.
5）Satake S et al. Validity of the Kihon Checklist for assessing frailty status. Geriatr Gerontol Int 2016;16:709-715.
6）Iwamoto T et al. Newly developed comprehensive geriatric assessment initiative "Dr. SUPERMAN" as a convenient screening test. Geriatr Gerontol Int 2013;13:811-2.
7）Namioka N et al. Comprehensive geriatric assessment in elderly patients with dementia. Geriatr Gerontol Int 2015;15:27-33.
8）Namioka N et al. Geriatric problems correlated with cognitive decline using a screening test named "Dr. SUPERMAN" for comprehensive geriatric assessment in elderly inpatients. Geriatr Gerontol Int 2017;17:1252-6.
9）日本老年学会・日本老年医学会. 高齢者に関する定義検討ワーキンググループ報告書，2017.
10）厚生労働省. 第 11 回健康日本 21(第二次)推進専門委員会資料. 2018.

18 高齢者の心理的特性

Keyword
性格の加齢変化
知能・認知機能の加齢変化
パラドックス
こころの加齢モデル

POINT

▶ 性格は加齢の影響を受けるが，通常，その変化は同世代の集団内における相対的な位置関係を覆すほど大きくはない．

▶ 成人期以降の知能・認知機能の加齢変化を見ると，最もよく維持されるのは結晶性能力で，50歳近くまで上昇する．流動性推理，視覚処理，処理速度は加齢の影響を受けやすく，とくに処理速度の低下が顕著である．ワーキングメモリー（短期記憶）は50歳代ころまでは維持され，60歳代以降は急激に低下する．

▶ 高齢者は実際には低下した機能であっても，それをより的確に使用する順応性と，失敗や不利さもポジティブに捉える心理機制を有する発達的存在である．

はじめに

　高齢者心理を扱う心理学の一領域に，老年心理学がある．高齢期は諸機能の老化や種々の喪失を数多く経験する時期である．また，多くの人が残された時間には限りがあることを認識し，自らの人生の終焉に向けてどう生きるかを考える時期でもある．この時期に人びとが経験する諸問題には，若い頃から継続している問題（例：自身や家族の健康問題，家族関係の問題，発達上の課題など）と，高齢期になってはじめて起こった問題（例：高齢期発症の健康問題，重要な他者との死別，老々介護など）がある．高齢期はこれらが幾重にも重なる時期ともいえる．こうした点から，これまでの老年心理学の研究の多くは，衰退，喪失，病気や介護，人生の終焉といった，どちらかといえば加齢のネガティブな側面の解明に焦点が当てられてきた．

　しかし近年，生涯発達心理学やポジティブ心理学などの影響を受け，高齢期以降の生涯発達や高齢者ならではの強みに関する研究が行われるようになった．その結果，心理機能のなかには高齢になっても衰退しない側面があること，それどころかより豊かになる側面があること，さらには，高齢者は老いに対して適応的に対処する術を獲得する可能性があること，などが明らかになってきた．

　たしかに高齢期は衰退と喪失の多い時期である．しかし，高齢者のなかには，その影響を緩衝するような作用を持った対処方略を獲得し，それを的確に使用することで，自らの心理的安寧を保つことができている人がいる．こうしたプロセスの解明は，高齢期を，よりよく生きるためにどうしたらよいかを考える手がかりを与えてくれる．そして，老いに適応するための方略を獲得する高齢者の姿は，佐藤[1]が指摘するように，高齢者は明らか

松田　修 Osamu MATSUDA　上智大学総合人間科学部心理学科

に発達的な存在であることを示唆するものといえる.

 ## 高齢者の心理的特性に関する一般的特徴

1. 性格の特徴

　高齢者の性格傾向といえば，頑固，自己中心的，猜疑的，心気的であるといった傾向が指摘されるが，はたしてそうなのであろうか．高橋[2]によれば，高齢者の性格傾向として一般的に指摘されるこれらの傾向が，すべての高齢者に一概に当てはまるものではないことや，これらのラベリングが個々の高齢者の特徴を把握するうえでの妨げになっている面があるという．この点については著者もまったく同感である.

　では，実際のところ，性格は加齢の影響を受けるのであろうか，あるいは受けないのであろうか．この問いに明確に答えるのは実はかなり難しい．なぜなら，性格をどう測定するか，たとえば，使用する心理テストの構成概念や尺度の精度によって異なる結論になるかもしれないし，また，どの視点から何を基準に比較するかによっても結論が変わる可能性があるからである．性格の加齢変化を捉える視点は2つある．ひとつは集団内の相対的な位置の変化を見る視点で，もうひとつは若い時と比べたときの変化や若い年代との比較から見る視点である[3]．後者の比較からは，個人内の性格変化やある時代を生きてきた集団ならではの性格傾向というものが示されることがある．しかし通常，性格の加齢変化は，同世代集団内における個人の相対的な位置を覆すほど大きなものではない[4]．高橋[2]が指摘するように，そもそも性格というのはかなり一貫性のあるもので，容易なことでは変化しない．もし，個人の基本的な性格特性に大きな変化が現れたとしたら，そこにはそれなりの理由（例：性格変化の原因となる脳器質性の障害，きわめて深刻なライフイベントなど）が存在していると考えることが必要である.

2. 知能と認知機能の特徴

　知能と認知機能という用語はその源泉は異なるが，ほぼ同義と考えてよい[5]．知能には，加齢によって変化しやすい側面とそうでない側面がある．HornとCattell[6]が提唱した流動性知能（fluid intelligence）と結晶性知能（crystalized intelligence）という考え方はこの点をよく説明している．一般に，新しい環境に適応するための能力である流動性知能は中年期以降は徐々に低下するが，知識や経験の蓄積を反映する能力である結晶性知能は年をとっても維持されやすいと考えられている.

　ところで近年，CattellとHorn，さらにCarrollという3人の学者の名前を冠した理論モデル（CHCモデル）が登場し，テストバッテリの組み方やアセスメント結果の解釈，さらには知能検査や認知機能検査の開発に大きな影響を与えた．言語理解指標（VCI），知覚推理指標（PRI），ワーキングメモリー指標（WMI），処理速度指標（PSI）という4つの指標得点から構成されるWAIS-IV知能検査[7]は，CHCモデルの5つの認知機能をカバーすると想定されている．すなわち，VCIは結晶性能力（Gc）に，PRIは流動性推理（Gf）と視覚処理（Gv）に，WMIは短期記憶（Gsm）に，そしてPSIは処理速度（Gs）にそれぞれ対応すると考えられている.

　Essentials of WAIS-IV assessment[8]に掲載された知能の加齢曲線（**図1**）を見ると，VCIは50歳近くまで上昇し続け，その後は徐々に低下する．PRIとPSIは加齢の影響を受けや

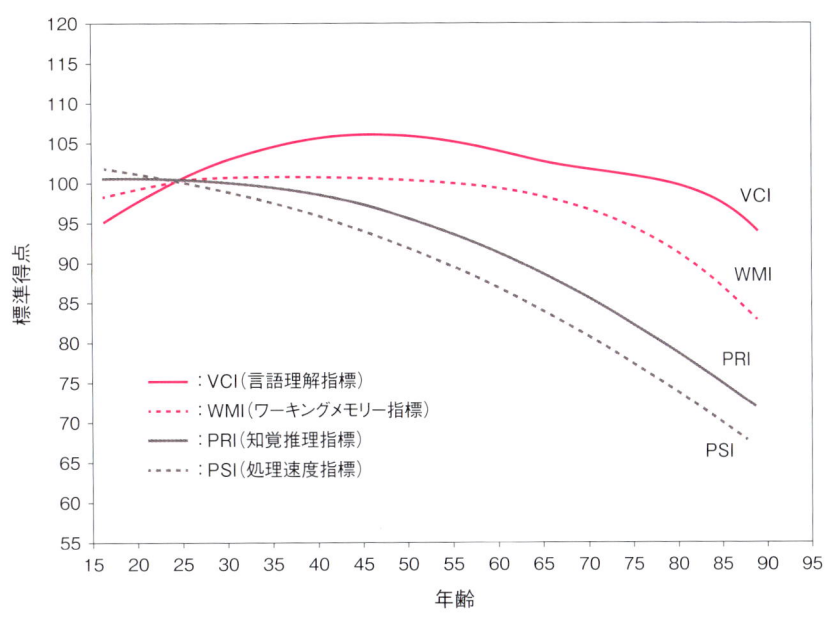

図 1　知能の加齢曲線

文献[8]p.275 Figure 7.7 より許諾を得て転載.

すく，30 歳代以降低下しはじめる．これらのうち，PSI の低下が最も顕著である．WMI は 50 歳代頃までは維持され，60 歳代以降は急激に低下する．

　山中[5]は，この結果を日常的な場面に置き換えて，次のように解釈した．すなわち，一般的に高齢者では，①スピードの低下により状況理解や物事への取組みに時間がかかるようになる，②視覚操作や未経験の操作に苦労する，③注意範囲が狭く，物事を同時に処理するのが苦手になる，④しかし，これまで培った知識や経験はピークである中年期や壮年期に比べてやや低下するが，比較的高い水準を維持し続ける，ということになる．

　とはいえ，知能や認知機能の加齢変化には個人差がある．同世代であっても加齢変化が早くから顕著に現れる高齢者もいれば，そうでない高齢者もいる．認知機能の個人差は，認知の予備力の個人差[1]や，高齢期の知能の状態に影響を与えるとされる諸要因（例：視覚や聴覚の低下，フレイル，高血圧や 2 型糖尿病など身体疾患）[5]の個人差が関連すると考えられる．認知の予備力は，認知症の発症との関連でも注目されている．佐藤[1]によれば，認知機能を活発に使用するような日常生活を送ることで脳全体の機能性が高まって認知力の蓄えがなされると，たとえ脳の一部に病変が生じても認知機能の異常な低下が起こりにくくなる．心理学では，日常生活において認知的に複雑な活動を繰り返すことで脳の不全に抵抗する機能である補償的な経路や方略の発達が促進すると仮定し，研究が行われている[9]．

エイジングパラドックス

　高齢になると，誰でも老化による心身機能の低下，親しい人との死別やかかわり頻度の減少，退職や引退など，ストレスフルな出来事を経験する．このような経験を多くする高齢期は，とりわけ，身体機能の低下が著しい超高齢期（85 歳以上）は，主観的な幸福感が低

下しやすいと思われがちだが，かならずしもそうではない[10]．多くの喪失体験を経験しているはずの高齢者が心理的に幸福でいられるという現象は，エイジングパラドックスとよばれる．こうしたパラドックスのメカニズムの解明は，高齢者のメンタルヘルス問題の予防や治療に重要な示唆を与えると期待される．なぜなら，幸福感を高めるために，老化とそれに伴う心身機能の低下や社会的側面を変化させることは難しくても，これらの影響を緩衝する変容可能な要因や，そのために高齢になっても獲得可能な手段の存在が明らかになれは，高齢者の幸福感を維持・向上させる糸口が見つかるかもしれないからだ．この点に関する有力なモデルが，後述する"こころの加齢モデル"[11,12]である．

認知機能や日常行動におけるパラドックスもある．たとえば，多くの記憶検査の成績は，若者よりも高齢者の方が低いというのが一般的な認識である．しかし，日常生活場面における記憶課題の成績を調べると，その認識が当てはまらない結果が得られることがある．増本ら[13]は，高齢者と若年者に，8時，13時，18時（時間ベース），あるいは朝食後，昼食後，夕食後（事象ベース）の1日3回，指定された番号に携帯電話から電話をかけるという展望記憶の実験課題を行った．一般的には高齢者の方がし忘れが多い，すなわち未来の行動の記憶である展望的記憶の成績が低いと予想されるが，実験結果はそうではなかった．若年者よりも，高齢者の方が展望的記憶の成績が優れていたのである．

この研究は，実生活における高齢者の適応力の背景には認知機能低下を補う何かが関与する可能性を示唆するという点で興味深い．佐藤[1]は，高齢者にみられるパラドックスは，高齢者が明らかに発達的存在であることを示していると指摘し，また，実際には低下した機能であっても，それをより的確に使用する順応性と，失敗や不利さえもポジティブに捉える心理機制を有する発達的存在が高齢者だと述べている．これは高齢者支援における重要な視点である．高齢者ならではの適応方略に我々はもっと目を向けなければならないのかもしれない．なぜなら，そこに超高齢社会を適応的に生きるヒントが隠されているかもしれないからである．

現在，エイジングパラドックスが加齢によって生じるのかを検証することを目的とした会場招へい型の学際的な地域疫学調査であるSONIC研究が，権藤ら[14]によって行われている．権藤ら[14]によると，横断的データの分析結果からは，従来の研究と同じく，超高齢者は加齢に伴う身体機能の低下にもかかわらず，精神的健康が低下せず，その背景には，後述する老年的超越とよばれる，高齢期の心理的発達が関与することが見い出された[14]．今後，さらに詳しい検討が縦断的データの分析によって行われるとのことであり，その成果が待ち遠しい．

こころの加齢モデル

主観的幸福感などの"こころ"が単純に生物学的側面の変化や社会的側面の変化の影響を受けないのは，これら2つの変化と"こころ（心理的加齢）"の間に何らかの適応方略（補償プロセス）が働くためと考えられている．この点を説明するうえで有力なモデルが"こころの加齢モデル"である[11,12]（**図2**）．補償プロセスを説明する理論や概念としては，選択最適化補償理論（SOC理論），社会情動的選択性理論，老年的超越理論，さらにはレジリエンスの個人差が注目されている．

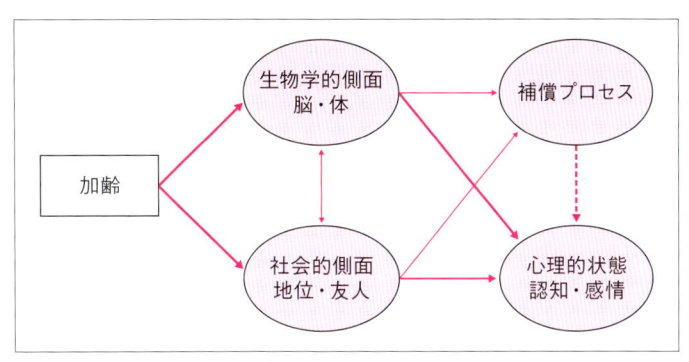

図 2 こころの加齢モデル[12]

1．SOC 理論

　この理論は，Baltes らが提唱した理論で，補償を伴う選択的最適化理論ともよばれる．SOC とは，selection(選択)，optimization(最適化)，compensation(補償)の頭文字である．この理論によると，加齢による心身機能の低下によって，それまでの水準を保てなくなってしまったとしても，選択(若い頃よりも狭い領域を探索して特定の目標に絞る)，最適化(その狭い領域や特定の目標に最適な方略を取り適応の機会を増やす)，補償(機能低下を補う手段や方法を獲得して喪失を補う)といった方略を通じて，人は適応を果たすことができると考えられる[1]．この理論は人生のどの時期にも適用できるが，とりわけ，機能低下や喪失を多く経験し，新たに高い目標を掲げたり，これまで維持してきた目標の水準を保持したりすることが困難となる高齢期は，SOC 理論による適応方略が，より重要な意味を持つことになる[15]．

2．社会情動的選択性理論

　Carstensen が提唱した社会情動的選択性理論(Socioemotional Selectivity Theory：SST)は，自分の未来展望をどのように知覚しているかが，それに関連する行動の動機づけの対象を規定するという考え方である[1]．SST によれば，高齢者は残された時間が限られていると認識する結果，感情的に価値のある行動をするように動機づけられる．SST は将来の時間的な見通しによる動機づけの変化によってエイジングのパラドックスを説明しようとする理論といわれている[16]．

3．老年的超越理論

　老年的超越理論は，Tornstam が提唱した高齢者の発達的変化に関する理論のひとつである[17]．老年的超越は，加齢に伴う「物質主義的で合理的な世界観から，宇宙的，超越的，非合理的な世界観への変化」と定義される[12]．超高齢者では，老年的超越が高いと自立度が低下していても心理的な well-being は低下しないとする先行研究[18]の結果について，権藤ら[12]は，この結果はさまざまな機能の喪失が顕在化する超高齢期においても補償プロセスが機能することを示唆しているといえると指摘している．

4．レジリエンス(Resilience)

　レジリエンスは，人の適応を考えるうえでどの世代の人にとっても重要な概念のひとつである．定義はさまざまあるが，逆境を跳ね返す強さ，疾病の発症に対する抵抗力，疾病からの回復力などを意味する概念である．権藤ら[12]は，レジリエンスの中核的な概念は，

"自己と人生の受容"と"問題解決や課題に対する効力感"であると述べている．レジリエンスの高い高齢者は，高齢期に経験する喪失を伴うようなライフイベントの持つネガティブな影響から回復しやすいと考えられている[12]．

おわりに

　本稿では，最初に，性格と知能を中心に心理機能の加齢変化の特徴に言及し，次に，高齢者の老いに対する適応性の良さを示す現象を紹介し，最後に，高齢者の適応の良さを説明する"こころの加齢モデル"を取り上げた．近年の老年心理学の最も重要な発見のひとつは，高齢になっても人の心は発達し続ける可能性があることだと思う．こうした点を論じた本稿が，診療場面における読者の高齢者心理の理解の一助になれば幸いである．

文献

1) 佐藤眞一．老年心理学研究の新展開．最新老年心理学：老年精神医学に求められる心理学とは（松田　修編）．ワールドプランニング；2018．p.1-13.
2) 高橋祥友．老化と社会心理．臨床精神医学講座 12 老年期精神障害（本間　昭，武田雅俊編）．中山書店；1998．p.3-12.
3) 増井幸恵．性格特性：性格テストによる知見．よくわかる高齢者心理学（佐藤眞一，権藤恭之編）．ミネルヴァ書房；2016．p.100-1.
4) 増井幸恵．性格．高齢者心理学（権藤恭之編）．朝倉書店；2008．p.134-50.
5) 山中克夫：高齢者の知能．最新老年心理学：老年精神医学に求められる心理学とは（松田　修編）．ワールドプランニング；2018．p.15-26.
6) Horn JL, Cattell RB. Age differences in fluid and crystalized intelligence. Acta Psychol（Amst）1967;26（2）:107-29.
7) Wechsler/日本版 WAIS-Ⅳ刊行委員会．WAIS-Ⅳ知能検査．日本文化科学社；2018.
8) Lichtenberger EO, Kaufman AS. Essentials of WAIS-Ⅳ Assessment. John Wiley & Sons;2009.
9) 権藤恭之，石岡良子．高齢者心理学の研究動向―認知加齢に注目して．日本老年医学会雑誌 2014；51：195-202.
10) 権藤恭之・他．超高齢期における身体的機能の低下と心理的適応：板橋区超高齢者訪問悉皆調査の結果から．老年社会科学 2005；27（3）：327-38.
11) 権藤恭之．生物学的加齢と心理的加齢．高齢者心理学．朝倉書店；2008．p.23-40.
12) 権藤恭之・他．老いと闘うか？　老いと共生するか？―こころのアンチエイジングはありうるのか．医学のあゆみ 2017；261（6）：668-72.
13) 増本康平・他．日常生活における高齢者の展望的記憶に関する研究．老年精神医学雑誌 2007；18（2）：187-95.
14) 権藤恭之，SONIC 研究グループ．高齢者の「こころ」と「からだ」の健康に関する要因の探索―SONIC 研究の成果から．心身医学 2018；58：397-402.
15) 権藤恭之．選択最適化補償理論（SOC 理論）．よくわかる高齢者心理学（佐藤眞一，権藤恭之編）．ミネルヴァ書房；2016．p.34-5.
16) 増本康平．社会情動的選択性理論．よくわかる高齢者心理学（佐藤眞一，権藤恭之編）．ミネルヴァ書房；2016．p.38-9.
17) 増井幸恵．老年的超越理論．よくわかる高齢者心理学（佐藤眞一，権藤恭之編）．ミネルヴァ書房；2016．p.36-7.
18) 増井幸恵・他．心理的 well-being が高い虚弱超高齢者における老年的超越の特徴―新しく開発した日本版老年的超越質問紙を用いて―．老年社会科学 2010；32（1）：33-47.

19 アルツハイマー型認知症

Keyword
アミロイド病理
臨床治験
行動・心理症状
鑑別診断
非薬物療法

POINT

🔖 アルツハイマー病（AD）の診断は，他の認知症（器質性脳疾患）や身体因による認知機能障害などを除外して行う．早期診断が求められるが，初期診断についてはその後の長期的な治療，介護の方向性を決めるものである．精神科，脳神経内科，高齢診療科など認知症専門医が行うことが推奨される．

🔖 一般診療科でもADの治療を継続して行っていくなかで，注意すべきは行動・心理症状（BPSD）である．患者，介護者から自発的訴えられる症状と治療者が尋ねてはじめて確認できる症状がある．激しいBPSDがあり，向精神薬治療を要するような症例では，精神科へのコンサルトも検討が必要である．

🔖 現在日本でも，ADのアミロイド病理に対する臨床治験が行われている．現行の内服薬を服用しながら参加できるが，軽症例を対象とした治験が多い．患者，介護者から希望があった場合には，病状が進行する前に導入を進めたい．

Typical Case Presentation

60歳男性．緊張症状や記銘力の低下が目立つ．
・20歳頃から1日2〜3合程度の飲酒を続けていた．
・2年ほど前から仕事でのコンピュータの操作が覚えにくいことを自覚するようになった．
・1年前に上司が心配し，近医脳神経内科を受診させたが，大きな異常は指摘されなかった．
・その後，記銘力の低下が目立ち，仕事がなかなか覚えられないため，職場は異動となっている．
・さらに不安，緊張症状や記銘力の低下から確認行為等が目立つようになり，その後も家人に同じことを何度も尋ねたり，仕事でもミスが目立つようになっていた．次第に不安，緊張状態が強まり，会社は休職している．
・妻とともに初診となり，自身でもやや当惑したような表情であり，落ち着きのない様子であった．MMSE検査を行うが，返答に窮すると，妻の方を向き答えを確認するような素振りが目立っていた．
・MMSE 23/30，短期記憶障害を認める．
・頭部MRI：両側の前頭葉〜頭頂葉の中等度委縮，前角部脳室拡大，PVLを認める．また年齢に比べて海馬に高度の萎縮を認める．
・Apolipoprotein E（Apo E）遺伝子型：4/4

柴田展人 Nobuto SHIBATA 順天堂大学スポーツ健康科学部

はじめに

アルツハイマー型認知症(Alzheimer's disease：AD)は認知症のなかで最も頻度が高く，common disease のひとつとして一般臨床医も継続して診療をする場面が急速に増えている．AD は慢性に緩徐に進行する疾患ではあるが，診療の転機となる場面がいくつか考えられる．初期〜中期には，臨床治験について患者，家族から希望があった際に必要な情報を求められることが想定される．中期以降は，介護上の対応が困難となる行動・心理症状(BPSD)のために，抗認知症薬以外の薬物療法の検討，入院・入所の検討などが必要となることが考えられる．本稿では，このような点も踏まえながら，日々の AD の診療に役立つ知見を紹介したい．

アルツハイマー型認知症の病態

AD 脳の病理学的特徴は，海馬を中心とする大脳皮質のびまん性の萎縮である．神経細胞外の老人斑の出現，神経細胞内の神経原線維変化(Neurofibrillary tangle)，神経細胞の変性と脱落があげられる．老人斑の構成成分であるアミロイド β 蛋白(amyloid β protein：Aβ)であり，Aβ はその前駆体であるアミロイド前駆体蛋白(amyloid precursor protein：APP)が各種セクレターゼに切断され放出される．これは細胞外と膜内に存在するアミノ酸残基が，beta-site amyloid precursor protein-cleaving enzyme 1(BACE1)(＝β セクレターゼ)，γ セクレターゼ(protein complex with presenilin 1)に切断される過程である．細胞外に放出された Aβ のなかで，とくにγ セクレターゼによって切断された長いアミノ酸配列を持つ Aβ1-42 が神経細胞への毒性が強い．APP 遺伝子変異を伴う家族性 AD 家系が存在することが知られている．γ セクレターゼはプレセニリン-1,2(Presenilin-1,2：PS-1,2)を中心とした複合体である．PS-1,2 遺伝子変異が原因の家族性 AD 家系も 400 以上世界で報告されている．また PS-1,2 遺伝子変異はγ セクレターゼ機能に影響を与え，結果として脳内の Aβ1-42 の上昇をもたらし，神経細胞変性を促進する．しかし，Aβ の蓄積が生じやすい部位は，後部帯状回，前頭葉，側頭葉であるが，海馬への蓄積が多いわけではない．また Aβ の凝集と認知機能の程度は相関しないというデータも報告されている．

一方，神経原線維変化は異常にリン酸化されたタウの凝集により生じる．タウは微小管の重合を促進し，安定化を行うが，タウの異常のため微小管構造が不安定となり，paired helical filament 構造をもつタウを生じる．AD 脳では神経原線維変化と神経細胞変性は相関しており，主要な病態であることは間違いない．他の認知症(前頭側頭型認知症など)でもタウの異常は指摘されており，タウオパチーと総称されている．Aβ とタウとの関係は不明な点が多いが，現在のところ Aβ の蓄積が先行した後，その後異常なタウの凝集が進むプロセスが AD の主病態と考えられている．

アルツハイマー型認知症の診断

AD 診断は，基本的にはガイドラインに基づいて[1]臨床症状の確認，血液検査，画像検査をあわせて行われるが，除外診断的な側面もある．初期診断により，その後の長期にわたる治療・介護の方針が決まるので，専門医にコンサルトすることも念頭においておく必要がある．専門医としては，日本認知症学会(http://dementia.umin.jp/)，日本老年精神医学

会(http://www.rouncn.org/)，日本神経学会(https://neurology-jp.org/index.html)では専門医を資格化しており，参考にされたい．

　初期症状は，記銘力障害であることが多く，病歴聴取が肝要である．AD は緩徐進行性の経過であり，神経学的症状を呈さず，自身では気づきにくく周囲の気づきにより初診に至ることが多い．血液検査では，一般生化学，血算，甲状腺ホルモン，電解質，血糖，葉酸，ビタミン B_{12} は身体因による認知機能障害を除外するために必須である．非典型的な認知機能障害や神経学的症状を呈する症例では，脳脊髄液検査も推奨される．画像検査では，保険適用が認められているものは，形態画像検査として MRI，CT，機能画像検査として脳血流 SPECT，FDG-PET である．形態画像では，大脳皮質，側頭葉内側部，海馬の萎縮が典型的であり，他の治療可能な認知症(脳腫瘍，脳炎など)やレビー小体型認知症，前頭側頭葉変性症，などを鑑別することも必要である．脳血流 SPECT では，後部帯状回の血流低下が初期から確認されやすい．FDG-PET では，楔前部，後部帯状回の糖代謝低下が特徴的である．保険適用外であるが，Aβ を直接描写できるアミロイド PET を実施できる施設も徐々に増えてきている．

 ## アルツハイマー型認知症の治療

1．薬物療法(抗認知症薬)

　現在，3種類のコリンエステラーゼ阻害薬(ドネペジル，ガランタミン，リバスチグミン)と NMDA 受容体アンタゴニストであるメマンチンの保険適用が認められている．定期的に認知機能検査を行いながら，中核症状への有効性を判定していくこととなる．コリンエステラーゼ阻害薬の副作用の面からは，精神症状(不眠，易怒性)，消化器症状(下痢，嘔気・嘔吐)，循環器症状(徐脈，失神，QT 延長)，貼り薬であるリバスチグミンの皮膚症状(紅斑状，かゆみ)について注意が必要である．メマンチンではめまい，傾眠などが生じる場合がある．有効性と副作用の両面から，薬剤変更，併用について検討していくことが重要である．

　初期診断以降，抗認知症薬は長期に服用することとなるため，安定したアドヒアランスが求められる．抗認知症薬の 12 カ月後の服薬開始後の脱落率は，40〜60％程度との報告もあり[2]，アドヒアランスはけっして高くない現状がある．AD 患者は服薬の必要性を十分に理解することは難しく，そのため患者のみならず，家族や介護者にもサポートが必要である．また長期的な中核症状の進行抑制は実感しづらいため，抑うつ，アパシー，発動性の改善にも効果がある面なども説明するとよい．

　アドヒアランスの低下の要因として，多剤処方(ポリファーマシー)，服薬方法の複雑さがあげられる．高齢者の医療という観点からは，ポリファーマシーの弊害，副作用(薬物有害事象)にも注目が集まっている．高血圧，糖尿病，高脂血症などの慢性疾患治療でその傾向が強く，薬剤数の目安としては5〜6剤以上内服している高齢者では，転倒のリスクが上昇したり，低血糖や低栄養になりやすい，また死亡率も高くなるなどが報告されている[3]．服薬方法の簡便化とともに，服薬数を減らすことも積極的に検討する必要がある．家族・介護者へのサポートとして，服薬カレンダー，ピルケース，服薬管理アプリなどの工夫も一助となる．

2. 非薬物療法

ADに対する非薬物療法は，多くの報告があるが，取り入れやすい代表的なものとして，運動療法，音楽療法，回想法，芸術療法，作業療法などがある．診療の現場では継続して行うことは難しく，コメディカルスタッフ，家族，介護者が主体となって行えるものを実践していくこととなる．

ADでは運動機能障害がなく，また地域で高齢者向けの運動教室なども多く開かれており，運動療法は行いやすい．メタボリック症候群はAD病態の悪化因子でもあり，同症候群予防のため，またロコモティブ症候群，サルコペニア，フレイル予防の観点からも積極的な運動療法は推奨される[4]．適度な有酸素運動やデュアルタスク(課題を行いながら運動をする"ながら動作")の有効性が報告されている．音楽療法は，施設などの介護現場で導入しやすい．中核症状への効果のエビデンスは乏しいが，行動・心理症状(とくに不安症状)に有効とされている．回想法，作業療法，芸術療法は医師，看護師，介護スタッフのほかにも専門性を持つスタッフの協力が得られる場合には導入を積極的に検討されたい．

 ## 臨床治験

現在，ADの主病態であるAβにアプローチする薬剤(疾患修飾薬)の臨床治験がいくつか行われている．大別すると，Aβ抗体療法とセクレターゼ阻害薬であるが，2019年1月段階で，日本で第II相および第III相が行われているものを表1, 2に示す．各臨床治験で，参加できる臨床的な基準(認知機能障害も含めて)が異なるため，注意が必要である．

ADにおいては，認知機能症状が出現した段階で，すでにAβ病理から神経変性が進行していると考えられる．そのため，疾患修飾薬でAβ病理の改善が得られても，認知機能症状への有効性につながりにくい．またADは緩徐進行性であり，有効性，すなわち"認知機能を悪化させない効果"は年単位での評価が必要となる．現在のAD臨床治験は，なるべく早期の病期(MCI〜早期AD)の症例への介入や，アミロイドPETなどのバイオマーカーを併用するなど，アプローチは変わりつつある．ADの臨床治験では，現行の内服薬を服用しながら通常参加できる．しかし上記のように，早期の軽症例を対象とした治験が増えている．治療環境にもよるところがあるが，患者，介護者から希望があった場合には，病状が進行する前に導入を進めたい．

表1　主なAβ抗体(臨床治験薬)

薬剤名	会社	開発フェーズ	試験名	投与期間
BAN2401	エーザイ	II	—	18カ月
Aducanumab (BIIB037)	Biogen	III	EMERGE	18カ月
		III	ENGAGE	18カ月
Gantenerumab (RG1450/RO4909832)	Roche 中外製薬	III	SCarlet RoAD	104週
		III	Marguerite RoAD	104週
Crenezumab (RG7412)	Roche 中外製薬	II	CREAD	105週
		III	CREAD 2	105週

表2　主なセクレターゼ阻害薬（臨床治験薬）

薬剤名	会社	開発フェーズ	試験名	投与期間
Elenbecestat（E2609）	エーザイ	Ⅲ	MISSION AD 1	2 年間
		Ⅲ	MISSION AD 2	2 年間
lanabecestat（LY3314814/AZD3293）	Eli Lilly	Ⅱ/Ⅲ	AMARANTH	104 週
		Ⅲ	DAYBREAK-ALZ	78 週
LY3202626	Eli Lilly	Ⅱ	NAVIGATE-AD	52 週
CNP-520	ノバルティス	Ⅱ/Ⅲ	GENERATION	5 年間

関連疾患と鑑別のポイント

　初診時には，加齢では説明できない認知機能障害が存在することと，神経症状がないことを確認することが非常に重要である．認知機能障害への気づき，MCI の診断については，他稿を参照されたい．当初は AD と診断され縦断的に診療を行うなかで，パーキンソン症状や歩行障害，痙攣などの認知機能障害以外の症状が出現してくる症例がよく経験される．レビー小体型認知症との鑑別は，DAT スキャン検査などを行い判断することとなる．一方で近年，混合病理という見方があり，Aβ病理とレビー小体（シヌクレイン）病理を合併している症例がかなり多いことも明らかとなってきている．他にも，当初は AD と診断されていても，前頭側頭葉変性症や，いわゆる他の神経変性疾患（大脳皮質基底核変性症，多系統変性症，嗜銀顆粒性認知症など）も鑑別が必要となる症例もみられる．

行動・心理症状（BPSD）への対応のポイント

　AD では，初期には抑うつ，意欲低下，発動性低下がみられやすい．抑うつ気分などの感情面より，自発性の低下に伴う行動面での変化となって表れやすい．女性の場合は買い物，料理，友人づきあいの外出，などの生活上の変化，男性の場合には，趣味などをしなくなる，新聞を読まなくなる，などがみられやすい．幻覚・妄想としては，もの盗られ妄想が多くみられやすい．これは記銘力障害のため，大切なものをしまった後で，忘れてしまうという背景も大きく影響している．そのため，"盗った"対象は同居している家族に向

---

column　アルツハイマー病家族会（公益社団法人認知症の人と家族の会）

　日本では，家族会がさまざまな活動を通じて，患者，介護者，家族の支援を行っている．認知症になっても孤立することなく，社会で安心して暮らしていけるためにさまざまな活動を行っている．具体的には，各地での講演，集会などの啓蒙活動，電話相談，会報の発行などであるが，他にも国や関連学会への要望，提言なども含まれる．

　世界アルツハイマーデー（9 月 21 日）は，国際アルツハイマー病協会（ADI）が認知症への理解を進め，本人や家族への施策の充実を目的に 1994 年に制定されている．また 9 月を世界アルツハイマー月間として世界各国で啓発活動が行われている．オレンジ色が認知症サポートのテーマカラーであり，同日には日本各地でさまざまな建物がオレンジ色にライトアップされる．主に地方自治体で開設している "認知症サポーター養成講座" を受講すると，オレンジリングを手渡される．認知症サポーターはオレンジリングを身につけ，認知症の人や家族を優しく見守り，支援する意思を示す．オレンジ色は，日本に古くから伝わる柿渋染めの色をモチーフにしている．

きやすく，家族が診察に同席している状況では訴えにくい．見当識障害の影響から"家人がいないと不安だ"と訴え，依存的になる症例もよく経験される．

　AD 患者の介護者(家族)は，中核症状の進行についてはやむを得ないものと受け入れ，診察を重ねるうちに次第に話題にしなくなる傾向が強い．行動・心理症状(BPSD)については，意欲低下，発動性低下は介護上大きなトラブルとなることは少なく，あまり診療の場面では話題にならない傾向がある．これらの症状は，治療者側から尋ねながら確認していく必要がある．一方，介護者のストレスが高いものは，妄想，攻撃性，脱抑制，易怒性，異常行動，徘徊[5]であり，これらの症状へ早期の対応が，介護者の精神的・肉体的負担を軽減することにつながる．運動機能が保たれている AD 症例では，徘徊は行方不明になったり，交通事故にあうなどのリスクが高く，介護者を悩ませる大きな要因である．GPS 機能のついた介護用のツールなども開発されており，介護者に推奨してもよいと思われる．

　BPSD への対応は，『かかりつけ医のための BPSD に対応する向精神薬使用ガイドライン(第 2 版)』[6]が厚生労働省により策定されている．向精神薬投与前に，非薬物的な介入が最優先されることとされている．身体的要因(感染症，脱水，痛み，視聴覚障害)，内服薬の影響(アドヒアランスも含めて)，精神疾患の既往などを確認し，その後，家族，介護スタッフとともにさまざまな環境調整を検討する流れとなる．それでも向精神薬使用が避けられない場合には，精神科医や上記に紹介した専門医と連携しながら対応していくこととなる．AD 症例への向精神薬(とくに抗精神病薬)使用は，転倒・骨折のリスクも高まり，また死亡率が上昇すると報告されており，注意が必要である．

おわりに

　AD の外来診療を行っていくなかでは，患者の病態・状態の変化だけではなく，家族・介護者の状況によっても入所・入院を余儀なくされることも考えておかなくてはならない．日頃から家族・介護者の状況についても把握しながら，良好な治療関係を築いておきたい．

文献/URL

1) 日本神経学会(監修)．認知症疾患診療ガイドライン 2017．医学書院；2017．
2) Haider B et al. Medication adherence in patients with dementia:an Austrian cohort study. Alzheimer Dis Assoc Disord 2014;28(2):128-33.
3) Kojima T et al. High risk of adverse drug reactions in elderly patients taking six or more drugs:analysis of inpatient database. Geriatr Gerontol Int 2012;12(4):761-2.
4) Rolland Y et al. Physical activity and Alzheimer's disease:from prevention to therapeutic perspectives. J Am Med Dir Assoc 2008;9(6):390-405.
5) Matsumoto N et al. Caregiver burden associated with behavioral and psychological symptoms of dementia in elderly people in the local community. Dement Geriatr Cogn Disord 2007;23(4):219-24.
6) かかりつけ医のための BPSD に対応する向精神薬使用ガイドライン(第 2 版)．厚生労働省．https://www.mhlw.go.jp/stf/seisakunitsuite/bunya/0000135953.html

Keyword
前駆状態
CSF バイオマーカー
認知症予防
フレイル

20 軽度認知障害（MCI）

POINT◯

MCI 軽度認知障害（MCI）は，認知症の診断基準は満たさないものの認知機能低下の訴えがある認知症の前駆状態である，予防や早期介入の可能性から注目を集めており，MCI レベルの患者の受診数は増加しつつある．

MCI MCIは，記憶障害の有無（amnestic MCI/non-amnestic MCI）とその他の認知機能（言語，遂行機能，視空間機能）の障害の有無によって 4 つのサブタイプに分類される．

MCI MCI への対応の基本は，高血圧や喫煙といった脳卒中の危険因子を減らし，運動，知的活動，社会参加を促してフレイル予防と同時に認知機能の維持をはかることである．

Typical Case Presentation

75 歳女性．主訴はおっくう感と物忘れ．

・60 歳まで会計事務所で働いてきた．

・子供は男女 1 名ずついるが，現在は 2 歳年上の夫と二人暮らしである．

・昨年春頃から何となく元気がない．それまでは月に 1 度，高校時代の仲間とランチの集いをしていたのに，最近はそれが煩わしくなってきた．

・また家事全体，とくに炊事が面倒で，"まあいいか，やめておこう"と思いがちになった．そこで夫が買い物などを促したり一緒にでかけたりするようになった．夫は「作るメニューが減った，探し物ばかりしている」と指摘する．

・この日曜日に，大学受験に合格した娘の長男（孫）にお祝いを持って一人で娘宅に向かった．ところが途中の駅で降り，夫に携帯電話が入り，「私はどこに行くのだっけ？　電車のなかで思い出せなくなり，電話した」と述べた．

はじめに

　軽度認知障害（Mild Cognitive Impairment：MCI）とは認知症ではないが，知的に健常ともいえない状態である．米国精神医学会による世界的に頻用される精神疾患診断の手引きDSM-5[1]でも，MCI に相当する状態が minor neurocognitive disorder という名のもとに新規に盛り込まれている．

　MCI が注目されるのには以下の理由がある．アルツハイマー病（AD）の根本治療薬になりうるのではと期待されるアミロイド（Aβ）の免疫療法などの新療法の多くが，早期ほど効果的だといわれてきた．だが近年の研究からは，脳内 Aβ の蓄積は MCI の段階ですでに

朝田　隆 Takashi ASADA　東京医科歯科大学脳統合機能研究センター

プラトーに達していることが明らかにされた．そこで AD の最初期から，さらにはその前駆期の診断が求められるようになったのである．

　一方で近年"認知症でも，その予備軍ならどうにかなる"という期待を多くの人びとが抱くようになった．それを反映して，病院やクリニックの外来では，MCI レベルの患者の受診数が増加しつつある．この領域で世界のベストセラーとされる『The end of Alzheimer's』[2]は，治療法のみならず MCI 者に対する予防に関する最近の知見を延べた著作ともいえる．ここでは食事や運動などの効果が強調されている．一方で世界のエキスパートによって，疫学的には糖尿病や運動といったこれまでによく知られた認知症の危険・予防因子に加えて，難聴がクローズアップされた[3]．

　本稿では AD の前駆状態としての MCI の概念から検査法，そして患者・家族への対応について述べる．

📖 MCI 概念の変遷

　複数の研究者がこの MCI という用語を用いてそれぞれに異なる定義をしてきた．Reisberg らが彼らの定義する FAST stage 3 と同義で MCI を用いたのが最も古い[4]．現在ではすっかり普及した MCI は 1996 年に Petersen ら[5]によって定義されたものである．

- ・主観的なもの忘れの訴え
- ・年齢に比し記憶力が低下（記憶検査で平均値の 1.5 SD 以下）
- ・日常生活動作は正常
- ・全般的な認知機能は正常
- ・認知症は認めない

　その後，認知症の前駆期にみられる認知機能障害はこれに限らないという批判がなされ，2003 年に新たな診断基準が提唱された．①本人や家族から認知機能低下の訴えがある，②認知機能は正常とはいえないものの認知症の診断基準も満たさない，③複雑な日常生活動作に最低限の障害はあっても，基本的な日常生活機能は正常の 3 点にある[6]．

　そして記憶とその他の認知機能（言語，遂行機能，視空間機能）の障害の有無によって 4 つのサブタイプに分類された．まず amnestic MCI か non-amnestic MCI かに分ける．さらにそれぞれを単一か複数の領域の障害かによって single domain か multiple domain かに分ける（図 1）．

📖 MCI の有症率と転帰

1. MCI の有症率

　これまでの報告は，地域で生活する一見健常な 65 歳以上の住民を対象にしてきた．これらに示された MCI の有症率は 11〜17％である．MCI の類似概念を用いた研究も含めると，最高では 56％にも及ぶ．最近の報告では，AD への進展率から中核的なタイプとされる amnestic MCI に限れば，多くが 3〜5％としている[7,8]．

2. MCI から認知症への進展

　MCI がどの程度認知症化するのかという問いへの回答として最も有名なものは，Petersen らが Mayo クリニックで彼らの基準による MCI の対象を 15 年以上にわたって追

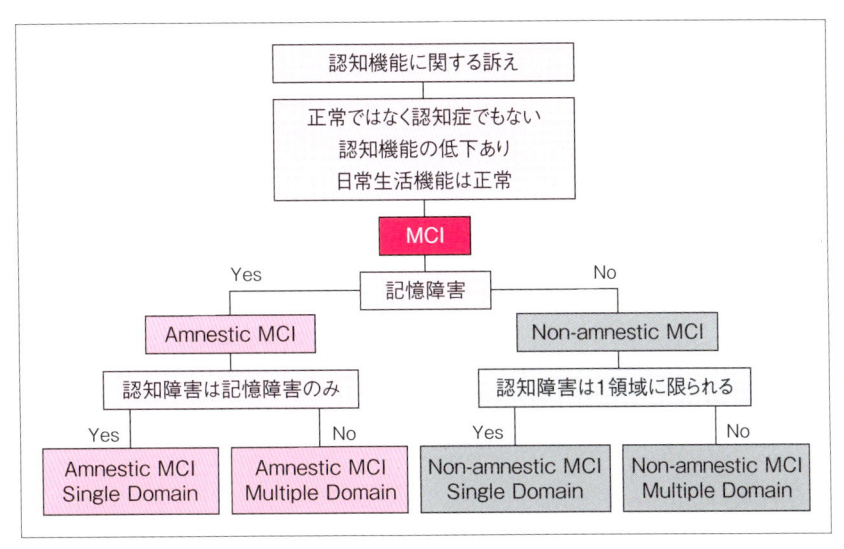

図 1 MCI のサブタイプ診断のためのフローチャート

跡調査した結果である．そこでは，1 年当たり平均 12%の割合で認知症あるいは probable AD へと進行した(convert)とされる．また 6 年でおよそ 80%が認知症に至ったと報告し，MCI と診断される者のうち 10%以上は最終的に認知症へ進行しないと考察している．こうした非 converter の基礎には海馬硬化症や外傷などを推察している[9].

この進展率については，19 の縦断研究のメタアナリシスでは平均値として年間 10%とされている[10]．より最近の報告でも年率 7.5〜16.5%（中間値で 11%）としている[11].

3. MCI から健常への復帰

健常への復帰(revert)ついては，近年多くの報告がされている．こうした研究の手法等も含めて総括したレビューでは 26%とされている[12]．どうした特性が復帰を予測させるのかは，誰しもが興味深いであろう．アポリポタンパク遺伝子型や年齢といった介入不可能な要素ではなく，可能なものこそ注目される．たとえばオーストラリアの研究チーム[13]は，好奇心の強さや複雑な知的活動を行っていること，また血圧の拡張期圧の低さなどを指摘している．

MCI の診断

1. MCI の診断方法

正統とされる診断法やテストがあるわけではない．Petersen による amnestic MCI を基準にすれば，以下のように考えられる．まず詳細な問診などで，認知症でないことを確認する．認知症はないと判断されたら，以下に示す個々の認知機能を評価する．具体的には，記憶(主にエピソード記憶と論理記憶)，言語機能，遂行機能，視空間機能，推論，注意の能力が検査されることが多い．個々の認知領域について年齢，性別，教育年数を制御した平均値から 1 SD あるいは 1.5 SD を下回っていれば，その機能障害を疑う．

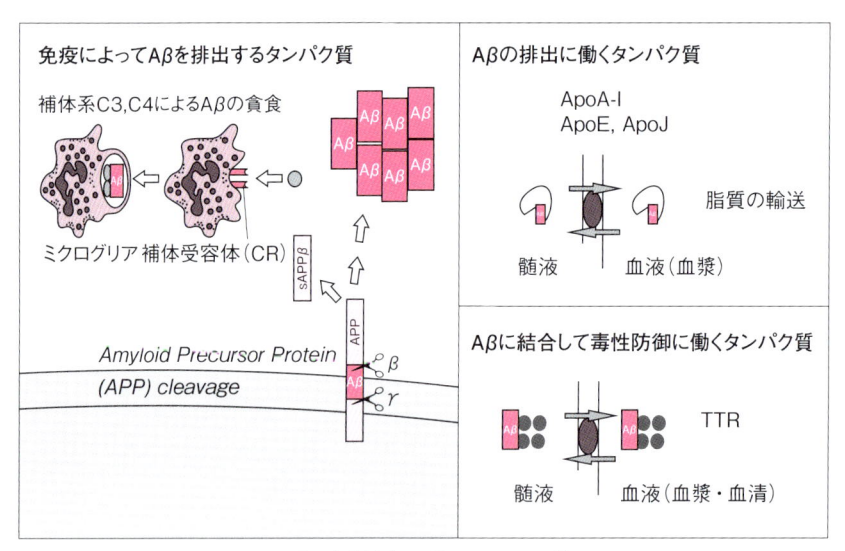

図2 Ab クリアランスとシナプス毒性防御に働くタンパク質

2. MCI の補助的診断法

①画像診断

MCI や初期 AD の画像所見を，視察法で正確に評価するのは難しい．MRI，SPECT ともに画像統計解析の利用は不可欠である．前駆期・初期の MRI による診断法としては，voxel-based morphometry(VBM)による画像解析が主流になっている．そして MCI 期では，海馬傍回の前方にある嗅内野皮質の萎縮が注目されている[13]．最近，最も重視されるのはアミロイド PET の結果である[14]．

②バイオマーカー

現時点で MCI や早期 AD の診断に最も有用と考えられているのは，脳脊髄液(CSF)バイオマーカーである．CSF バイオマーカーとしては，老人斑の主要構成成分である Aβ42 と神経原線維変化を構成するリン酸化タウが注目されてきた．そして ELISA によって脳脊髄液(CSF)中のこれらの物質が測定されてきた．MCI や初期の AD 患者の CSF において前者は低下しており，後者については上昇している[15]．

③血液バイオマーカー

一方，末梢血で診断したいという願いはずっとあったが実現しなかった．なにより侵襲性の低さとサンプリング方法の簡便さがその背景にある．伝統的には Aβ42 など AD の中核物質が注目されてきた．ところが末梢血におけるこの物質測定では安定性が悪いことが最大の問題とされてきた．それだけに正常値の設定が困難である．

2015 年に報告された研究[16]では，報告者の Uchida らがあえて Aβ 自体ではなく，これを減少させたり排出させる物質に注目した．その結果，3 つの物質が見つかった．いずれも Aβ を排除したりその毒性を消去したりする特徴を有する(**図2**)．また AD の病勢が進行するとともに防衛物質であるこれら 3 物質の血液中濃度は減少する．これらの物質についてそれぞれの量をもとに合成関数を作って AD 危険度を産出した．それと認知機能レベルを照合させることで合成関数値のカットオフを定めたのである．現時点で 8 割程度の正

確な診断が可能だとわかっている.

 ## 告知と対応の仕方

1. 告知について

まず大きな問題は，告知するかしないかである．最近では少なからぬ人びとがMCIの臨床的な意味についてよく知っている．それだけに，どちらであれ確固とした対応が求められる.

著者の場合，かならず告知するのはご本人に確かな理解力と意思決定能力があると判断され，告知されたらリビングウィルまでも考えておられるようなケースである.

例外ながら段階的に告知していくこともある．それは当人の理解力と意思決定能力に不安を感じたり，告知によって相当の動揺が予想されるようなケースである．とくに患者だけで受診しているような場合はそうである．もっとも，意を決したご家族がおられる場合は別の場でご家族には事実を伝えている．いうまでもなく，本人に告知しなければ治療導入は難しくなる．だから「正常範囲以下であった記憶をこれ以上は悪化させないために，何らかの対応をしたほうがよいのではないでしょうか？」という伝え方になる．そして告知はその後，治療関係が確立したと思われるときにキーパーソン同席のもとで行う．以上はあくまで原則論である.

なお非専門の場合には，こうした告知は避けるのがいいかもしれない．まずは日本老年精神医学会や日本認知症学会の専門医に紹介し，その回答やアドバイスに応じて対処するのが無難と思われる.

2. 対応の仕方

MCIへの医療的対応の基本は，脳血管性の危険因子(高血圧や喫煙など)を減らし，脳卒中の予防にある．そして運動，知的活動，社会参加がさらなる知的機能の衰退を防ぐものと期待されている[17].

2018年にアメリカからMCIについての新たなガイドライン[18]が示された．その概要を示す.

①米国食品医薬品局(FDA)は，MCIへの薬物治療を許可していない(これは，わが国でも同様である).

②MCI者の認知機能改善の効果を示した治療薬やサプリメントに関する良質なエビデンスは存在しない.

③規則的な運動を週に2回程度，6カ月以上にわたって続ければ有効とする良質な報告が相当数存在する.

④数は少ないが，認知トレーニングの有効性も報告されている．もっとも，どの種の認知トレーニングがとくに有効かはわかっていない.

なお留意すべきは，MCI者にみられる危険因子(たとえば糖尿病などの生活習慣病)を確認すること，身体機能を評価すること，行動面の障害や精神症状があれば治療すること，さらに認知機能を継続的に評価することである．また認知機能障害に結びつきかねない薬剤(ある種の睡眠薬など)は中止することとも述べている．さらに，当事者が既存のアルツハイマー病治療薬を希望しても，こうした薬剤に関するエビデンスはないと告げるように

と記載されていることである.

おわりに

　近年では高齢者のフレイルが認知機能低下の要因だとして注目されるようになっている[19]．このフレイルやロコモの原因として，男性なら脊柱管狭窄症，女性なら変形性膝関節症や骨粗鬆症による亀背は多い．こうした疾患があれば，運動も社会交流もできなくなってしまい，それが認知症につながりかねない．しかし逆に介入可能性も有しているのである．

文献

1) American Psychiatric Association. Diagnostic and Statistical Manual of Mental Disorders, 5th Edition (DSM-5). APA Press;2013.
2) Bredesen D. The end of Alzheimer's. Vermilion;2017.
3) Livingston G et al. Dementia prevention, intervention, and care. Lancet 2017;390:2673-734.
4) Reisberg B. Functional assessment staging(FAST). Psychopharmacology Bulletin 1988:24:653-9.
5) Petersen RC et al. Mild cognitiveimpairment;clinical characterization and outcome. Arch Neurol 1999;56:303-8.
6) Petersen RC, Morris JC. Mild cognitive impairment as a clinical entity and treatment target. Arch Neurol 2005;62:1160-3.
7) Ritchie K et al. Classification criteria for mild cognitive impairment:a population-based validation study. Neurology 2001;56:37-42.
8) Frisoni GB et al. Mild cognitive impairment in the population and physical health. J Gerontol A Biological Sci Med Sci 2000:55;M322-8.
9) Petersen RC, Morris JC. Clinical features. Mild Cognitive Impairment(Petersen RC ed). Oxford UP;2003, p.15-39.
10) Bruscoli M, Lovestone S. Is MCI really just early dementia? A systematic review of conversion studies. Int Psychogeriatr 2004;16:129-40.
11) Ward A et al. Rate of conversion from prodromal Alzheimer's disease to Alzheimer's dementia:a systematic review of the literature. Dement Geriatr Cogn Dis Extra 2013;3:320-32.
12) Canevelli M et al. Spontaneous Reversion of Mild Cognitive Impairment to Normal Cognition:A Systematic Review of Literature and Meta-Analysis. J Am Med Dir Assoc 2016;17:943-8.
13) Sachdev PS et al. Factors predicting reversion from mild cognitive impairment to normal cognitive functioning:a population-based study. PLoS One 2013;8:e59649.
14) Johnson KA et al. Florbetapir(F18-AV-45)PET to assess amyloid burden in Alzheimer's disease dementia, mild cognitive impairment, and normal aging. Alzheimers dementia 2013;9(5 Suppl):S72-83.
15) Diniz BSO et al. Do CSF total tau, phosphorylated tau, and β-amyloid 42 help to predict progression of mild cognitive impairment to Alzheimer's disease? A systematic review and meta-analysis of the literature. World J Biol Psychiatry 2008;9:172-82.
16) Uchida K et al. Amyloid-β sequester proteins as blood-based biomarkers of cognitive decline. Alzheimers Dement(Amst)2015;15;270-80.
17) Kenneth ML, Deborah AL. The Diagnosis and Management of Mild Cognitive Impairment:A Clinical Review. JAMA 2014;312(23):2551-61.
18) Petersen RC et al. Practice guideline update summary:Mild cognitive impairment-Report of the Guideline Development, Dissemination, and Implementation Subcommittee of the American Academy of Neurology. Neurology 2018;90:126-35.
19) Panza F et al. Different models of frailty in predementia and dementia syndromes. J Nutr Health Aging 2011;15:711-9.

21 レビー小体型認知症

Keyword
レビー小体
幻覚
誤認
レム睡眠
パーキンソニズム

POINT

- レビー小体型認知症(DLB)の主要な症状は認知機能低下,パーキンソニズム,幻視などの精神症状,REM 睡眠行動異常症,認知の変動,抑うつなどである.

- 症状が典型的でない場合,指標的バイオマーカーの検査を検討する.

- DLB の認知障害,精神症状,身体症状に薬物治療が有効だが,DLB は薬剤に過敏なので副作用に注意しながら治療を行う.

Typical Case Presentation

83 歳女性.主訴:いない人がいる.

- 7〜8 年前から,夜に大声で寝言を言ったりうなされるようになった.
- 1 年前の 4 月から動作が困難になったが,夏以降は回復した.今年 5 月からまた動作が困難になった.何度か転倒している.
- 今年 6 月から「子供がいる」「人が 3 人いる」と言ったり,息子を娘と間違えるようになった.
- 調子の波があり,昼間にボーっとしていたり,おかしなことを言う.
- 診察では歩行は自立しているが動作が緩慢.四肢に筋強剛あり,振戦なし.年齢は正答するが,診察医の名前は 5 分後に想起できず.
- 認知機能は MMSE 19/30,時計描画,立方体模写は高度に拙劣,Kohs 立方体検査 IQ 37.5.

レビー小体型認知症(DLB)の疾患概念

レビー小体型認知症(dementia with Lewy bodies:DLB)は初老期・老年期に発症し,幻視に代表される特有の精神症状およびパーキンソニズムを示す神経変性疾患である[1].DLB は剖検で確定診断された老年期認知症の 15〜20 % を占める.DLB では中枢神経系に神経脱落とレビー小体の出現をみるが,レビー小体は脳・脊髄ばかりでなく,心臓,消化管,膀胱,皮膚などの末梢自律神経系にも認められるので,そういう意味で DLB は"全身病"である.レビー小体の主要構成蛋白は α-シヌクレインであり,パーキンソン病(Parkinson disease:PD),多系統萎縮症とともに α-シヌクレイノパチー(α-synucleinopathy)と称される.

またDLB では多くの症例でさまざまな程度のアルツハイマー病(Alzheimer disease:

長濱康弘 Yasuhiro NAGAHAMA 医療法人花咲会かわさき記念病院

表1 DLBにみられる精神症状の例

```
【有形幻視】
  人物，動物：［例］子供を連れた女性がきた．蛇，鳥，虫などがいる．
  非生物：［例］壁が燃えている．廊下に水たまりがある．
【通過幻視】
  視野の端を，動物や人がサッと通り過ぎる．
【実体意識性】
  視野の外に，人の"気配"を感じる症状．［例］自分の後ろに人が立っている気配がする．
【錯視】
  ［例］洋服が人にみえる．腰紐を魚の干物とまちがえる．
【人物誤認】
  ［例］娘を自分の姉とまちがえる．夫を実母とまちがえる．
【幻の同居人】
  他人が家の中に住んでいるという間違った認識．［例］2階に知らない男性が住んでいる．
【Capgras症状】
  家族，親友などが瓜二つの替え玉（偽者）に置き換わっている，という症状．
  ［例］夫に「あなたはよく似ているけど他人だ」という．
【重複記憶錯誤】
  本来単一の人物や場所が複数存在すると信じている症状．
  ［例］妻が3人いる．他所にもう1つ家があって，そこにも同じ妻と子が住んでいる．
【（実際はいない）身内が家に居る，生きている】
  ［例］（亡くなった）母も暮らしていると思う．（遠方にいる）弟がきていると思う．
```

AD）変化を伴う．病理学的にDLBはLewy関連病理とAD病理の出現部位によって，脳幹型，辺縁型（移行型），びまん性新皮質型に分類される．

　DLBの認知機能障害は，記憶障害に比べて不釣り合いに注意障害，遂行機能障害，視空間認知障害が目立つのが典型的である[1,2]．とくに初期には明らかな記憶障害がみられないこともあるので診断する際に注意が必要である．

　DLBを特徴づける臨床症状（中核的臨床特徴）は認知機能の変動，繰り返す幻視，REM睡眠行動異常症（Rapid Eye Movement sleep behavior disorder：RBD），特発性パーキンソニズムである[1]．DLBでみられる認知機能の変動（fluctuation）はせん妄に似ていて一過性に覚醒度や注意力の低下を伴い，問診では，日中の眠気，過眠，ボーッとする，一過性の混乱した会話などがポイントとなる[3]．日中の眠気・過眠は支持的特徴にもあげられている．幻視は有形幻視，なかでも人物幻視が最も多く，次いで小動物や虫の幻視が多い．幻視に関連する症状として，通過幻視，実体意識性，錯視などもみられることがある（**表1**）．DLBのパーキンソニズムはPDに比べると筋強剛と寡動，歩行障害が主体で振戦は少なく，左右差も少ない（column参照）．パーキンソニズムのひとつの症状しかみられないことも多く，見落とさないよう注意深い評価が必要である．RBDは，骨格筋緊張の抑制を欠く異常なREM睡眠（REM sleep without atonia：RWA）によって夢の精神活動が行動に表出さ

---

column　DLBにおけるパーキソニズム

　診断基準ではDLBは認知機能障害がパーキンソニズムより先行ないしほぼ同時に出現するものとされ，明らかなPD発症から12カ月以降に認知症が出現した場合はパーキンソン病の認知症（Parkinson disease dementia：PDD）と診断される．しかしDLBとPDDは臨床・病理学的に連続したスペクトラムに属するため，両者を包括してレビー小体病（Lewy body disease）とよぶことが認められている．

れ，大声での寝言，叫び，手足の激しい動きなどの異常行動がみられる．RBD は認知症症状や運動障害に年単位で先行することも多く，時には 10～30 年も先行することがある．

　DLB ではよくみられるが，診断特異性は乏しい臨床症状（支持的臨床特徴）もある．支持的臨床特徴が複数みられる場合 DLB を疑う根拠になる．診断基準では姿勢の不安定さ，繰り返す転倒，失神，原因不明の意識障害，高度な自律神経障害（便秘，起立性低血圧，尿失禁など），過眠，嗅覚低下，幻視以外の幻覚，系統化された妄想，アパシー，不安，抑うつがあげられている．また抗精神病薬に対する過敏性は新診断基準では中核的特徴から支持的特徴に格下げされたが，治療時に注意が必要な点は変わりない．

 ## レビー小体型認知症（DLB）の診断

　臨床診断基準[1]（**図 1**）では，進行性の認知機能低下に加え，中核的臨床特徴のうち 2 つ，あるいは中核的臨床特徴 1 つと指標的バイオマーカー 1 つ以上が確認されれば probable DLB と診断される．中核的臨床特徴 1 つのみ，あるいは指標的バイオマーカー 1 つ以上のみ（中核的臨床特徴なし）の場合は possible DLB と診断する．ただし中核的特徴がパーキンソニズムのみでバイオマーカーがドパミントランスポーター取込み低下のみ陽性の場合は慎重に他疾患を鑑別する必要がある（後述）．

　指標的バイオマーカーは以下の 3 つである．

① ドパミントランスポーター画像

^{123}I-ioflupane などを用いて SPECT で大脳基底核のドパミントランスポーターを評価すると，DLB では取込みの低下がみられる（**図 2-C**）．すべての症例で低下する訳ではなく，AD との鑑別能は感度 78%，特異度 90%程度である[1]．

②^{123}I-MIBG 心筋シンチグラフィ

^{123}I-meta-iodobenzylguanidine（MIBG）心筋シンチグラフィは心臓交感神経機能評価の指標であるが，DLB および PD で高率に取込み低下がみられるので，AD や他のパーキンソン関連疾患との鑑別を目的に用いられる（**図 2-D**）．ただし全例で低下するわけではなく，AD との鑑別能は感度 69%，特異度 87%である[4]．

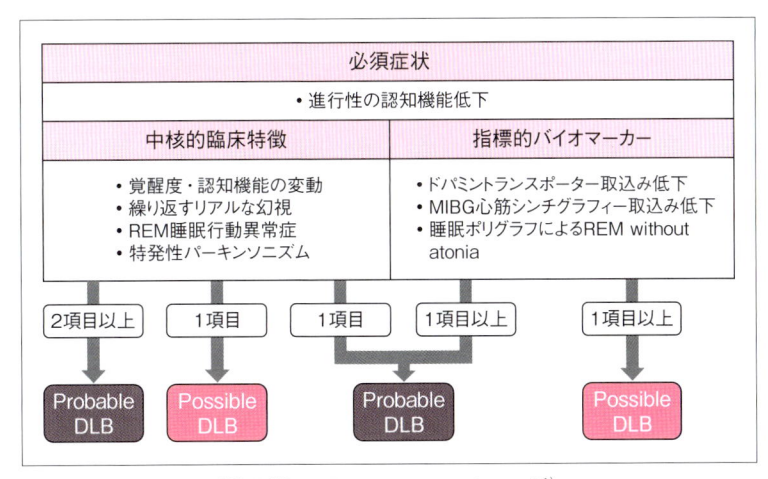

図 1　DLB の臨床診断基準（第 4 回 DLB コンソーシアム）[1]

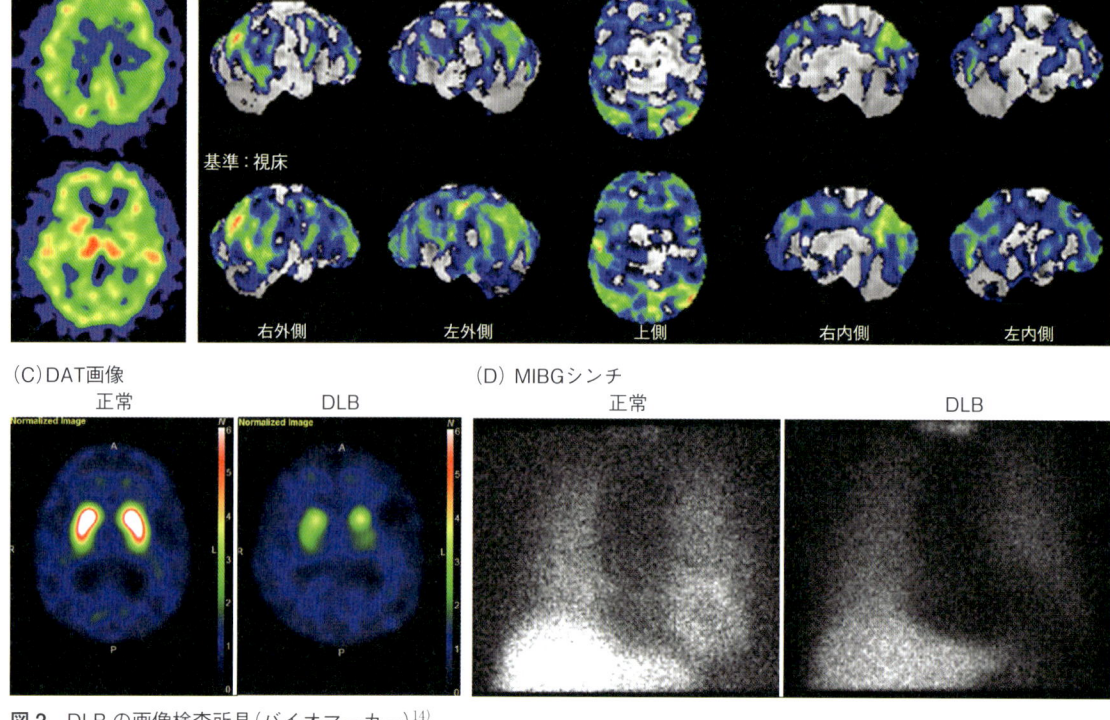

図 2　DLB の画像検査所見（バイオマーカー）[14]

③睡眠ポリグラフ（polysomnography：PSG）

PSG における RWA の存在は，高確率でシヌクレイノパチーを示唆するとされている．大声の寝言など RBD を示唆する症状があっても，閉塞性睡眠時無呼吸症候群など RBD 類似の症状を呈する状態との鑑別が必要になることがあり，その場合 PSG による確認が望ましい

指標的バイオマーカーに比べると特異性は低いが，診断に有用な検査所見（支持的バイオマーカー）もある．CT/MRI では側頭葉内側の萎縮は AD に比べて軽い傾向がみられるが，個々の症例では側頭葉内側萎縮が明らかな例もあるので AD との鑑別に有用とはいえない．PET/SPECT による脳血流・代謝画像では頭頂葉，側頭葉，後頭葉皮質での血流代謝が低下し，とくに一次視覚野を含む後頭葉での低下は DLB に特徴的で AD との鑑別に有用である（**図2-A, B**）．相対的に後部帯状回付近の代謝が高く見える帯状回島徴候がみられることもある．脳波では DLB では頭頂後頭葉領域での徐波が増える傾向があり，主に pre-α～θ 帯域の周期的徐波がみられることがある．

DLB では幻視のほかにも多彩な精神症状（**表 1**）がみられ，幻覚，誤認，妄想に分類される（**表 2**）[5,6]．実体意識性，人物誤認，被害妄想，場所誤認，幻の同居人などは頻度が高い．錯視も比較的よくみられ，DLB では精神症状と視覚認知障害の中間に位置する症状である．錯視を誘発する検査（パレイドリア・テスト）[7]では AD に比べて DLB で有意に多くの錯視反応がみられ，DLB を診断する一助になる．

DLB では幻視のほかに，認知症が軽症のうちから実体意識性，錯視，誤認（人物誤認症

表2 DLB の精神症状の分類[9,10]

幻覚	誤認	妄想
・有形幻視 　−人物幻視 　−動物/虫の幻視 　−非生物幻視 ・要素性幻視 ・実体意識性 ・幻聴 ・幻臭 ・体感幻覚 ・錯視	・単純人物誤認 ・幻の同居人 ・妄想性誤認症候群 　−Capgras 症状 　−Fregoli 症状 　−重複記憶錯誤 ・いない身内がいる，生きている ・場所誤認 ・TV 徴候 ・その他の誤認関連症状	・物盗られ妄想 ・被害妄想 ・迫害妄想 ・嫉妬妄想 ・心気妄想 ・微小妄想 ・妊娠妄想 ・恋愛妄想

状，場所誤認，いない身内がいる，TV 誤認），不安，抑うつ，嗜眠，調子の変動，易転倒性，嗅覚異常，便秘などが多くみられる[8,9]．臨床的中核特徴がみられなくても，これら DLB の初期症状，支持的特徴のいくつかの組み合わせから“DLB らしさ”に気づいて必要な検査を行うことで，診断感度が高くなることが期待される．

レビー小体型認知症（DLB）の鑑別のポイント

1．AD との鑑別

　認知機能評価では，DLB では視空間機能障害，遂行機能障害，注意障害が記憶障害より目立つことがヒントになる．そのため MMSE，HDS-R だけではなく描画（立方体，時計など），Trail making test，Stroop test など記憶以外の機能を評価できる検査をスクリーニングとして併用するべきである[1,2]．病初期には記憶障害が明らかでない例もあるので，“記憶障害がない＝認知症ではない”と判断しないことが大切である．逆に DLB でも高齢（85歳以上）になると AD と記憶障害の程度に差がなくなるので，その点も留意すべきである[10]．また DLB では海馬委縮が AD より軽いため，VSRAD など MRI における定量的海馬委縮の指標が正常域になることも珍しくない．“海馬委縮がない＝認知症ではない”という判断もしないよう注意が必要である．

　幻視，パーキンソニズム，RBD，認知機能の変動のうち 1 つが明らかな場合，指標的バイオマーカーの検査を計画するとよい．とくに認知症が軽症の時期から幻視が明らか，あるいは RBD がみられれば DLB である可能性は高い．幻視の類縁症状である実体意識性，通過幻視などは本人に質問してはじめて判明することも多いので，問診に取り入れるとよい．幻視がなくても認知症が軽症のうちから人物誤認などの誤認症状がみられる場合，DLB を疑う根拠になるのでバイオマーカーによる鑑別を検討する．ただし中等度以上に認知症が進行すると AD でも誤認症状はみられるようになるので慎重な鑑別が必要になる．一方で妄想，興奮，意欲低下は AD，DLB いずれでも初期からみられ，非特異的な症状である[8]．妄想や興奮が目立つ認知症を安易に DLB と診断しないよう注意が必要である．DLB を過剰診断しないために，とくに中等度以上に進行した認知症患者を診断する際には，臨床経過や症状，各種検査所見を慎重に検討して総合的に判断することが大切である．

2．パーキンソン症状，認知症を呈する疾患との鑑別

　筋強剛，寡動が主体のパーキンソニズムと認知症がみられるが幻視がない場合，進行性

核上性麻痺，大脳皮質基底核症候群，多系統萎縮症の鑑別が必要である．それぞれの疾患の特徴を知っていることが望ましいが，専門医でない場合，MIBG心筋シンチがひとつの指標になりうる．これらの疾患ではMIBG心筋シンチで高度の取込み低下がみられることはまれなので，慢性心不全や虚血性心疾患がなければ検査を考慮するとよい．ドパミントランスポーター画像はこれらのパーキンソン関連疾患でも取り込みが低下するため，鑑別には有用ではない．

3．歩行障害と認知症を呈する疾患との鑑別

筋強剛はないがすり足歩行，小股歩行がみられ認知症を呈する疾患として，正常圧水頭症，皮質下型血管性認知症が鑑別にあがる．これらの疾患は頭部MRI所見，脳血流SPECT所見などから鑑別が可能である．

4．覚醒度変動が目立つ認知症との鑑別

DLB以外の認知症でも，せん妄を生じると幻視，覚醒度変動がみられるのでDLBと紛らわしくなることがある．比較的短期間に幻視，言動の混乱が生じた場合，せん妄を生じる要因がないか検討する必要がある．感染症，心不全の悪化，急な環境変化（入院など）のほか，薬剤性せん妄の除外は必須である．せん妄を生じやすい薬剤（総合感冒薬，頻尿治療薬，H_2阻害薬，抗不安薬，睡眠導入剤など）を知っておき，それらの薬剤を中止することで症状が改善するかどうか検討する．また慢性肝性脳症では認知症，筋強剛，振戦，動作緩慢，覚醒度変動，時に幻視がみられDLBに似た症状になる．門脈−体循環シャントによる肝性脳症では肝機能は正常であることも多いので，血中アンモニア濃度の測定が鑑別に有用である．頭部MRIのT1強調画像での淡蒼球高信号で，肝性脳症に気づかれることもある．

 ## レビー小体型認知症（DLB）の初期治療

DLBの認知機能障害に対しては原則としてコリンエステラーゼ阻害薬（cholinesterase inhibitors：ChEIs）が第一選択である[11-13]．DLBではADに比べて脳内アセチルコリンの減少が強い傾向があるので，ADよりもChEIsが著効することがある．国内では塩酸ドネペジル，リバスチグミン（パッチ），ガランタミンが販売されているが，現在DLBへの保険適用が認められているのは塩酸ドネペジル（アリセプト）のみである．副作用は消化器症状が多く，パーキンソン症状は全体として重症度に有意な悪化はみられていない．ただし症例レベルではChEIsにより動作が悪化することがあるので，実際の治療時には注意が必要である．通常用量では副作用で使用できない症例でも，少量投与（塩酸ドネペジル1.5 mg〜）は可能で効果も得られる場合があるので検討するとよい．

DLBの行動・心理症状（BPSD）に対する対応としては，薬物治療を開始する前にまず以下の点を検討する．すなわちBPSDを悪化させている身体的要因がないか，他の薬剤の影響がないか，非薬物的介入の対象となる心理社会的要因がないか，などである．DLBでは抗コリン作用を有する薬剤（総合感冒薬，尿失禁治療薬，三環系抗うつ薬など）や抗不安薬，H_2阻害薬，疼痛治療薬（トラマドール塩酸塩，プレガバリン）などによって容易にせん妄が誘発される．DLB患者で急に幻覚などの症状が悪化したときには，誘因となり得る薬剤を服用していないかを第一に確認する必要がある．

幻覚，妄想などの精神症状については，認知機能障害と同様に ChEIs が有効なことが示されており，第一選択薬に位置づけられる[11,13]．幻視は比較的 ChEIs の効果が高いが，妄想，誤認に対する効果はやや劣る[12]．

精神症状に対して ChEIs が無効であったり顕著な興奮や易怒性を緊急に治療する必要がある場合には，非定型抗精神病薬を考慮する．DLB に対する非定型抗精神病薬の効果についてはエビデンスレベルの高い報告はないが，パーキンソニズムの悪化を惹起しにくいことから糖尿病がなければクエチアピンの使用が推奨されている[12,13]．クエチアピンは幻覚・妄想に対する作用が弱い（D_2受容体遮断作用が弱い）反面抗ヒスタミン作用が比較的強いため，沈静・催眠作用を有し眠気を惹起しやすい．そのため不眠や夜間せん妄を伴う場合に眠前を主体に 12.5〜100 mg 使用し，反応をみながら日中に少量を追加するか検討する場合が多い．オランザピンはクエチアピン同様，糖尿病合併例には禁忌であるが，クエチアピンより抗精神病作用が強く，沈静・催眠作用も有する．使用する際には 2.5 mg 程度の少量から慎重に使用する．リスペリドン，ブロナンセリンなどのセロトニン・ドパミン拮抗薬は糖尿病でも禁忌でなく，幻覚妄想に対する抗精神病作用は優れているが，パーキンソン症状の悪化など副作用を生じやすいので，やむを得ない場合に限りごく少量から慎重に使用する．漢方薬の抑肝散や抑肝散加陳皮半夏が幻覚や興奮などに一定の効果がみられる場合がある．抑うつ症状については選択的セロトニン再取り込み阻害薬（SSRI）やセロトニン・ノルアドレナリン再取り込み阻害薬（SNRI）の使用が推奨されている．焦燥や不安を伴う不眠がみられる際に，沈静作用のある抗うつ剤（ミアンセリン，ミルタザピンなど）を眠前に使用することがある．いずれの薬剤も少量から（ミアンセリン 5 mg〜，ミルタザピン 15 mg〜）開始するのがよい．

パーキンソン症状に対する治療は L-DOPA が第一選択である[12,13]．副作用として精神症状の悪化がみられることが稀ではないので，50 mg/day から開始し 50 mg ずつ増量するなど慎重に使用する．維持量は個人差が大きいが，100〜600 mg/day の間になる場合が多い．

📖 専門医との連携におけるポイント

典型的な症例の診断は難しくないが，probable DLB の診断基準を満たさないなど，診断に確信が持てない症例については，専門医に診断，治療方針をコンサルトするとよい．

ChEIs による治療で症状が改善していても，時間が経過すると幻視などが再燃してくることがある．ChEIs の増量で再度改善することもあるが，うまくいかないときには専門医にコンサルトするのがよい．そのほか，BPSD が強いとき，パーキンソン症状が L-DOPA だけでは改善しないとき，起立性低血圧など自律神経症状が生活に支障をきたすときなどは専門医に相談することが望ましい．DLB は抗精神病薬だけでなく，種々の薬剤に過敏に反応しやすいので，初期治療でうまくいかないときには専門医と連携をはかることが望ましい．

文献

1）McKeith IG et al. Diagnosis and management of dementia with Lewy bodies:fourth consensus report of the DLB Consortium. Neurology 2017;89:1-13.

2）長濱康弘．レヴィ小体型認知症の臨床神経心理学．Brain and Nerve 2016；68：165-74.

3）Ferman TJ et al. DLB fluctuations. Specific features that reliably differentiate DLB from AD and normal aging. Neurology 2004;62:181-7.

4）Yoshita M et al. Diagnostic accuracy of I-123-meta-iodobenzylguanidine myocardial scintigraphy in dementia with Lewy bodies:a multicenter study. PLoS One 2015;10:e0120540.

5）Nagahama Y et al. Classification of psychotic symptoms in dementia with Lewy bodies. Am J Geriatr Psychiatry 2007;15:961-7.

6）Nagahama Y et al. Neural correlates of psychotic symptoms in dementia with Lewy bodies. Brain 2010;133:557-67.

7）Mamiya Y et al. The Pareidolia Test:A Simple Neuropsychological Test measuring visual hallucination like illusions. PLoS One 2016;11（5）;e0154713.

8）長濱康弘．BPSD の初期症状．老年精神医学雑誌 2015；26（増刊号-1）：40-6.

9）Fujishiro H et al. Dementia with Lewy bodies:early diagnostic challenges. Psychogeriatrics 2013;13:128-38.

10）Nagahama Y et al. Neuropsychological Differences Related to Age in Dementia with Lewy Bodies. Dement Geriatr Cogn Dis Extra 2017;7（2）:188-94.

11）Stinton C et al. Pharmacological Management of Lewy Body Dementia:A Systematic Review and Meta-Analysis. Am J Psychiatry 2015;172:731-42.

12）長濱康弘．レビー小体型認知症の認知機能障害と BPSD の薬物治療．Dementia Japan 2017；31：339-48.

13）日本神経学会（監修）．Lewy 小体型認知症．認知症疾患診療ガイドライン 2017；237-62.

14）長濱康弘．レビー小体型認知症．三村将（企画），診断と治療の ABC 132 老年精神医学 2018；最新医学社：98-108.

22 前頭側頭葉変性症

Keyword
前頭側頭葉変性症
前頭側頭型認知症
行動障害型前頭側頭型認知症
進行性非流暢性失語
意味性認知症

POINT

- 前頭葉や側頭葉を中心に特定の蛋白質の蓄積による変性をきたし，多彩な精神症状，行動障害，言語症状，運動症状を呈する疾患群を，臨床的に前頭側頭型認知症(FTD)，病理学的に前頭側頭葉変性症(FTLD)と総称する．

- FTD は，初期に精神症状や行動障害が目立つ行動型前頭側頭型認知症(bvFTD)と，言語症状が目立つ進行性非流暢性失語(PNFA)および意味性認知症(SD)に大別される．統合失調症，発達障害，気分障害等の精神疾患との鑑別がときに困難である．

- FTD の臨床症状は潜行性に発症して緩徐に進行する．顕著な行動障害により介護負担が生じやすい．根本的な治療法はなく，対症的な薬物療法および疾患の特性に応じた非薬物療法を組み合わせた治療を行う．

Typical Case Presentation

73 歳男性．主訴は意欲低下．

- 60 代後半まで理系の研究者であった．
- 70 歳から徐々に趣味のスポーツ等に興味を示さなくなった．
- タイヤがパンクしたまま運転し，事故を起こしたため家族に運転を止められたが，日に何度も車庫で運転席に座った．
- 家族との約束事を忘れるようになって近医でアルツハイマー型認知症と診断されたが，抗認知症薬では症状が改善しなかった．
- 無銭飲食を繰り返すようになり，精査のため当科を紹介されて受診した．
- 診察中は他人事のように無関心であり，椅子の脚を何度も手で叩いた．
- 長谷川式簡易知能評価スケール得点は 7/30，前頭葉機能を評価する Frontal assesment battery (FAB)得点は 3/18 と低値であった．
- 脳血流 SPECT では両側前頭・側頭葉の血流低下，頭部 MRI では前頭・側頭葉の萎縮がみられ(**図1**)，臨床経過と画像所見から probable bvFTD(後述)と診断した．

前頭側頭葉変性症(FTLD)

前頭葉や側頭葉を中心として神経変性を呈する疾患群を，病理学的に前頭側頭葉変性症(frontotemporal lobar degeneration：FTLD)と総称する[1]．

FTLD では，大脳皮質の病変部位では神経細胞が脱落し，残存した神経細胞やグリア細

渡辺亮平　新井哲明 Ryohei WATANABE and Tetsuaki ARAI　筑波大学医学医療系臨床医学域精神医学

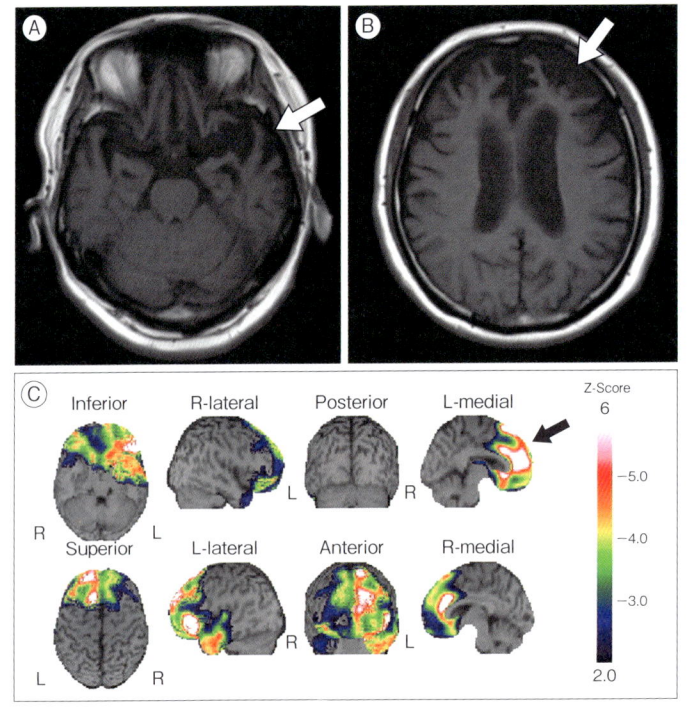

図1　行動障害型前頭側頭型認知症(bvFTD)の画像所見

A, B：頭部 MRI 水平断 T1 強調画像.
A(海馬レベル)：左優位に両側側頭葉前部の萎縮を認める(矢印).
B(側脳室レベル)：左優位に両側前頭葉前方部の限局性萎縮を認める(矢印).
C(脳血流 SPECT)：左優位に両側前部帯状回や前頭葉皮質の血流低下が目立つ(矢印).

胞には特定の蛋白質が蓄積している．蓄積蛋白質として，異常にリン酸化されたタウ蛋白と TAR DNA-binding protein(TDP-43)が全体の 45％ずつの症例で認められるほか，少数の症例では fused in sarcoma(FUS)等が認められ，蓄積蛋白質により FTLD-tau，FTLD-TDP，FTLD-FUS の 3 型に下位分類されている(**表1**)[4]．これらの蛋白質が前頭・側頭葉に蓄積する機序は不明であるが，近年の家族性 FTLD 研究において microtubule-associated protein tau(MAPT)，granulin(GRN)，chromosome 9 open reading frame 72(C9orf72)，valosin-containing protein(VCP)等の遺伝子における変異が判明し，蓄積蛋白質との関連が研究されている．なお，筋萎縮性側索硬化症(amyotrophic lateral sclerosis：ALS)を主とする運動ニューロン疾患(motor neuron disease：MND)は蓄積蛋白質が FTLD と共通する[5]ほか，臨床的にも FTLD と MND による症状が同一症例に併存しやすく，近年両者は単一の疾患スペクトラム(FTLD-MND)上にあると考えられている．

前頭側頭型認知症(FTD)

前頭・側頭葉が萎縮し，主として行動障害および言語症状を呈する疾患群を，臨床的に FTD(frontotemporal dementia)と総称する．FTD の有病率は 15〜22/10 万人で，認知症全体の 1％，65 歳未満の認知症の 3.7％を占め，変性性認知症ではアルツハイマー型認知症(Alzheimer's dementia：AD)，レビー小体型認知症(Dementia with Lewy bodies：DLB)に

表1 前頭側頭葉変性症(FTLD)の蓄積蛋白質による分類

FTLD-tau	ピック病 皮質基底核変性症 進行性核上性麻痺 嗜銀果粒性認知症 神経原線維変化型老年期認知症 globular glial tauopathy(GGT) 家族性 FTLD-tau(MAPT 遺伝子変異による FTDP-17)
FTLD-TDP	孤発性 FTLD-TDP FTLD-motor neuron disease(MND) 家族性 FTLD-TDP(GRN 遺伝子変異による FTDP-17, VCP 遺伝子変異による骨パジェット病と前頭側頭型認知症を伴う遺伝性封入体筋炎, C9ORF72 遺伝子変異)
FTLD-FUS	非定型 FTLD-U 好塩基性封入体病 神経細胞性中間径線維封入体病
FTLD-ubiquitin proteasome system(FTLD-UPS)	FTD liked to chromosome 3(CHMP2B 遺伝子変異)
FTLD-no inclusions(FTLD-ni)	dementia lacking distinctive histology(DLDH)

次いで多い[2]. 発症年齢は 40〜70 歳で男女差はなく，約 8 割は 65 歳以下の若年で発症する．30〜50％の症例では家族歴が認められる．生命予後は 7〜13 年である[3].

FTD は，行動障害が目立つ行動型前頭側頭型認知症(behavioral variant FTD：bvFTD)と，言語症状が目立つ意味性認知症(semantic dementia：SD)および進行性非流暢性失語(progressive non-fluent aphasia：PNFA)の 3 型に分類される[1]. 以下にそれぞれについて述べる．なお，SD と PNFA は，原発性進行性失語(primary progressive aphasia：PPA)の分類における意味型(semantic variant PPA：svPPA)と非流暢/失文法型(non-fluent/agrammatic variant PPA：naPPA)にそれぞれ対応しており[6]，本稿では以後後者の用語を用いて解説する．

1. bvFTD

現行の診断基準(表2)では，社会行動や人格の障害等を含む 6 つの基準のうち 3 つを満たすと possible bvFTD と診断され，さらに bvFTD の特徴に合致した画像所見があれば probable bvFTD と診断される．本診断基準の感度は高い[7]一方，AD 等でも偽陽性となることがあるため注意を要する．

初発症状としては行動障害が多く，とくに自発性の低下(アパシー)と，失礼な冗談や危険運転といった脱抑制症状はともに約 8 割で出現する．また，共感性の喪失による冷たく無関心な態度，固執や常同性による同じ内容の発話の繰返しや決まった経路を歩き続ける周遊等が認められる．さらに，思考の柔軟性が欠如して不慣れな環境を嫌がり，情動表現の幅が狭まり，偏食や異食といった食行動異常もみられる．一部の症例は運動ニューロン症状やパーキンソン症状を呈するため，神経学的診察も重要である．

検査所見としては，頭部形態画像において前頭葉，前部側頭葉，前部帯状回，前部島回，海馬等の大脳皮質や扁桃核，線条体，視床，視床下部等の皮質下領域に萎縮をきたす．ただし，病初期には脳萎縮が軽微であることも多く，SPECT や PET 等の機能画像での前頭葉，側頭葉の血流・代謝低下が有用な所見となる．

表2 bvFTD の診断基準[7]

bvFTD の診断基準の必須条項：
見識のある情報者からもたらされた観察や病歴により，行動面および/または認知力における進行性の低下が示されること

possible bvFTD：下記の A-F の症状のうち3つが持続的もしくは頻回に出現すること
A．早期から（3年以内）の行動の脱抑制（社会的に不適切な行動，マナーや礼儀作法の欠損，衝動性，無分別または不注意な行動）
B．早期から（3年以内）のアパシーもしくは緩慢さ
C．早期から（3年以内）の同情や共感の喪失（他者のニーズや感情への応答の減少，社会的な関心，相互関係や人間的な温かさの減少）
D．早期から（3年以内）の保続的，常同的，または強迫的/儀式的な行動（単純な反復動作，恐怖，強迫または儀式的な行動，会話の常同性）
E．口唇傾向と食嗜好の変化（過食症，アルコールやタバコの消費量の増加，食べられない物を口にする）
F．神経心理学的プロファイル（実行課題の障害がみられるが，エピソード記憶や視空間認知機能は比較的保たれる）

probable bvFTD：下記の A-C を全て満たすこと
A．possible bvFTD の診断基準を満たす
B．介護者の報告や，Clinical Dementia Rating Scale もしくは Functional Activities Questionnaire scores で示される有意な機能障害が存在する
C．下記のいずれか1つで示される bvFTD に一致した画像所見 C.1 MRI または CT で前頭葉および/または側頭葉前方部の萎縮 C.2 SPECT または PET で前頭葉および/または側頭葉前方部の血流低下または代謝低下

bvFTD の除外診断基準：下記の A および B は否定される必要があり，C は possible bvFTD では陽性であって良いが，probable bvFTD では陰性である必要がある
A．障害のパターンが他の非変性性の神経疾患または身体疾患で説明できる
B．行動障害が精神疾患で説明できる
C．バイオマーカーがアルツハイマー病または他の神経変性過程を強く示唆する

表3 PPA 診断の組み入れ基準と除外基準[6]

組み入れ基準：下記の1-3が存在しなければならない
1．最も優勢な臨床的特徴は，言語の障害である
2．これらの症状が日常生活活動の障害の主な原因である
3．失語症が病初期において最も優勢な症状である

除外基準：下記の1-4が否定されなければならない
1．症状のパターンは，他の非変性性の神経疾患または身体疾患で説明できる
2．認知障害は，精神疾患で説明できる
3．著明な初期のエピソード記憶，視覚的記憶，視知覚の障害
4．著明な初期の行動障害

2. PPA

　本症では，物品の名称，構文，単語の理解等に関する言語の障害が潜行性に発症して緩徐に進行し，病初期より主要な症状となる．現行の診断基準（**表3**）では，まず PPA を診断した後に下位分類を鑑別する．

　svPPA（**表4**）の特徴は物品・人物の呼称と単語の理解の障害であり，たとえば"包丁を使うことはできるが包丁という言葉がでてこない""包丁を持ってくるようにいわれても包丁を選べない"という状態である．一方，文法や復唱，言語産出は障害されにくく会話量は保たれるものの，具体的な呼称がでてこないため"あれ""それ"等の代名詞の使用が増える．また，非典型的な読み方をする文字の失読や書字障害がみられる．

　naPPA（**表5**）では物品や単語の理解は保たれるが，言語産出の低下，努力性の会話，ためらい，たどたどしさ（発語失行）が生じる．言語音の誤りが不規則に出現し（失調性の構音障害），音の歪みや欠損，挿入，置き換えが生じる．また，"俺,,,店,,,行く,,友達,,だ"のように，助詞，前置詞，助動詞等を使えず，文の構造化ができなくなる（失文法）．

表4 語義型 PPA(svPPA)の臨床的な診断基準[6]

主要症状：両者が存在しなければならない 1．呼称の障害 2．単語の理解の障害
他の症状：少なくとも3つが存在しなければならない： 1．物品(特に使用頻度の低い物あるいは見慣れない物)の知識の障害 2．表層性失読/失書が存在する 3．復唱は保たれる 4．発話能力(文法と発語)は保たれる
画像所見：両者が存在しなければならない 1．上記臨床診断を満たす 2．画像所見で下記の特徴を1つ以上示す 　　a．MRI もしくは CT で前部側頭葉の著明な萎縮 　　b．SPECT または PET で前部側頭葉の著明な血流低下または代謝低下

表5 非流暢/失文法型 PPA(naPPA)の臨床的な診断基準[6]

主要症状：少なくとも1つは存在しなければならない： 1．言語産出における失文法 2．一貫性の乏しい語音の誤りや歪みを伴った努力性のたどたどしい発話(発語失行)
他の症状：少なくとも2つが存在しなければならない： 1．構文的に複雑な文章の理解の障害 2．単語の理解は保たれる 3．物品の知識は保たれる
画像所見：両者が存在しなければならない 1．上記臨床診断を満たす 2．画像所見で下記の特徴を1つ以上示す 　　a．MRI または CT で左側の後部前頭葉–島回の著明な萎縮 　　b．SPECT または PET で左側の後部前頭葉–島回の著明な血流低下または代謝低下

発語失行と失文法が主要症状であり，いずれかの存在が診断に必要である．また複雑な構文を使用した文章の理解力が低下する．

　検査所見として，svPPA では前部側頭葉の萎縮が特徴的であり，進行すると扁桃核，嗅内皮質，海馬も萎縮する．萎縮には左右差があり，右側優位例は相貌失認，左側優位例は語義失語と関連するとされる．naPPA では Broca 領域である左下前頭回から島回にかけての萎縮が特徴的である．

 ## プライマリケアにおける鑑別診断

　FTD による臨床症状は他の多くの精神疾患と重畳する[2]．また，病初期には診断基準で必要な症状数を満たさないことも多い．このためプライマリケアの診療ではFTDを他の精神疾患であると誤診しやすい[8]．初老期以降の精神疾患症例を診療する際には FTD を常に念頭におくことが重要である．鑑別に注意を要する主な精神疾患として，うつ病や双極性感情障害，強迫性障害，統合失調症，発達障害等がある．各精神疾患と FTD との症状の重畳についてまとめた(**表6**)[9]．たとえば，老年期のうつ病と FTD を鑑別する際には，抑うつ気分や希死念慮等が FTD でより生じにくい点が参考となる．このほか，変性疾患では AD との鑑別が重要である．FTD では，不注意によって言われたことを記憶しないために AD による記憶障害と誤診されることがある．FTD では AD と比べて初期に空間認知機能やエピソード記憶が保たれるが実行機能障害が重度である点や，機能画像において FTD で

表6 精神疾患における前頭側頭型認知症（FTD）との症状の重畳[9]

	FTD との区別が難しい症状	FTD では少ない症状
うつ病	食思不振，興味の喪失，精神運動興奮・制止，意欲低下，集中困難	抑うつ気分，体重減少，不眠，希死念慮，自尊感情の低下
双極性感情障害による躁状態	多弁，観念奔逸，注意転導性の亢進，目的志向性の活動の増加，衝動行為	高揚気分，睡眠欲求の減少
強迫性障害	強迫行為	強迫観念
統合失調症	解体した発語や行動，感情平板化，寡言，無関心，自発性の低下	幻聴，体系的な妄想
発達障害	社会的コミュニケーション障害，対人的相互反応の障害，興味の限局と常同的・反復的行動，不注意，多動・衝動性	幼少期より持続する症状，メチルフェニデートやアトモキセチンにより改善する症状

は前頭葉，AD では頭頂葉や後部帯状回に低下所見がみられやすい点に留意する．

 ## 前頭側頭型認知症の初期介入

　FTD に対する根本的な治療法は確立しておらず，対症的な薬物療法と非薬物療法を組み合わせた治療を行う[10]．病初期から著しい行動障害が生じやすいため，症状の緩和とともに介護者負担の軽減に努めることが重要である．

　薬物療法としては，漢方薬の抑肝散が精神症状，行動障害を改善させるほか，選択的セロトニン再取り込み阻害薬（SSRI）やセロトニン 2A 拮抗薬/再取り込み阻害薬（SARI）のトラゾドンが脱抑制や抑うつ，自発性低下，食行動異常，強迫等にときに有効である[11]．これらの薬剤が無効な場合や顕著な行動障害がある場合にはクエチアピンやリスペリドンといった非定型抗精神病薬を用いる場合がある．ただし，本症は錐体外路系副作用に脆弱となるため[12]，必要最小限の用量に留める．なお，AD の治療薬であるコリンエステラーゼ阻害薬の効果は認められず，ときに行動障害を悪化させるため使用しない．気分安定薬のバルプロ酸やカルバマゼピンの FTD におけるエビデンスは限定的であり，副作用も考慮して慎重に検討する．ベンゾジアゼピン系薬剤は脱抑制を悪化させうるため使用を避ける．

　非薬物的療法として，常同行動や被影響性の亢進といった疾患の特性を利用し，決まった日課への誘導，継続をはかるルーティーン化療法があり，行動異常や介護負担を軽減する[13]．また PPA では，機能維持のために言語療法を行う．このほか，介護者への疾患教育も重要であり，初期には見当識やエピソード記憶や視空間認知，日常動作が保持されるため周遊行動への付き添いは不要であると伝えておく．Mioshi らは短時間の問診により FTD の臨床的進行度を 6 段階に分類する Frontotemporal Dementia Rating Scale（FRS）を開発しており[14]，予測される臨床経過を家族に説明するうえで参考になると思われる．

 ## 専門医との連携

　本症の診断のための画像検査や言語リハビリの実施には専門的な施設を要する．また，行動障害により社会的に不適切な言動を繰り返したり，本人への危険が生じたりして日常生活に支障が生じる場合には，入院加療によって行動パターンを，より適応的なものへと誘導し[10]，薬剤調整を行う必要がある．適切な精査や加療のため，必要に応じて専門医と連携することが望ましい．

おわりに

　FTLD の病態や鑑別疾患，初期対応について概説した．本症では日常診療におけるバイオマーカーが乏しく，病態の詳細な評価には死後の剖検を要する．将来的には，脳脊髄中蛋白測定[15]や PET 等が活用され，蓄積蛋白質の早期検出が可能となることが期待される[16]．また治療においては，近年タウ蛋白を標的とした疾患修飾薬の治験が行われているほか，基礎研究では疾患関連蛋白質の抑制や，人工的に作製された治療抗体によって TDP-43 病変の軽減が報告されるなど，さまざまな疾患修飾療法の開発が進んでいる[17,18]．今後とも，本症の早期診断や新規治療の確立のためにさらなる研究の推進が望まれる．

　謝辞：本稿の執筆に際して諸資料を提供いただいた筑波大学附属病院精神神経科の東晋二先生に深謝申し上げます．

文献

1）Neary D et al. Frontotemporal lobar degeneration:a consensus on clinical diagnostic criteria. Neurology 1998;51(6):1546-54.
2）Ducharme S et al. Clinical Approach to the Differential Diagnosis Between Behavioral Variant Frontotemporal Dementia and Primary Psychiatric Disorders. Am J Psychiatry 2015;172(9):827-37.
3）Onyike CU. What Is the Life Expectancy in Frontotemporal Lobar Degeneration? Neuroepidemiology 2011;37(3-4):166-7.
4）Irwin DJ et al. Frontotemporal Lobar Degeneration:Defining Phenotypic Diversity Through Personalized Medicine. Acta Neuropathol 2015;129(4):469-91.
5）Arai T et al. TDP-43 is a component of ubiquitin-positive tau-negative inclusions in frontotemporal lobar degeneration and amyotrophic lateral sclerosis. Biochem Biophys Res Commun 2006;351:602-11.
6）Gorno-Tempini ML et al. Classification of primary progressive aphasia and its variants. Neurology 2011;76(11):1006-14.
7）Rascovsky K et al. Sensitivity of revised diagnostic criteria for the behavioural variant of frontotemporal dementia. Brain 2011;134(Pt 9):2456-77.
8）Woolley JD et al. The diagnostic challenge of psychiatric symptoms in neurodegenerative disease:rates of and risk factors for prior psychiatric diagnosis in patients with early neurodegenerative disease. J Clin Psychiatry 2011;72:126-33.
9）Wylie MA et al. Management of Frontotemporal Dementia in Mental Health and Multidisciplinary Settings. Int Rev Psychiatry 2013;25(2):230-6.
10）池田学．前頭側頭型認知症の症候学．老年期認知症研究会誌 2017；21(8)：73-9.
11）Tsai RM and Boxer AL. Treatment of Frontotemporal Dementia. Curr Treat Options Neurol 2014;16(11):319.
12）Pijnenburg YA et al. Vulnerability to neuroleptic side effects in frontotemporal lobar degeneration. Int J Geriatr Psychiatr 2003;18:67-72.
13）Tanabe H et al. Behavioral symptomatology and care of patients with Frontotemporal Lobe Degeneration-based on the aspects of the phylogenetic and ontogenetic processes. Dement Geriatr Cong Disod 1999;10:50-4.
14）Mioshi E et al. Clinical staging and disease progression in frontotemporal dementia. Neurology 2010;74(20):1591-7.
15）徳田隆彦．アルツハイマー型認知症のバイオマーカーの現状と課題．老年期認知症研究会誌 2017；21(4)：39-45.
16）Feneberg E et al. Towards a TDP-43-Based Biomarker for ALS and FTLD. Mol Neurobiol 2018;55(10):7789-801.
17）Becker LA et al. Therapeutic reduction of ataxin-2 extends lifespan and reduces pathology in TDP-43 mice. Nature 2017;544:367-71.
18）Tamaki Y et al. Elimination of TDP-43 inclusions linked to amyotrophic lateral sclerosis by a misfolding-specific intrabody with dual proteolytic signals. Sci Rep 2018;8:6030.

23 血管性認知症

Keyword
アルツハイマー病
血管性認知障害
脳小血管病
治療可能な認知症
複合病理

POINT

血管性認知症は脳梗塞, 脳出血, 低灌流などさまざまな脳血管障害を基盤とする認知症の総称で, 高齢者では, 脳血管病変とアルツハイマー病が併存する"脳血管障害を伴うアルツハイマー病"とよばれるタイプが多く存在する.

高齢で脳卒中に罹患すると脳卒中後認知症を発症するリスクが高くなる.

血管性認知症は, 高血圧や糖尿病などの血管性危険因子を厳格に管理することで予防や進行抑制することができる治療可能な認知症(treatable dementia)である.

脳血管障害を伴うアルツハイマー病では, ガランタミンなどの抗認知症薬の効果が期待できる. また, 心房細動を有する高齢者において直接経口抗凝固薬(DOAC)は, ワルファリンと比較して認知症の発症リスクが低い.

Typical Case Presentation

75 歳男性. 小血管病変に起因する症状.

- 両親が高血圧, 父親は 50 代で脳出血に罹患. 飲酒習慣あり, 喫煙習慣あり.
- 30 代から職場健診で高血圧を指摘されていたが, 未治療のまま放置し, 50 歳を過ぎてから降圧薬の服用を開始した. 喫煙は継続.
- 60 歳で定年退職を迎えるときに脳ドックを受診し, 頭部 MRI にて軽度のびまん性脳萎縮に加えて基底核に陳旧性ラクナ梗塞と陳旧性微小出血を指摘されたが, 神経心理学的評価では HDS-R 27/30 点で認知機能は正常と判定された.
- 68 歳のときに起床時から構音障害と左手の痺れ感を訴えて脳神経外科を受診し, 右視床梗塞と診断され 1 週間入院した. 軽微な麻痺性構音障害を後遺した. 退院後は家族から物忘れや要領の悪さを指摘される場面が多くなったが, 日常生活に大きな困難はなかった.
- 72 歳のとき急に立ち上がれなくなり緊急搬送され, 画像診断では左基底核のラクナ梗塞が加わり, 多発性ラクナ梗塞と診断された. 軽度の右片麻痺と麻痺性構音障害を後遺し, 動作も緩慢になった. 発動性が低下し, 発話量も少なくなり, 神経心理学的評価では HDS-R:20/30 点で認知機能はさらに低下していた. デイサービスやデイケアを利用するようになったが, 外出の回数は減り, 家族の見守りや介助が必要な場面が増えた.
- 75 歳のときに歩行障害と構音障害の悪化を指摘され脳神経内科を受診したところ, 画像診断でラクナ梗塞がさらに増加し, 脳萎縮も進行しており, 神経心理学的評価では HDS-R 16/30 点で認知機能はさらに低下していた.

長田 乾 Ken NAGATA 横浜総合病院臨床研究センター

はじめに

血管障害と認知症との結びつきは，脳卒中が直接的に認知症の原因となる場合，すなわち脳梗塞や脳出血などの脳卒中発症を契機に認知機能が低下する場合，脳卒中イベントは経験せず，頭部 MRI などの画像診断で多発性ラクナ梗塞や白質病変を認め，脳血管病変の認知機能低下への関与が示唆される場合，高齢者ではアルツハイマー病（Alzheimer's disease：AD）と脳血管病変が併存する場合，さらには頭蓋内には脳血管病変は認めず，うっ血性心不全，徐脈，低血圧，心停止後など心疾患に基づく低灌流により認知機能低下をきたす場合などに大別される．本稿では，血管性認知症の概念，病態，臨床像，予防，治療などについて概説する．

血管性認知症の定義と概念の変遷

血管性認知症（vascular dementia：VaD）は，脳梗塞，脳出血，くも膜下出血，白質病変，低灌流などさまざまな血管障害を基盤とする認知症の総称であるが，VaD の疾病概念も時代とともに大きく変化している．

Kraepelin が約 100 年前に著した精神科の教科書では，認知症を初老期認知症（pre-senile dementia）と動脈硬化性精神障害（arteriosclerotic psychosis）に大別して解説が加えられている[1]．初老期認知症は AD に相当する．動脈硬化性精神障害は VaD に相当し，①脳卒中後認知症（dementia post-apoplexiam），②動脈硬化性脳変性（arteriosclerotic brain degeneration），③血管性皮質萎縮（senile vascular cortical atrophy），④慢性進行性皮質下脳症（chronic progressive subcortical encephalitis）の 4 病型に分類され，VaD の概念をほぼ確立したと考えられている．脳卒中後認知症は，そのまま現在の脳卒中後認知症の疾病概念に当て嵌まり，動脈硬化性脳変性は多発性ラクナ梗塞に匹敵し，血管性皮質萎縮は低灌流による認知症に相当し，慢性進行性皮質下脳症は，大脳白質病変を示すいわゆるビンスワンガー型 VaD である．

1950 年代から変性疾患以外の認知症に対して "脳動脈硬化性認知症（arteriosclerotic dementia）" という用語がよく用いられるようになった．脳血管の動脈硬化が進行して低灌流に陥り，脳萎縮をきたして認知症を生じると漠然と考えられていた[2]．1968 年に Fisher が，「脳血管の動脈硬化のみでは認知症は生じず，梗塞巣が蓄積することによってはじめて認知症が生じる」と発表して以来，多発性脳梗塞と認知症の関連性に注目が集まり，もっぱら多発梗塞性認知症（multi-infarct dementia）とよばれるようになった[3]．

さらに，VaD の包含する範囲を拡大して，認知症に至らない比較的軽症の認知機能障害までも包含した血管性認知障害（vascular cognitive impairment：VCI）という概念が提唱され，軽症の認知機能障害を含めて幅広く捉えて病早期から治療を開始すべきとされている[4]．

血管性認知症の病態

VaD は，AD のように特徴的・典型的な病理所見を持たず，その病態や臨床像もさまざまで，不均一な寄り合い所帯的な疾病概念である．

VaD の病態には，大血管病変に基づく大梗塞（皮質梗塞），小血管病変に基づく皮質微小

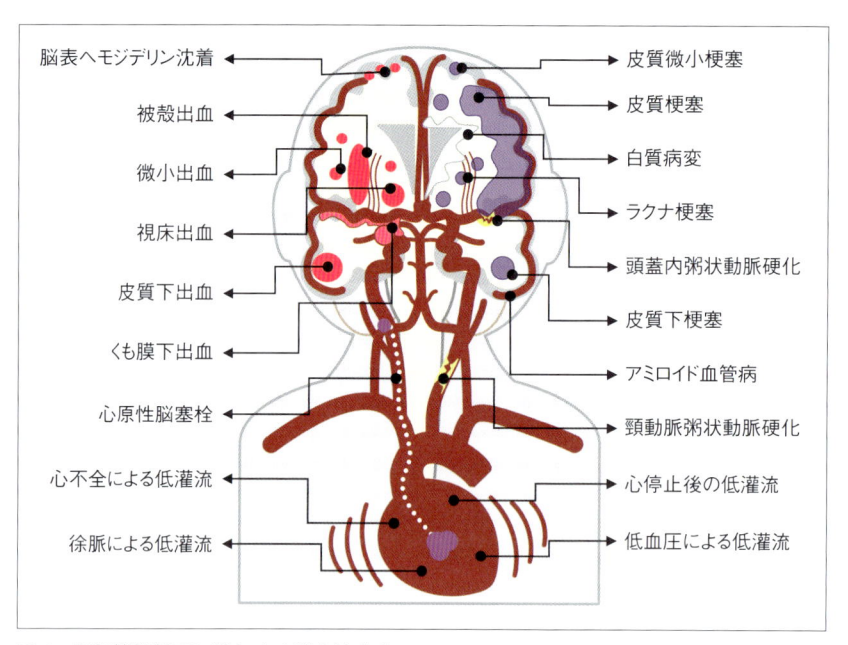

図1 認知機能低下に関与する脳血管病変

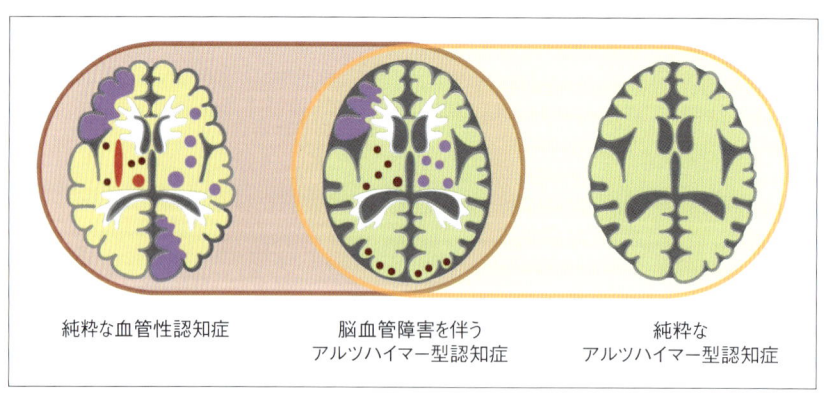

純粋な血管性認知症　　　脳血管障害を伴う　　　純粋な
　　　　　　　　　　アルツハイマー型認知症　　アルツハイマー型認知症

図2 脳血管障害を伴うアルツハイマー型認知症

梗塞, ラクナ梗塞, 白質病変, 頭蓋内および頸動脈の粥状動脈硬化, 心原性脳塞栓, 脳ア
ミロイド血管症, 脳表ヘモジデリン沈着, 高血圧性脳出血(被殻出血, 視床出血), 皮質下
出血, 微小出血, くも膜下出血に加えて, うっ血性心不全, 重症の徐脈, 低血圧, 心停止
後の低血圧などの病変が関与している(**図1**). 高齢者では AD の病理所見も併存すること
から, 複数の要因が病態を修飾している場合が多い. とくに高齢の AD 症例では, 画像診
断においてラクナ梗塞, 皮質微小梗塞, 微小出血, 白質病変などの脳小血管病変が高頻度
で認められ, 神経病理学的検討においても AD の病理所見と脳血管病変が併存することか
ら, AD の臨床像を呈し画像診断で脳血管病変を呈する症例に対して"脳血管病変を有す
るアルツハイマー病(AD with CVD)"として扱われるようになった(**図2**)[5]. 最近では,
脳卒中イベントを起こさないような比較的軽微な脳血管障害であっても, AD の病態を修
飾する危険因子として再認識されている. 緩徐進行性の経過をたどるために, 背景に AD

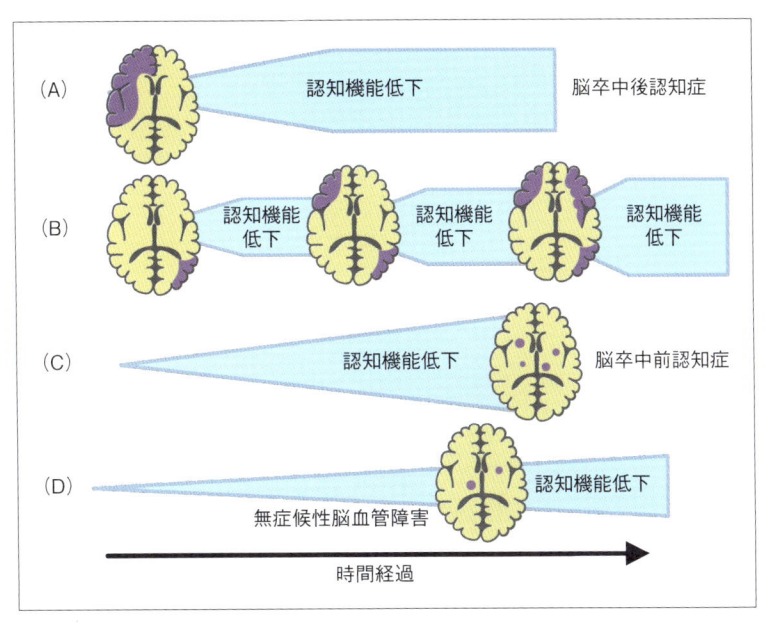

図3 血管性認知症の臨床経過

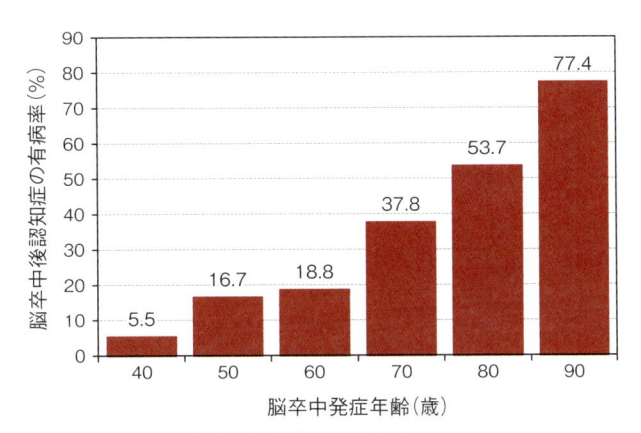

図4 脳卒中後認知症の年齢階層別有病率

が存在する病態，すなわち複合病理（combined pathology）の重要性がしばしば論じられる．さらに最近では，高齢者で頻回に観察されるラクナ梗塞や微小出血がADの病態を修飾する可能性も指摘されており，脳血管障害とADは密接な関係にある．

　脳卒中発症直後からおよそ3カ月以内に認知機能低下が明らかになる場合は，脳卒中後認知症（post-stroke dementia）と診断される．また初回の脳卒中では認知機能低下は顕著ではないものの，その後の脳卒中再発により階段状に認知機能が低下する場合も典型的なVaDとみなされる（**図3**）．一方，進行性の認知機能低下の既往を有する症例で，脳卒中を契機に認知機能低下がさらに顕著になった場合は，進行性のADに脳血管障害が加わったと解釈され，脳卒中前認知症（pre-stroke dementia）とよばれる（**図3**）．また，進行性の認知機能低下を示す症例で脳卒中イベントがなく，画像診断で陳旧性脳梗塞などの脳血管障害が明らかになった場合も，同様に脳血管障害を伴うADと診断される（**図3**）．

秋田県脳卒中発症登録研究[6]によれば，40代で脳卒中に罹患した集団では認知症が疑われた症例は5.5％にすぎなかったが，60代では18.8％，70代では37.8％，80代では53.7％と，高齢になって脳卒中に罹患すると認知症を発症するリスクが高くなることが明らかにされている（**図4**）．この背景には，高齢者では，ADを有する割合が高く，脳血管障害が加わることで認知症を発症した可能性も指摘されている．

📖 血管性認知症の診断基準

　すでに発表されてから20年以上経過しているが，現在でも頻繁に引用されるNINDS-AIRENの診断基準[5]では，VaDの診断には，①認知症が存在し，②脳血管障害が臨床像と画像診断から裏づけられ，さらに③両者の関連性が証明できるという単純な条件が示されている．病早期からの歩行障害，歩行が不安定で頻回の転倒，病早期からの排尿障害，仮性球麻痺，人格障害，意欲低下，抑うつ，情動失禁などは，VaDに特異的な症候と記載され，病早期から記憶障害，失語，失行，失認を呈するがそれに対応する画像所見がないこと，局所神経徴候がないこと，画像診断で脳血管障害がみとめられないことは，"VaDらしくない症状"に含まれている．

　また，アメリカ心臓協会（AHA）およびアメリカ脳卒中協会（ASA）が作成したガイドライン[7]では，認知機能障害をADの診断基準と同様に，①遂行機能・注意，②記憶，③言語，④視空間機能の4つの機能のうち2つ以上の障害と定義しているが，こうした認知機能障害による日常生活機能の低下が，脳卒中後遺症である運動・感覚障害から独立したものであることを条件にあげている．

📖 血管性認知症の臨床病型

　VaDは脳卒中の臨床病型や原因疾患などにより，①大血管病変に起因するVaD，②小血管病に起因するVaD，③戦略的病変すなわち単一病変に起因するVaD，④脳出血に起因するVaD，⑤くも膜下出血に起因するVaD，⑥低灌流に起因するVaD，⑦ADの病理が併存するVaD，⑧遺伝性VaDに分類することができる（**図5**）．VaDの有病率を調べた多施設共同研究では，小血管病に起因するVaDが45.2％，大血管病変に起因するVaDが30.6％，戦略的病変によるVaDが10.3％，脳出血に起因するVaDが6.6％，低灌流に起因するVaDが1.4％，その他が5.6％であった[8]．

　アテローム血栓性脳梗塞や心原性脳塞栓などのいわゆる大血管病変による梗塞巣が大脳皮質を含む領域に多発することによって起こる認知症は，多発梗塞性認知症（multi-infarct dementia），あるいは皮質性VaD（cortical vascular dementia）とよばれる．臨床像は，梗塞巣に対応した失語，失行，失認，視空間認知障害，実行機能障害などの"巣症状"と，VaDに共通する注意散漫や思考緩慢といった症状がみられる．脳梗塞の局在によって，損傷部位と損傷を免れた脳部位が存在し，まだらの脱落症状を呈することから"まだら認知症"ともよばれる．

　小血管病変に起因するVaD（ラクナ梗塞，皮質微小梗塞，微小出血，白質病変など）は，皮質下性VaD（subcortical vascular dementia）ともよばれる（**図6-A**）．

　単一病変によるVaDの責任病巣として，視床，帯状回（前大脳動脈領域），海馬，非優位

半球の角回（中大脳動脈領域），後大脳動脈領域などがあげられる（**図 6-B**）．内側視床病変では急性期に傾眠状態となり，著明な記憶障害や意欲・発動性低下，非優位半球の角回病変では病態失認，注意散漫，視空間認知障害，前大脳動脈領域の脳梗塞では発動性低下，注意障害，超皮質性運動失語，後大脳動脈領域の脳梗塞では相貌失認などの視覚認知障害や地誌的失見当識などの症状を呈する．

脳出血やくも膜下出血を繰り返すことにより VaD を生じる．くも膜下出血では出血自体による脳組織の破壊に加えて，続発する脳血管攣縮による脳梗塞，水頭症，さらには脳表ヘモジデリン沈着も認知症の発現に影響を与える．脳アミロイド血管症（cerebral amyloid angiopathy：CAA）では，皮質下出血の原因となり，部位によっては脳表へ血液が漏出する脳表ヘモジデリン沈着症（superficial hemisiderosis）を伴うこともある．

健常な状態では自動調節能（autoregulation）によって，全身の血圧が低下しても脳の灌流圧はほとんど変化しないが，動脈硬化の進行や脳虚血などにより自動調節能が破綻すると，全身の血圧低下に伴って脳の灌流圧も低下し，神経細胞のエネルギー基質である酸素やグルコースが十分に供給できない状態，すなわちエネルギー不全に陥り認知機能が低下する．重症の低血圧，心筋梗塞などによる心停止，高度の徐脈，うっ血性心不全，さらには内頸動脈の高度狭窄などさまざまな原因で低灌流により VaD が生じる．

高齢者では，純粋な VaD よりも，脳血管障害を伴う AD の方が高率に観察される．平均年齢 83 歳の高齢の認知症患者 1,110 例を対象にした神経病理学的研究[9]では，高齢になるほど純粋な VaD の割合が少なくなり，その代わりに脳血管障害を伴う AD の割合が増加することが示されている（**図 7**）．小血管病変や低灌流が，AD の病態を悪化させることや，動脈硬化による灌流障害がアミロイド β の脳内からの排泄を阻害することなど，AD と脳血管障害が併存する複合病理によって相乗的に病態に影響を及ぼす可能性も論じられている（**図 5**）．

CADASIL（cerebral autosomal dominant arteriopathy with subcortical infarcts and leuko-encephalopathy），すなわち"皮質下梗塞と白質脳症を伴う常染色体優性遺伝性脳動脈症"や遺伝性脳アミロイドアンギオパチーなどは遺伝性 VaD に含まれる[10]．

📖 血管性認知症の治療

VaD は，治療可能な認知症（treatable dementia）に分類され，脳血管障害を予防することで予防可能である．さらに，脳血管障害の再発は VaD の症状の増悪につながるので，脳血管障害の再発予防は VaD の進行阻止につながる．脳梗塞の再発予防には，危険因子の管理と抗血栓療法の 2 つの柱があり，高血圧，糖尿病，脂質異常症，うっ血性心不全，心房細動，慢性腎疾患，メタボリックシンドローム，脱水，喫煙，過度の飲酒などの血管性危険因子を中年期から厳格に管理することが大切で，減塩，運動，ダイエット，禁煙，節酒などを積極的に指導し，さらに必要に応じて降圧薬，血糖管理，スタチンなどによる薬物治療を行う．非心原性脳梗塞と診断された場合の再発予防には，アスピリン，クロピドグレル，シロスタゾールなどの抗血小板薬を投与する．

一方，非弁膜症性心房細動による心原性脳塞栓と診断された場合には，抗凝固療法の適応となる．また，高齢の心房細動患者では認知症発症リスクが高いことが明らかにされ，

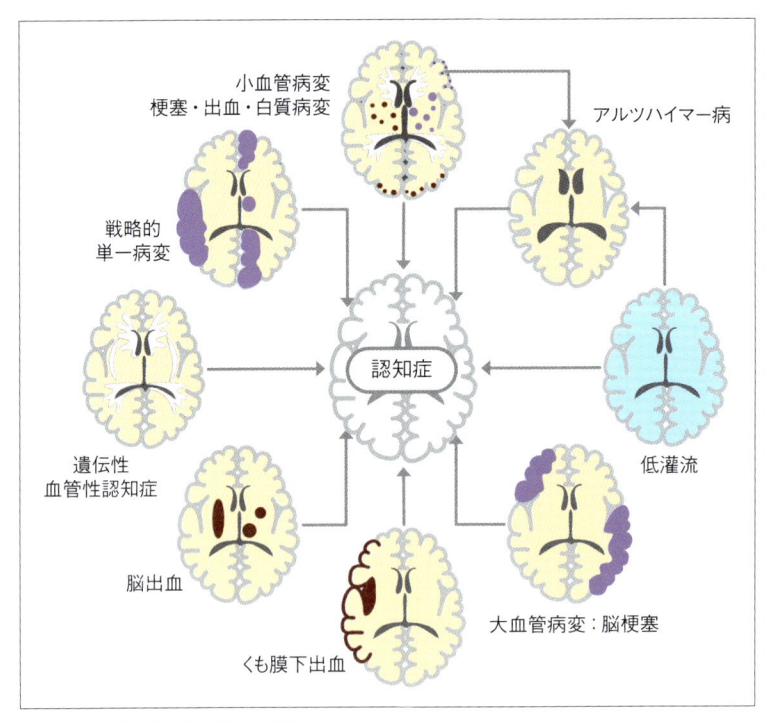

図5 血管性認知症の臨床病型

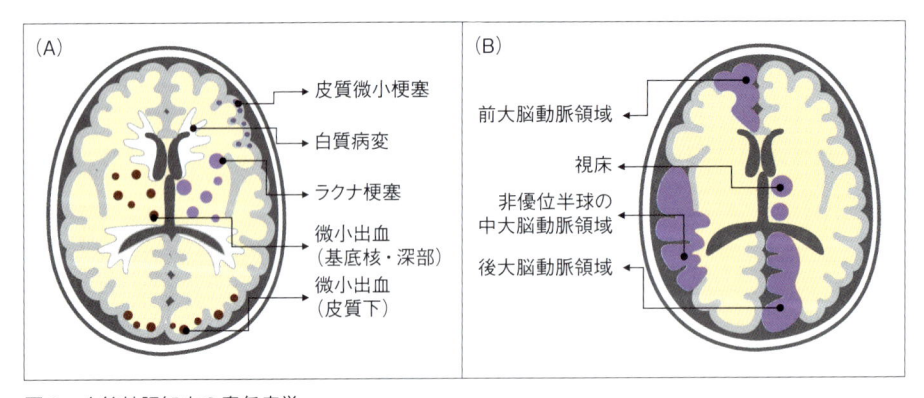

図6 血管性認知症の責任病巣
A：小血管病変による血管性認知症
B：単一病変による血管性認知症の責任病巣

認知症予防の観点からも抗凝固療法の重要性が見直されている（**図8**）．ワルファリンは，約50年間にわたり唯一の治療薬として使用されてきたが，治療域・安全域が狭く，食品や薬剤との相互作用が多く，必要投与量に個人差が大きいために，頻回の採血ときめ細かな用量調節を必要とし，さらに著者ら日本人を含むアジア人は服用中の頭蓋内出血の頻度が白人と比較してきわめて高いことなどの問題を抱えていた．また認知機能の低下した患者では，細かな用量調節が困難でワルファリン治療の精度を維持することが難しいことも問題視されていた．

　ダビガトラン，リバーロキサバン，アピキサバン，エドキサバンなどの直接経口抗凝固

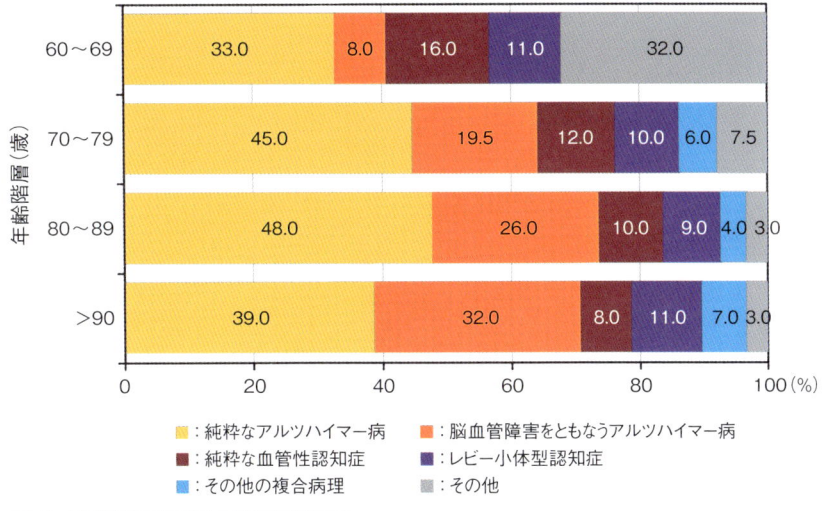

図7 高齢認知症患者の神経病理所見

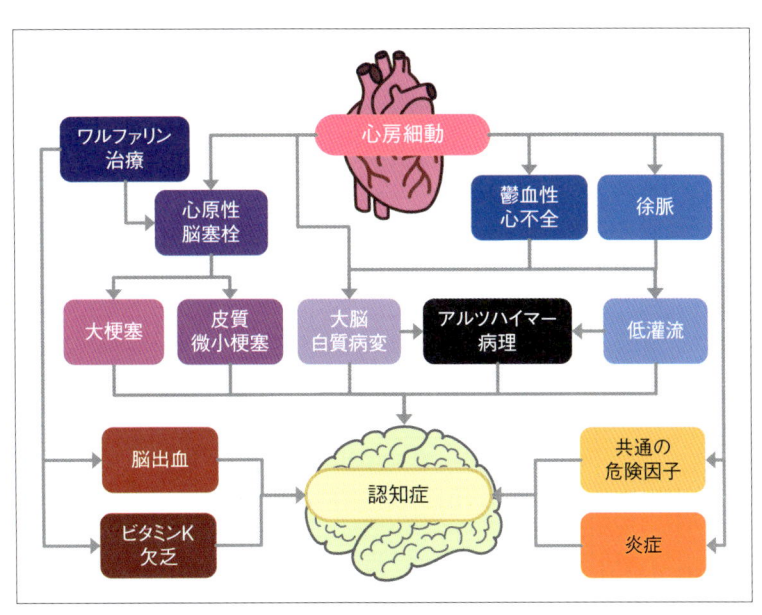

図8 心房細動と認知症

薬(DOAC)は，固定用量で安定した抗凝固作用を得られ，ワルファリンと比較して頭蓋内出血の発症率が圧倒的に低いなどワルファリンの欠点を補う効果が期待されている[11]．最近発表されたメタ解析によれば，ダビガトラン，リバーロキサバン，アピキサバン，エドキサバンを服用した場合，ワルファリンと比較して，認知症の発症リスクが平均で22%抑制されることが明らかにされており，認知機能を視野に入れてDOACの処方を積極的に考慮することが注目されている[12]．

　ドネペジルなどのコリンエステラーゼ阻害薬やメマンチンは，VaDの症状の改善に有益であるという臨床報告[13,14]はあるが，わが国ではVaDに対する保険適用はない．ガランタミンは，脳血管障害を有するADの症状の改善に有効であったとする臨床報告[15,16]もある．

先に述べたように，とくに高齢の認知症患者では，AD などの変性疾患に脳血管障害が併存する複合病理が高頻度で存在することを考慮して，脳血管病変を有する認知症患者に対しても抗認知症薬を積極的に処方する意義がある．

おわりに

脳血管障害により直接的に起因する VaD に加えて，高齢の認知症患者においては AD と脳血管障害が併存する複合病理の頻度も高く，脳血管障害の認知症病態への関与が改めて重要視されている．AD に対する疾病修飾薬の登場が待たれる現在においては，血管性危険因子の管理，すなわち脳血管障害を予防・治療することが，認知症予防ならびに進行を抑制する最も有効な手段と考えられる．

文献

1) Kraepelin E. Psychiatrie:ein Lehrbuch für Studierende und Ärzte. Leipzig, Barth;1915.
2) Román G. Vascular dementia:a historical background. Int Psychogeriatr 2003;15 Suppl 1:11-3.
3) Hachinski VC et al. Multi-infarct dementia. A cause of mental deterioration in the elderly. Lancet 1974;2 (7874):207-10.
4) Bowler JV, Hachinski V. Vascular cognitive impairment:a new approach to vascular dementia. Baillieres Clin Neurol 1995;4:357-76.
5) Román GC et al. Vascular dementia:diagnostic criteria for research studies. Report of the NINDS-AIREN International Workshop. Neurology 1993;43:250-60.
6) Suzuki K. Epidemiology of vascular dementia and Stroke in Akita, Japan. Cerebral Ischemia and Dementia. Springer;1991.
7) Gorelick PB et al. Vascular contributions to cognitive impairment and dementia:a statement for healthcare professionals from the American Heart Association/American Stroke Association. Stroke 2011;42:2672-713.
8) 長田　乾．厚生労働科学研究費補助金長寿科学総合研究事業報告書：ICD-10 分類に準拠した脳血管性痴呆の診断手順に関する研究．平成 17 年度総括研究報告書．2006.
9) Jellinger KA, Attems J. Prevalence of dementia disorders in the oldest-old:an autopsy study. Acta Neuropathol 2010;119:421-33.
10) 水野敏樹．CADASIL の診断，病態，治療の進歩―本邦における CADASIL 診断基準の作成―．臨床神経学 2012；52：303-13.
11) López-López JA et al. Oral anticoagulants for prevention of stroke in atrial fibrillation:systematic review, network meta-analysis, and cost effectiveness analysis. BMJ 2017;359:j5058.
12) Zhang C et al. Non-vitamin K Antagonist Oral Anticoagulants and Cognitive Impairment in Atrial Fibrillation:Insights From the Meta-Analysis of Over 90,000 Patients of Randomized Controlled Trials and Real-World Studies. Front Aging Neurosci 2018;10:258.
13) Black S et al. Efficacy and tolerability of donepezil in vascular dementia:positive results of a 24-week, multicenter, international, randomized, placebo-controlled clinical trial. Stroke 2003;34:2323-30.
14) Kavirajan H, Schneider LS. Efficacy and adverse effects of cholinesterase inhibitors and memantine in vascular dementia:a meta-analysis of randomised controlled trials. Lancet Neurol 2007;6:782-92.
15) Erkinjuntti T et al. Galantamine treatment in Alzheimer's disease with cerebrovascular disease:responder analyses from a randomized, controlled trial(GAL-INT-6). J Psychopharmacol 2008;22:761-8.
16) Park JJ et al. Effect of galantamine on attention in patients with Alzheimer's disease combined with cerebrovascular disease. Geriatr Gerontol Int 2017;17:1661-6.

24 正常圧水頭症

Keyword
特発性正常圧水頭症
DESH
シャント術
歩行障害
認知障害

POINT

- 特発性正常圧水頭症(iNPH)は，65歳以上の高齢者の約1.1%に存在する高頻度の病態である.

- 頭部MRIで認められる，脳室系，シルビウス裂が拡大する一方で，高位円蓋部，正中部の脳溝が狭小化する"不均衡なくも膜下腔の拡大"(DESH)は特徴的な所見なので，発見しやすい病態である.

- シャント術後に圧調整が可能な圧可変式シャントバルブの開発により有効性と安全性が増して，治る認知症が，よりよく治せるようになっている.また腰部のくも膜下腔と腹腔とをつなぐLPシャント術が普及してきて，全国的にシャント術の実施件数が増加している.

Typical Case Presentation

78歳女性.本人の主訴は物忘れ，家族の主訴は歩き方がおかしい.

- 3年前から歩行がゆっくりとなり，つまずきやすくなった.
- 同時期より外出の機会が減り，意欲に乏しく自宅で，ボーッとしてることが多くなった.
- 1年前より物忘れが出現してきて，薬の管理ができなくなってきた.しかし数日前に孫が訪ねてきたことなどは覚えていた.
- この頃から頻尿が出現し，その後，尿失禁を認めるようになった.
- 頭部MRIを撮ったところ著明な脳室拡大を認めた.
- 歩容はワイドベース，小歩で，方向転換時にすくみ足がめだった.歩行はゆっくりであった.
- MMSEの得点は22点でSerial 7，3単語遅延再生，見当識課題で失点していた.
- 脳脊髄液(CSF)排除試験を行ったところ，CSF排除後，歩行が早くなり，安定性も増した.またMMSEが26点に改善した.シャント術によって治療可能なiNPHと診断し，脳神経外科を紹介.シャント術を依頼した.
- 脊椎，脊柱管には問題がなかったためLPシャント術を施行.シャント術後，歩行速度が改善し，安定性も増し転倒もなくなった.自発性と記憶障害も改善し，ほぼ自立した生活が送れるようになった.

　　正常圧水頭症(normal pressure hydrocephalus：NPH)は，脳脊髄液(CSF)の循環・吸収障害が生じて，CSFが頭蓋内に過剰に貯留し，脳を圧迫して，認知障害，歩行障害，排尿障害という三徴を呈するが，CSF圧は正常な病態である.過剰に貯まったCSFを脳外に排出するシャント術によって三徴が改善するため，治療可能な認知症とよばれている.NPH

數井裕光 Hiroaki KAZUI　高知大学医学部神経精神科学講座

は，くも膜下出血や脳炎などの後に続発する二次性 NPH と先行疾患が不明の特発性 NPH（idiopathic NPH：iNPH）とに分類される．二次性 NPH は，先行疾患の後に通常行われる経過観察中に三徴が出現し，その際に頭部 CT や MRI を撮影すると先行疾患治療時の脳画像よりも脳室が拡大している所見が得られ，診断がなされる．したがって二次性 NPH の診断が遅れることは少ない．またほぼ全例でシャント術によって症状が改善し，その改善も顕著であるためシャント術を行うべきかどうか診察者が迷うことはほとんどない．しかし iNPH では，潜行性に三徴が出現すること，この三徴が加齢性変化，他の認知症疾患，整形外科的障害，泌尿器科的障害などによる高齢者ではありふれた症状であるため見逃されることがある．また iNPH は二次性 NPH と比較するとシャント術の効果が乏しい．このため iNPH の診療では iNPH であるかどうかとシャント術を行うべきかどうかの両方を並行して診断していくことになる．本稿では，プライマリケアでみる一般医が iNPH を早期発見するために役立つ iNPH の臨床特徴と画像所見の特徴を解説する．さらに iNPH 患者に対する専門的な診療の流れについても簡単にまとめる．

特発性正常圧水頭症（iNPH）の発見

iNPH を見逃さないためには三徴の特徴と頭部 MRI の所見を知っておくことが重要である．

1．三徴の特徴

①認知障害

iNPH の認知障害の特徴の第一は，思考速度の緩慢化である．たとえば，診察室で医師に質問された際に，答えはわかっているが即座に回答できず時間を要する．また頭のなかに情報を一時的にとどめて，それを操作する作動記憶が障害される．そのため暗算は苦手になる．一方で，記憶障害は比較的軽度で，アルツハイマー病（AD）のような出来事の存在自体を忘れてしまうほど顕著になることは少なく，日常的な出来事のいくつかを覚えていることが多い．iNPH の患者は MMSE（Mini Mental State Examination）のなかでは Serial 7 が最も苦手である．3 単語を記銘させて 5 分後に思い出させる記憶検査では，3 単語のう

---

column　アルツハイマー病を合併したiNPH

　最近，iNPH にアルツハイマー病（AD）の病理が高率に併存することが明らかになっている．シャント術を行うときに採取した皮質の生検検体を病理学的に精査した 111 例に対する iNPH 研究では，47％に AD 病理の併存が認められた[1]．CSF 中の AD のバイオマーカーの値で判定した 25 例の研究[2]では 32％に，アミロイド PET で判定した 10 例の研究[3]では 50％に，中央値 4 年間の経過観察をして臨床的に判定した 433 例の研究[4]では 22％に，AD 病理の併存が示唆された．iNPH 診療を行っていると，一般的な iNPH 例では認めにくい"最近の出来事をまったく思い出せ

ない顕著な記憶障害"と iNPH の典型的な歩行障害を有し，さらに MRI で DESH を認める患者にしばしば遭遇する．このような iNPH 患者は AD が合併している可能性がある．AD が合併した iNPH 患者は，シャント術の効果が悪くなる可能性がある．実際，著者らは AD 病理の併存が示唆される iNPH 患者においては，シャント術施行後 3 カ月の時点の記憶障害の改善が乏しいことを報告した[5]．AD が合併しているというだけでシャント術の適応にならないわけではないが，シャント術の実施については慎重であるべきである．

表1 iNPH とパーキンソン病の歩容の比較

	iNPH	パーキンソン病
歩行時の自然な腕振り	変化なしあるいは，大きくなる	小さくなる
左右の足の間隔	大きくなる	変化なし
突進	少ない	有り
号令や線による改善	無し	有り
抗パーキンソン病薬の効果	無し	有り

ちいくつかを再生できることが多い．また再生できなかった単語でも，単語を提示すると覚えた単語は覚えたと正しく回答できることが多い．これは，病初期でも3単語を再生できず，さらに正解の単語を提示してもそのような単語を覚えた記憶はないと回答するADとは異なる点である(column 参照)．

②歩行障害

iNPH 患者の歩容は，歩幅の減少(小刻み歩行)，開脚歩行，磁性歩行(足の挙がりが低くなる，すり足になる)が特徴である．小刻み歩行などパーキンソン病の歩容と類似している点もあるが，**表1** のように相違点も多い．すなわち iNPH では，歩行時の自然な腕振りの低下は認めず，逆に腕を大きく振って，その反動を利用して歩こうとするかのように見えることがある．そのほか，iNPH では，歩行時の左右の脚の間隔が拡大するが，突進は少なく，号令や線などの cue による歩行の改善も乏しく，抗パーキンソン病薬の効果も乏しい．

iNPH の初期段階では，歩行検査時には iNPH の特徴的な歩容が顕在化しないことがある．家族は，いつもはこんなに速く歩けず，安定もしていないと残念がる．このような場合は，診察室への入出時，診察室の椅子と机の間の狭いところを歩くときなどの歩容に注目する．左右の脚の間隔の拡大，小刻み，すくみ足の傾向が明らかになることがある．

③排尿障害

iNPH の排尿障害は，頻尿ではじまることが多い．とくに夜間頻尿からはじまるように感じている．また尿意を催した後に我慢できる時間が短くなる尿意促迫も初期から認められる．その後，尿失禁を認めるようになる．歩行障害によってトイレに間に合わないという二次性の失禁の要因が関与していることも多い．

2．三徴の評価方法

プライマリケア医が iNPH の三徴の重症度を評価する機会は少ないと思うが，知っておくと専門医との連携が円滑に進むと思うので，ここで簡単に説明する．まず iNPH の三徴の重症度は iNPH grading scale(iNPHGS)[6](**表2**)で評価する．iNPHGS はわが国で作成されたスケールであるが，現在，世界的に広く用いられている．iNPHGS では，三徴それぞれを 0(症状なし)〜4(最重症)までの5段階に分ける．そしてたとえば"iNPHGS で，歩行障害2，認知障害2，排尿障害3"というように表現する．この尺度は，早期に診断・治療し，治療による改善を明確に評価する目的で作成されたため比較的軽症の段階の評定が細かくなっている．なお，三徴すべての影響を総合した自立度の評価には modified Rankin Scale(mRS)が一般的に用いられている．

表2　iNPH grading scale

重症度	歩行障害	認知障害	排尿障害
0	正常	正常	正常
1	ふらつき, 歩行障害の自覚のみ	注意・記憶障害の自覚のみ	頻尿, または尿意切迫
2	歩行障害を認めるが補助器具(杖, 手すり, 歩行器)なしで自立歩行可能	注意・記憶障害を認めるが, 時間・場所の見当識は良好	時折の失禁(1-3 回/週以上)
3	補助器具や介助がなければ歩行不能	時間・場所の見当識障害を認める	頻回の尿失禁(1 回/日以上)
4	歩行不能	状況に対する見当識は全くない. または意味ある会話が成立しない.	膀胱機能のコントロールがほとんど, または全く不可能

表3　Gait Status scale-revised の評価項目

```
・有無, あるいは程度を評価
　―姿勢反射障害
　―開脚歩行
　―小刻み歩行
　―すくみ足
　―すり足
　―左右の動揺
　―加速歩行
　―外股
・継足歩行の可否
・歩行レベル:正常/監視下に独歩可/手すり～用手介助
```

　上記の評価に加えて, 認知機能と歩行に関しては定量的な評価を行うのが一般的である. 認知機能評価には MMSE の施行を基本として, iNPH でめだちやすい精神運動速度の低下, 注意障害, 前頭葉機能障害を評価するために, WAIS-Ⅲの符号課題, Trail Making Test, Frontal Assessment Battery などを追加する. 歩行に関しては, 実際に何メートルかの距離を歩いてもらい歩行速度を測定する検査が一般的である. 最もよく行われる検査は Timed Up and Go Test(TUG)である. この検査では, 座った位置から立ち上がり, 3 m 前進し, そこで180 度方向転換し, また 3 m 戻って, 元の椅子に座るという一連の動作に要する時間を測定する. この際, "自分が安全だと思ういつもの速度で歩く"よう指示する. iNPH では起立, 方向転換, 着座が苦手になるので, 単に歩行だけでなく, これらの動作も含んでいるところがこの検査の特徴である. 健常人は 10 秒以内でこの動作が可能とされている. 起立が困難な症例に対しては, 10 m の距離を往復してもらう検査を行う. また同時に Gait status scale-revised(GSSR)(表3)で歩容を評価する. これらの検査は診断時のみでなく, 後述する CSF 排除試験, シャント術後の経過観察時にも用いられる.

3.　特徴的な頭部形態画像検査所見

　頭部 CT または MRI で脳室拡大を確認することは iNPH 診療において必須である. 慣習的に Evans index>0.3 が NPH における脳室拡大の基準とされている(図1). ただし脳室が上方向に拡大する症例も存在し, その場合は Evans index が 0.3 以下になることがある. さらに近年, 脳室拡大に加え, シルビウス裂も拡大するが, 高位円蓋部および正中部の脳溝, くも膜下腔が狭小化する iNPH が存在することが明らかになり, "くも膜下腔の不均衡な拡大を伴う水頭症"(disproportionately enlarged subarachnoid-space hydrocephalus:DESH)(図2)とよばれている[7]. そしてこの DESH 所見は, AD, 血管性認知症(VaD)とiNPH との間の鑑別に有用であることが示されている[8]. さらに DESH 患者は, シャント

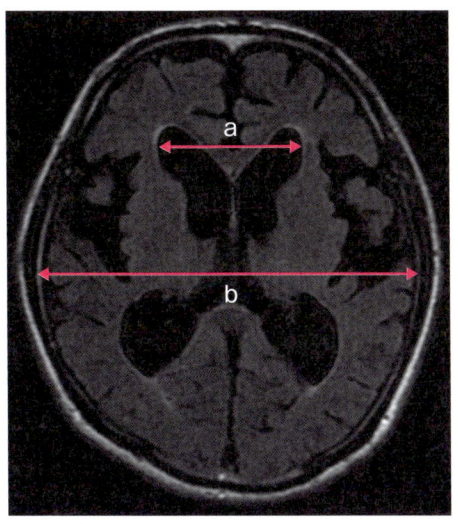

Evans index=a/b
$\left(\begin{array}{l}\text{両側側脳室前角間最大幅/} \\ \text{その同じスライスにおける頭蓋内腔最大幅}\end{array}\right)$

図1 iNPH 例の MRI 水平断像と Evans index

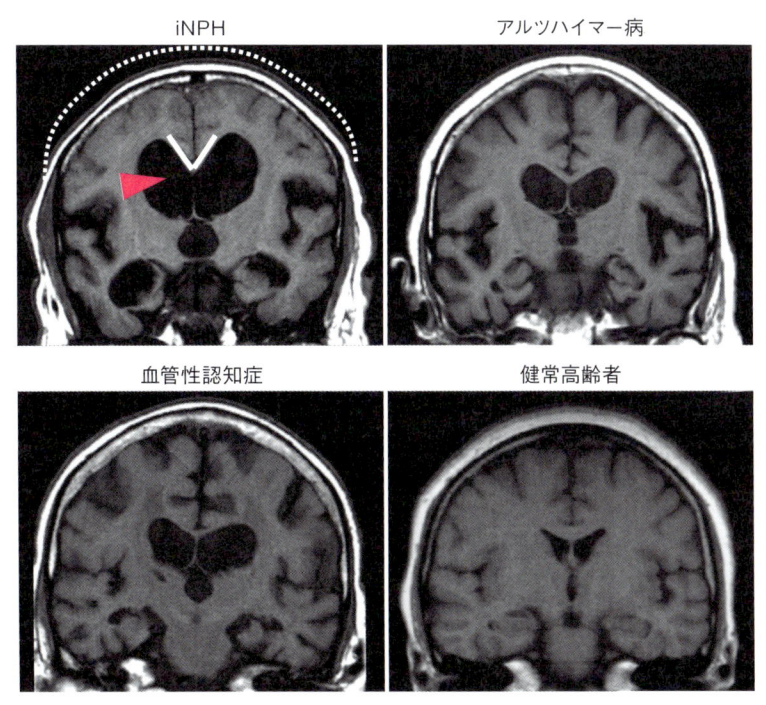

iNPH　　　　　　　　　アルツハイマー病

血管性認知症　　　　　　　健常高齢者

図2 iNPH の MRI 冠状断像
　iNPH では，側脳室の著明な拡大(矢頭)，高位円蓋部・正中部の脳溝の狭小化(白点線)，脳梁角の鋭角化(白実線)を認める.

　術の効果が大きいことが明らかになっている[9].　また脳梁角の鋭角化[10](**図2**)，DESH の約30％に認められる局所的な CSF 貯留像[7](**図3**)の存在も診断に役立つ.

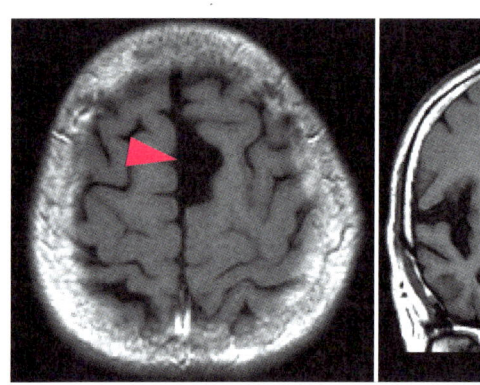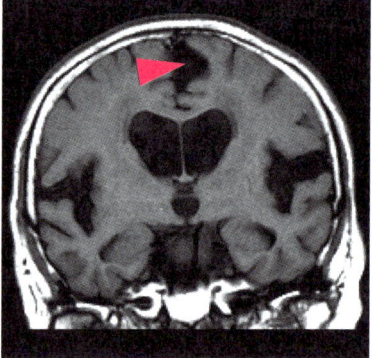

図3 iNPH で認められる局所的な脳脊髄液貯留像
矢頭が局所的な脳脊髄液貯留部位.

表4 iNPH ガイドライン第2版の診断基準(抜粋)

・Possible iNPH
(1) 60 歳代以降に発症.
(2) 歩行障害,認知障害および排尿障害の1つ以上を認める.
(3) 脳室拡大(Evans index>0.3)がある.
(4) 他の神経学的あるいは非神経学的疾患によって上記臨床症状の全てを説明しえない.
(5) 特発性である.
・Probable iNPH
(1) Possible iNPH の必要項目を満たす.
(2) 脳脊髄液圧が 200 mmH$_2$O 以下で脳脊髄液の性状が正常.
(3) 以下のいずれかを認める.
①歩行障害があり,高位円蓋部および正中部の脳溝,くも膜下腔の狭小化が認められる.
②脳脊髄液排除試験で症状の改善を認める.
③脳脊髄液持続排除試験で症状の改善を認める.
・Definite iNPH
シャント術施行後,客観的に症状の改善が示される.

 ## 特発性正常圧水頭症(iNPH)診断のためのフローチャート

　「iNPH 診療ガイドライン第2版」[11]では,iNPH を Possible,Probable,Definite の3段階に診断する方法を推奨している(**表4**).Possible で疑い,Probable でシャント術の適応ありと考え,シャント術で症状が改善したら Definite と診断する.iNPH 診療ガイドラインでは,診断のためのフローチャートも作成している(**図4**).プライマリケア医の場合は,Possible iNPH で専門医に紹介することになると思われる.このフローチャートでは,頭部 MRI や CT で DESH 所見があり,典型的な歩行障害があれば,チャートの左の枝の「腰椎穿刺・脳脊髄液検査」に進み,CSF の圧と性状が正常であれば,Probable iNPH と診断できシャント術が適応となる.しかし実臨床場面で,この診断の流れで Probable iNPH と診断する症例は少ない.頭部 MRI や CT で DESH 所見があり,典型的な歩行障害があっても CSF 検査に引き続いて CSF 排除試験を行うことが多い(著者が加えた矢印に従う診療の流れ).CSF 排除試験とは,腰椎穿刺により CSF を 30 cc 排除し,その前後で,三徴を評価し,改善を認めたら陽性と判定する検査である.陽性の判定基準は mRS で1段階以上の改善,iNPHGS の歩行・認知・排尿の三徴のスコアのいずれかの1段階以上の改善,MMSE の3点以上の改善,TUG で 10%以上の改善のいずれかである.CSF 排除試験が陽

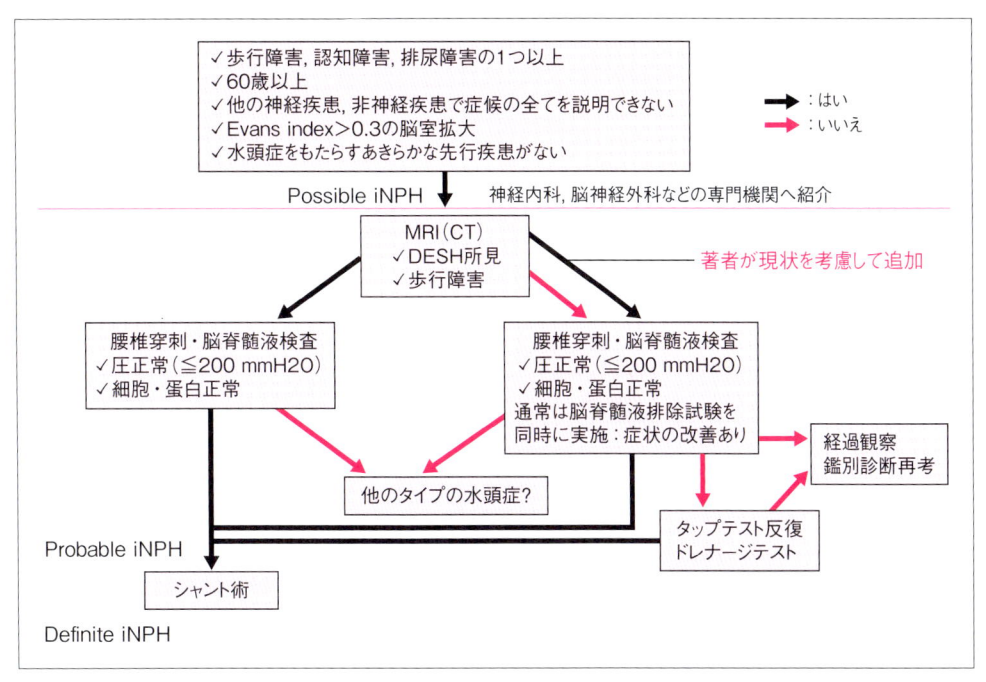

図4 iNPH 診断のためのフローチャート
iNPH 診療ガイドライン第2版より引用し、現状を考慮した矢印を加えた。

性だと Probable iNPH と診断され、シャント術の考慮に入る。その後、脳神経外科医が全身状態、患者本人や家族の意向などを加味してシャント術を行うかどうかを決定する。近年、わが国では脳への直接的な侵襲を伴わない腰部くも膜下腔−腹腔短絡術（LP シャント術）が脳室くも膜下腔−腹腔短絡術（VP シャント術）に代わって選択される頻度が増している[12]。また LP シャント術の有効性[13]、VP シャント術との同等性[14]も確認されている。

わが国における iNPH に対するシャント術の成績

わが国で行われた多施設共同研究（SINPHONI）[7]の結果では、DESH 患者がシャント術後1年までの3回の観察時点のいずれかで、mRS で1段階以上という日常生活の自立度における明らかな改善を認めた症例の割合は80%、1年後でもその改善が持続した症例の割合は69%であった。この割合は、頭蓋内圧持続測定検査などの手間のかかる補助検査を行ってシャント術適応患者を選択した研究のシャント効果予測率に匹敵する。簡便な頭部 MRI 検査のみでこのような高い予測率を得られることは、臨床的な意義が大きい。

おわりに

ほとんどの認知症疾患が治療困難な現状において、iNPH は治療可能であるため重要で、見逃してはいけない病態である。シャント術前の三徴が軽症であるほど、シャント術後に自立した状態にまで治る可能性が高くなるため[15]、早期発見と早期からの治療開始が重要である。プライマリケアの先生方に本疾患を広く知っていただき、疑い例を専門医療機関に紹介していただくことが、iNPH 診療の第一歩である。

文献

1）Elobeid A et al. Correlations between mini-mental state examination score, cerebrospinal fluid biomarkers, and pathology observed in brain biopsies of patients with normal-pressure hydrocephalus. J Neuropathol Exp Neurol 2015;74:470-9.

2）Lim TS et al. Evaluation of coexistence of Alzheimer's disease in idiopathic normal pressure hydrocephalus using ELISA analyses for CSF biomarkers. BMC neurology 2014;14:66.

3）Hiraoka K et al. Amyloid deposits and response to shunt surgery in idiopathic normal-pressure hydrocephalus. J Neurol Sci 2015;356（1-2）124-8.

4）Leinonen V et al. Amyloid and tau proteins in cortical brain biopsy and Alzheimer's disease. Ann neurol 2010;68:446-53.

5）Kazui H et al. Association between high biomarker probability of Alzheimer's disease and improvement of clinical outcomes after shunt surgery in patients with idiopathic normal pressure hydrocephalus. J Neurol Sci 2016;369:236-41.

6）Kubo Y et al. Validation of grading scale for evaluating symptoms of idiopathic normal-pressure hydrocephalus. Dement Geriatr Cogn Disord 2008;25:37-45.

7）Hashimoto M et al. MRI-based diagnosis and ventriculo-peritoneal shunt for idiopathic normal-pressure hydrocephalus:study of idiopathic normal-pressure hydrocephalus on neurological improvement（SINPHONI）. Cerebrospinal Fluid Res 2010;7:18.

8）Kitagaki H et al. CSF spaces in idiopathic normal pressure hydrocephalus:morphology and volumetry. AJNR Am J Neuroradiol 1998;19:1277-84.

9）Virhammar J et al. Preoperative prognostic value of MRI findings in 108 patients with idiopathic normal pressure hydrocephalus. AJNR Am J Neuroradiol 2014;35:2311-8.

10）Ishii K et al. Clinical impact of the callosal angle in the diagnosis of idiopathic normal pressure hydrocephalus. Eur Radiol 2008;18:2678-83.

11）日本正常圧水頭症学会特発性正常圧水頭症診療ガイドライン作成委員会．特発性正常圧水頭症診療ガイドライン第2版．メディカルレビュー社；2011.

12）Nakajima M et al. Use of external lumbar cerebrospinal fluid drainage and lumboperitoneal shunts with Strata NSC valves in idiopathic normal pressure hydrocephalus:a single-center experience. World Neurosurg 2015;83:387-93.

13）Kazui H et al. Lumboperitoneal shunt surgery for idiopathic normal pressure hydrocephalus（SINPHONI-2）:an open-label randomised trial. Lancet Neurology 2015;14:585-94.

14）Miyajima M et al. One-year outcome in patients with idiopathic normal-pressure hydrocephalus:comparison of lumboperitoneal shunt to ventriculoperitoneal shunt. J Neurosurg 2016;125:1483-92.

15）Kazui H et al. Predictors of the disappearance of triad symptoms in patients with idiopathic normal pressure hydrocephalus after shunt surgery. J Neurol Sci 2013;328:64-9.

25 治療可能な認知症

Keyword
治療可能な認知症
鑑別診断
てんかん性記憶障害
薬物による認知機能障害
非痙攣性てんかん重積

POINT

👤 もの忘れを主訴として認知症を疑われ、さまざまな原因疾患や病態を持つ患者が外来を訪れる。いまだ根本的な治療法がないアルツハイマー型認知症などの神経変性疾患以外に、適切な処置、治療により回復しうる"治療可能な認知症"が約10%存在する。

👤 患者の高齢化により、そのなかでもてんかん性機序と多剤併用による薬物誘発性機序による認知症を外来でみることが増えており、それらは治療への反応性が良好であり、その診断はきわめて重要であり、見逃せない。

👤 そのほか、ビタミンB_{12}・葉酸欠乏症、内分泌機能異常、特発性正常圧水頭症、慢性硬膜下血腫、橋本脳症、神経梅毒、抑うつ(仮性認知症)なども"治療可能な認知症"として、早期の診断と適切な治療や処置が求められる。

Typical Case Presentation

57歳女性、主訴はもの忘れ。

・1年ほど前から何のきっかけもなく不安、恐怖、寂しさが発作的に起こるようになった。

・メンタルクリニックを受診し、うつ病と診断されて、抗うつ薬を投与された。

・抗うつ薬は奏効せず、徐々に表情は乏しくなり、味覚がおかしくなり食欲が低下し、1年ほどで10kgの体重減少があった。

・半年ほど前からもの忘れを自覚するようになった。人に会ったこと、出かけたことなどすぐに忘れてしまい、道に迷うようになった。

・本人は、「もの忘れというよりは記憶が途切れるような感じ」と訴えた。

・家族目撃談で、患者がじっとしているときに意味のない動作を続けていたり、夢遊・もうろう状態になることが聴取できた。

・一般身体所見、神経学的所見に異常はなく、HDS-Rは28点であった。血液検査で異常はなかった。

・脳波では、睡眠脳波にて右前頭・側頭部に小棘波が頻繁に出現していた。頭部MRIにて右内側側頭葉の扁桃体の腫脹を認めた。

(解説は「てんかん性健忘(EA)」の項参照)

はじめに

　現在、わが国の認知症患者は約500万人と推定されており、その過半数はアルツハイマー病(Alzheimer's Disease：AD)による認知症である。ADはいまだ根本的治療はないが、

村松和浩 Kazuhiro MURAMATSU　社会福祉法人恩賜財団済生会支部神奈川県済生会横浜市東部病院

表1 認知症様症状をきたす疾患

①中毒性疾患 ・薬剤起因性 ・薬剤起因性薬剤を除く中毒性	→表3参照 金属，化学物質
②頭蓋内疾患 ・特発性 ・頭部外傷 ・腫瘍	正常圧水頭症 慢性硬膜下血腫 脳腫瘍
③感染症	神経梅毒，クロイツフェルド・ヤコブ病
④代謝性疾患	甲状腺機能低下症，肝性脳症
⑤免疫機序	橋本脳症
⑥うつ病，精神疾患	
⑦神経変性疾患	アルツハイマー型認知症，レビー小体型認知症，前頭側頭型認知症
⑧脳血管障害	脳血管性認知症
⑨その他	せん妄，てんかん

表2 治療可能な認知症の鑑別に必要なスクリーニング検査

問診	基礎疾患 服薬 生活歴・職歴
身体診察	意識レベル，バイタルサイン 栄養状態の確認，浮腫，脱水の有無 パーキンソニズム，姿勢反射障害の有無
神経心理テスト	HDS-R または MMSE うつ病のスクリーニング
採血項目	血算，一般生化学，甲状腺機能検査 ビタミン検査，梅毒スクリーニング
脳波（画像検査）	頭部 CT・MRI，SPECT

認知症の臨床においては，他のさまざまな原因を持つ（**表1**），適切な治療により回復しうるいわゆる"治療可能な認知症"が認知症患者の1割弱にあり，それらを診断することが大切である（**表2**）．本稿では，"治療可能な認知症"のなかでてんかん性記憶障害，非痙攣性てんかん重積，薬物による認知機能障害，ビタミン B$_{12}$・葉酸欠乏，内分泌機能異常，特発性正常圧水頭症，慢性鼓膜下血腫，橋本脳症，神経梅毒，抑うつを解説する．

 ## てんかん性健忘（EA）（column 1 参照）

　高齢発症てんかん（65歳以上）の有病率は1〜2％と推定されている．そのなかで"もの忘れ"を主症状として，認知症と誤診される患者が少なからず存在する[1]．意識障害を伴う焦点発作を呈する内側側頭葉てんかん（Typical Case Presentation 参照）は，海馬，海馬傍回，扁桃体など AD と共通の領域に病的基盤を有し，てんかん発作期およびてんかん発作間欠期において，記憶障害，認知障害，高次機能障害，精神症状を伴い AD と類似の病像となる[2]．

　てんかん性健忘（Epileptic Amnesia：EA）の診断はかならずしも容易ではない．痙攣，自動症など明らかにてんかんを疑わせる運動症状がめだたないことが多く，患者本人には意識障害があるため覚えておらず，家人は症状として認識していないことが多い．認知症疾

患診療ガイドライン 2017 の認知症診断フローチャートにおけるスクリーニング検査として脳波は呈示されておらず，外来で脳波が施行されていないことが多く，また施行されていても明らかなてんかん性放電が認められないことも多い．EA は抗てんかん薬に対する反応性が良好で，その治療により改善することが多く，臨床的には見逃せない"治療可能な認知症"のひとつとして念頭におく必要がある．

非痙攣性てんかん重積（NCSE）

非痙攣性てんかん重積（nonconvulsive status epileptics：NCSE）は痙攣を伴わないてんかん重積状態（Status Epileptics：SE）である．頻度は年間 10～20 人/10 万人で，SE の大部分は NCSE である．NCSE は欠神発作 SE，意識障害を伴う焦点発作 SE，高齢初発の NCSE，急性症候性の NCSE がある．診断には脳波検査が必須であり，持続脳波モニタリングはとくに有用である．変動する認知障害症例では NCSE の鑑別が必要である．

認知症診療の観点からは，高齢者の側頭葉てんかん[3,4]による NCSE は認知症との鑑別が問題になる．比較的急性の認知障害を呈する高齢者の鑑別疾患としてとくに重要である[5,6]．

高齢者のてんかん発作は意識障害を伴う焦点発作が多く，口部や上肢の自動症が目立たず，意識減損のみが前景に立つことがある．そのような発作が頻発し，繰り返されて重積状態となった場合は，意識減損が持続して認知障害とみなされる場合が多い．認知症のなかで NCSE を疑う所見は，比較的急に発症した症状の変動するものである．

NCSE で重要なことは，適切な治療により改善する可能性があることである．通常はベンゾジアゼピン静注を行い，改善の有無をみる．AD や他の神経変性性疾患の認知症であれば改善どころか症状が悪化する．可能であれば NCSE 症例の脳波検査中にベンゾジアゼピン静注を行い，脳波の改善も確認することが望ましい．

薬物による認知機能障害

薬物による認知症は"治療可能な認知症"であり，実臨床ではたいへん多く，早期に発見すれば治癒が見込まれる．薬物による認知症の特徴には，①注意力低下が目立つ，②薬物服用による認知機能障害の経時的変化がみられる，③せん妄に類似した症状を呈する場合がある，④薬物中止により認知機能障害が改善する，⑤薬物の過剰投与により認知機能

---

column 1　John Hughlings-Jackson（1835-1911）

"ジャクソンてんかん"などにその名を残し，イギリスでは神経学の父とされる．眼底鏡による乳頭浮腫の診断，コレアなど不随意運動の病態，てんかん発作の病態，あるいは脳損傷時の心理過程の障害など，広範囲の領域で多くの業績を残している．ジャクソンは 1 世紀以上も前に健忘症状のみを呈するてんかん発作が存在することを最初に記述した．ジャクソンは焦点性てんかんを患っていた医師の症例報告を残している．その医師は肺炎の小児を診察している最中にてんかん性前兆を自覚したが，そのまま診察を続けて，治療法も述べた．しかし，その医師は診察したことを覚えていなかった．数年後にその医師の脳は剖検され，左鈎回の損傷が発見された．これを契機にてんかん性健忘に関する症例報告がされるようになった．後に一過性てんかん性健忘という術語を生み出したのは Kapur であり，診断基準としては Zeman らが提唱したものが現在広く使われている．

表3 認知機能障害を生じやすい薬物[8]

系統	薬物名
ベンゾジアゼピン系	ニトラゼパム
睡眠薬・抗不安薬	フルラゼパム，ジアゼパム，ハロキサゾラム，トリアゾラム，エチゾラム
抗精神病薬	チオリダジン，クロルプロマジン，リスペリドン
抗パーキンソン病薬	トリフェキシフェニジル，ビペリデン
三環系抗うつ薬	アミトリプチリン，イミプラミン
抗てんかん薬	プリミドン，フェニトイン
H2 受容体拮抗薬全般	シメチジンなど
過活動性膀胱治療薬	オキシブチニン
第一世代 H1 受容体拮抗薬全般	ジフェンヒドラミンなど

障害が悪化する，などがある．診断への鍵は，何より薬物性を日常臨床において念頭におき，疑うことである．Larson ら[7]は 60 歳以上の認知症と診断された外来患者 308 名のうち 35 名で薬物性の認知症を認め，薬物中止で全員の認知機能の改善を確認したと報告した．

　高齢者では，肝機能，腎機能が低下していることが多く，薬物によるせん妄や認知症などの認知機能障害が出やすい．また，認知症，脳卒中およびパーキンソン病などの脳疾患は薬物誘発性の認知機能障害発症の閾値を下げる．せん妄や認知症は薬物の毒性により生じることがあり，とくに抗コリン作用の強い薬物は急性あるいは慢性の認知機能障害の原因となる．

　薬物による認知症をきたしうる薬物は多数あるが（**表3**），ベンゾジアゼピン系睡眠薬・抗不安薬や強い抗コリン作用を持つ薬物は認知症をきたしやすい．単一の薬物が認知機能障害の原因となっている場合はまれで，抗コリン作用を持つ薬物の場合は，複数の薬物の組み合わせにより認知機能障害がでている場合が多い（column 2 参照）．認知症が疑われたら，まずすべきことは，"抗認知症薬を服用する"ではなく，"何か服用中の薬剤が悪さをしていないか点検する"ことである．高齢者では常に多剤併用など内服薬による副作用の発現に留意し，薬物による認知機能障害の予防と早期発見が大切である．治療は原因薬物の減薬，中止で多くは可逆性で，症状の速やかな改善が見込まれるが，抗精神病薬による

column 2　多剤併用の薬物有害事象

　東大老年病科から報告された服薬数と"薬物有害作用"の発現頻度から，"多剤併用"になればなるほど，副作用が現れる率が顕著に増えることがわかっている．だいたい薬が 6 種類を超えると副作用が 15% くらいになるので，日本老年医学会で検討され服薬数の目安は"5 種類"とされている．高齢者の病態を包括的に捉える概念として"老年症候群"と提唱されているもののなかに認知機能低下・せん妄があり，認知症治療をはじめる前に，認知障害を引き起こす可能性

のある薬剤の中止・変更をかならず検討する必要がある．とくに，抗コリン作用を持つ薬物が多く該当するベンゾジアゼピン系，三環系抗うつ薬，第一世代抗アレルギー薬，頻尿治療薬などの有無を患者の服用薬において確認する．認知症の BPSD もこれらの薬剤で悪化をきたすことがある．また，多剤併用（5 剤以上）があると，せん妄を引き起こすリスク因子になることが報告されている．

パーキンソニズムを伴う認知機能障害は数カ月を要することがある.

ビタミン B_{12}・葉酸欠乏と認知症

"治療可能な認知症"の原因としてビタミン欠乏は頻度が少ないながら重要である. なかでも高齢者の認知症診療ではビタミン B_{12}欠乏が原因と考えられる症例の頻度が高い. また, 葉酸はビタミン B_{12}と代謝経路において密接な関係があり, 葉酸欠乏とビタミン B_{12}欠乏の間には共通点が多い.

ヒトはビタミン B_{12}を合成することができないため, ビタミン B_{12}が豊富に含まれる動物性食品を摂取することが欠乏防止のためには必要である. ビタミン B_{12}の1日必要量は6〜9 μg とされており, 通常の食事を摂取していれば欠乏をきたすことはない. ビタミン B_{12}欠乏は, 不十分な食事摂取, 胃における胃酸やペプシンの分泌不良, 胃から分泌される内因子の障害, 膵臓におけるプロテアーゼの分泌不全, 回腸でのコバラミン–内因子複合体の取り込み不良などが原因となる.

高齢者は, 食事摂取の減少に加えて慢性萎縮性胃炎による胃酸分泌減少のためにコバラミンの吸収障害によってビタミン B_{12}欠乏をきたしやすい. ピロリ菌感染や H_2ブロッカー, プロトンポンプ阻害薬使用による胃酸分泌低下もビタミン B_{12}欠乏の要因となる. 胃酸の低下による小腸での pH の上昇は腸内正常細菌叢の乱れを起こし, クロストリジウムをはじめとした最近の過剰増殖によるビタミン B_{12}消費を増大させて, ビタミン B_{12}欠乏を助長しうる.

胃切除に伴う内因子分泌不能は, 胃酸とペプシンの分泌もなくなるため, 胃の全摘出では4年後に100%, 幽門側胃切除後では4年後に16%でビタミン B_{12}欠乏を発症する[9].

2型糖尿病の治療に広く用いられる経口糖尿病薬であるメトホルミンは回腸終末におけるコバラミン–内因子複合体のカルシウム依存性かつ受容体介在性の吸収を阻害するとされており, 長期にメトホルミンを投与されている患者では血中のビタミン B_{12}濃度が低下することが知られている.

症状として記憶力低下, 無気力, 妄想などが出現し, 進行すると亜急性連合性脊髄変性症や悪性貧血となり, 欠乏状態が長期間になると神経症状は不可逆となる.

葉酸は動物性食品のほか黄緑色野菜や果実などに含まれている. 成人の1日必要量は 200〜400 μg とされているが, 体内貯蔵量は5〜10 mg しかないため, 葉酸の摂取が十分でないと数カ月で欠乏症状をきたす. 葉酸欠乏の一般的な原因は, 食事摂取量の減少とアルコール多飲である. 高齢者では葉酸欠乏をきたしやすく, 75歳以上の約10%に葉酸欠乏があるとする報告がある[10]. 日常臨床では葉酸代謝を阻害する薬剤(メトトレキサートなど)を使用すると葉酸欠乏症状をきたすことがある. 抗てんかん薬であるフェニトインも葉酸の吸収を阻害し消費を亢進させるとされている.

ビタミン B_{12}・葉酸欠乏の診断は, 日常診療では一般に血清中のビタミン B_{12}, 葉酸濃度の測定でなされる. 血清中ビタミン B_{12}濃度が 200 pg/mL 以下, 葉酸濃度が 2 ng/mL 以下であれば欠乏と診断しうる.

表 4　認知症をきたしうる内分泌異常

下垂体機能低下症
甲状腺機能異常（低下症，亢進症）
副甲状腺機能異常（低下症，亢進症）
副腎皮質機能異常（低下症，亢進症）
膵インシュリン過剰症
尿崩症
抗利尿ホルモン分泌異常症候群

 ## 内分泌機能異常に伴う認知症

　内分泌機能異常に伴う認知症は“治療可能な認知症”であり，早期診断と適切な治療で軽快することが多い．“もの忘れ”を主訴とした患者は内分泌内科を受診せず，認知症として神経内科や精神科を受診することが多く，認知症の診療において常に内分泌機能異常の存在に留意することが大切である．その原因は多岐にわたる（**表 4**）．60 歳以上の女性の約15％に潜在的な甲状腺機能低下が認められるという報告もあり，認知機能低下の精査に甲状腺機能スクリーニングは推奨される．血清 TSH，FT_4 でスクリーニングする．橋本病の場合，抗サイログロブリン（Thyroglobulin：TG）抗体，抗甲状腺マイクロゾーム抗体が陽性となる．

　とくに甲状腺機能低下症では精神症状や軽度の認知障害をきたすことが知られている（粘液水腫脳症）．甲状腺機能低下症の 65％程度が何らかの認知機能低下をきたすといわれている．甲状腺機能低下は，原発性，下垂体性，視床下部性があるが，橋本病が頻度としては多い．感情が不活発となり，注意力・集中力の低下，無関心，思考緩慢，記憶力低下，理解力・判断力の低下，抑うつ状態，易興奮性，幻覚・妄想状態（とくに被害妄想），せん妄などをきたす．甲状腺機能低下による認知機能低下は，記銘力障害や集中力低下などがめだち，アルツハイマー病と類似している[11]．認知機能低下は甲状腺ホルモン剤の投与で軽快する．

　そのほか，副腎不全（アジソン病）でも記銘力低下，興奮，錯乱，不安，うつなど多彩な精神症状を呈す．

 ## 特発性正常圧水頭症（iNPH）

　特発性正常圧水頭症（idiopathic normal pressure hydrocephalus：iNPH）は一般高齢者の1～3％に存在し[12]，もの忘れ外来受診者の 3.5％に存在する[13]頻度の高い疾患である．脳室拡大，シルヴィウス裂の拡大と高位円蓋部・正中部のくも膜下腔の狭小化を認めるiNPH は DESH（disproportionately enlarged subarachonoid space hydrocephalus）[14] とよび，頭部 MRI 冠状断で発見しやすく，AD の萎縮と鑑別できる．

　iNPH は高齢者において，脳室拡大を呈するが脳脊髄液の圧や性状は正常で，緩徐進行性に認知障害（注意障害，記憶障害），歩行障害（小歩，開脚），尿失禁（切迫性）の三徴（三徴が揃うのは 60％程度）をきたす．軽症例でも精神運動速度が低下し，注意機能，作業記憶が障害されると報告されている．“治療可能な認知症”の代表疾患とされ，認知障害は 78～98％の症例に認められる[12]．髄液穿刺で 30 mL 抜去し，前後で認知機能，歩行時間や歩

数，排尿状態の変化を比較し，シャント術の治療効果が期待できるか髄液排除試験（タップテスト）を行う．適切な鑑別診断のうえ，タップテストの結果を踏まえ，適切なシャント術を行い，術後のシャント圧調整やリハビリテーションを行えば，認知症も含めて症状を改善させる可能性がある．わが国では，脳に損傷を与えない腰部くも膜下腔・腹腔短絡術（lumbo-peritoneal shunt：LP シャント術）が多く行われるようになり，脳室・腹腔短絡術（ventriculo-peritoneal shunt：VP シャント術）を上回っている[15]．iNPH は，頻度が多く，発見しやすく，比較的低侵襲な治療で症状の改善が期待できる "治療可能な認知症" である．

慢性硬膜下血腫

iNPH 同様に重要で，認知症の鑑別診断では常に念頭におくべきである．60 歳以上に多く，男性が 70〜82％を占め，年間 10 万人に 1〜2 人程度の発症率である．頭部外傷を契機に外傷の 3 週間後から 3 カ月を経て発症するが，明らかな外傷機転のない症例（>50％）も多い．アルコール多飲，抗血小板薬や抗凝固薬の内服などが危険因子となる．直下の脳圧迫による巣症状としては，麻痺，失語を呈し，典型的頭蓋内圧亢進症状（頭痛，意識障害）は少ない．認知機能障害，活動性低下などで受診して，頭部画像検査（CT，MRI）で診断がつくこともある．診断は，頭部 CT がきわめて有用であるが，高吸収をとる場合と低吸収の場合もあり，見逃さないように注意が必要である．治療は，穿頭ドレナージ術で，90 歳以上の高齢者でも行われ，予後良好のため，見逃せない疾患である．

橋本脳症

橋本病（橋本甲状腺炎）は，日本人の 3〜5％が罹患する頻度の高い疾患である．橋本病を罹患しても，甲状腺機能が正常で，頻回の意識障害・精神症状をきたした症例が，甲状腺機能異常による粘液水腫とは区別される自己免疫性脳症として報告された[16,17]．すなわち，橋本脳症とは，橋本甲状腺炎に合併する自己免疫脳症である．橋本脳症では女性が 72％を占める．平均発症年齢は 62 歳であるが，20〜30 歳代の若年と 50〜70 歳代に二峰性のピークがある．橋本脳症の精神神経症状は多彩で，意識障害，幻覚・妄想，認知症，不随意運動（振るえ，振戦），痙攣，小脳失調（ふらつき）などがある．橋本脳症には，急性の意識障害，幻覚・妄想や痙攣などの精神症状を呈する "急性脳症型" と，慢性の統合失調症，認知症，うつを呈する "慢性精神病型" がある．認知症は橋本脳症全体の 36％に認められ，本症にステロイドを含めた免疫療法が奏効する点を考えると，"治療可能な認知症" として重要である．橋本脳症では，抗甲状腺抗体〔抗 TG 抗体と抗 TPO（Thyroid peroxidase）抗体〕は全例陽性で，抗 NEA（NH2-terminal of α-enolase）抗体は特異度は 90％と高い[18]．検査所見では，髄液検査では蛋白増加，脳波における基礎律動の徐波化，SPECT での血流低下が高頻度でみられる[19]．80％の患者ではステロイドに対する反応は良好であり，ステロイド抵抗性であっても，海外では血漿交換や免疫グロブリン静注で効果があった症例が報告されている．診断されずに見すごされる場合も多い疾患であり，注意が必要である．

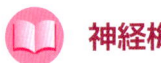
神経梅毒と認知症

　中枢神経系の感染症である神経梅毒は，"治療可能な認知症"のひとつである．梅毒感染者は2000年から2012年までは年間500〜800人台を推移していたが，2013年に1,200人を突破し，以降，年々急増し，2017年には5,820人に達した．神経梅毒はペニシリン治療が確立されて減少したが，梅毒感染者の増加により近年は増加傾向にある．実質型神経梅毒である進行麻痺は，記憶障害，理解力・判断力の低下，異常行動など認知症状をきたす疾患のひとつであり，的確に診断・治療を行えば完治も可能な疾患であり，ADなどの認知症と鑑別が重要である．神経梅毒の診断には髄液検査が必須であり，STS（PRP，凝集，緒方）法で陽性であれば確定診断となる．画像検査では，前頭葉や側頭葉を中心とする大脳皮質に萎縮，脳室拡大を認めることが多い．脳波は広汎性に基礎律動の徐波化が認められ，SPECTでは前頭葉から側頭葉にかけて血流低下を認めることが多い．治療はペニシリンGが第一選択で大量静注療法が推奨される．

抑うつと認知症

　65歳以上のうつ病性障害の有病率は5〜15%と報告されている．うつ病と認知症は老年精神医学の2大疾患である．うつ病と認知症の関係は，認知症に合併するうつ病，認知症の初期症状としてのうつ病，仮性認知症を呈するうつ病，認知症のリスクファクターとしてのうつ病などがある．抑うつが認知症の初期症状である例や，抑うつの訴えより認知機能の低下のほうが目立つ高齢者のうつ病があり，両者の鑑別が問題になる．従来うつ病による思考緩慢，注意障害，作業記憶低下などの認知機能の低下は"仮性認知症"として"治療可能な認知症"の原因として多くを占めるとされてきたが，最近では認知症に進展する危険性が高いとする見解が定着しつつある．"仮性認知症"とは，精神疾患に伴う認知機能障害であり，可逆性である，臨床像は神経病理学的背景を有する認知機能障害に似ているが，明らかな器質的過程は見出されないものである．症状は，若年者と比較して，もの忘れ，痛み，頻尿，便秘，口腔内乾燥などの身体的愁訴が前景に立つことが多い．鑑別のポイントは，心理検査に臨む態度，臨床症候，陳述内容にある．ADに伴うアパシーは本人の感じる苦痛が少ないことや症状の変動が少ないことなどがうつ病との鑑別点である．治療に関しては抗うつ薬がアパシーを増悪させることもあり，環境調節と薬物選択を行うことが重要である．高齢者のうつ病は寛解した後，認知機能は全般には改善を認めるが，記憶や一部の遂行機能障害などの低下は持続することが指摘されている[20]．

おわりに

　認知症の臨床において最も大切なことは，多岐にわたる原因を持つ認知症のなかから，今治せる"治療可能な認知症"を見落とさないことである．

文献

1）Ito M et al. A series of epilepsy-derived memory impairment resembling Alzheimer disease. Alzheimer Dis Assoc Disord 2009;23:406-9.
2）Zeman AZJ et al. Transient epileptic amnesia:a description of the clinical and neuropshychological features in 10 cases and review of the literature. J Neurol Neurosurg Psychiatry 1998;64:435-43.

3) Tanaka A et al. Clinical characteristics and treatment responses in new-onset epilepsy in the elderly. Seizure 2013;22:772-5.

4) Theodore WH. The postictal state:effects of age and underlying brain dysfunction. Epilesy Behav 2010;19:118-20.

5) Chiara C et al. Nonconvulsive seizures and dementia:a case report. Int J Alzheimers Dis 2011;2011:690305. doi:10.4061/2011/690305.

6) Shavit L et al. Nonconvulsive status epilepticus in elderly a possible diagnostic pitfall. Eur J intern Med 2013;23:701-4.

7) Larson EB et al. Adverse drug reactions associated with global cognitive impairment in elderly persons. Ann Intern Med 1987;107:169-73.

8) Moore AR et al. Drug-induced cognitive impairment in the elderly. Drugs Aging 1999;15:15-28.

9) Hu Y et al. Vitamin B_{12} deficiency after gastrectomy for gastric cancer:an analysis of clinical patterns and risk factors. Ann Surg 2013;258:970-5.

10) Clarke R et al. Vitamin B_{12} and folate deficiency in later life. Age Aging 2004;33:34-41.

11) Asher R. Myxoedematous madness. Br Med J 1949;2:555-62.

12) Mori E et al. Guideline for management of idiopathic normal pressure hydrocephalus:second edition. Neurol Med Chir(Tokyo)2012;52:775-809.

13) Bech-Azeddine R et al. Idiopathic normal-pressure hydrocephalus:evaluation and findings in a multidisciplinary memory clinic. Eur J Neurol 2001;8:601-11.

14) Hashimoto M et al. Diagnosis of idiopathic normal pressure hydrocephalus is supported by MRI-based scheme:a prospective cohort study. Cerebrospinal Fluid Res 2010;7:18.

15) Nakajima M et al. Use of external lumbar cerebrospinal fluid drainage and lumboperitoneal shunts with Strata NSC valves in idiopathic normal pressure hydrocephalus:a single-center experience. World Neurosurg 2015;83:387-93.

16) Brain L et al. Hashimoto's disease and encephalopathy. Lancet 1966;2:512-4.

17) Shaw PJ et al. Hashimoto's encephalopathy:a steroid-responsive disorder associated with high anti-thyroid antibody titers-reports of 5 cases. Neurology 1991;41:228-33.

18) Yoneda M et al. High prevalence of serum autoantibodies against the amino terminal of alpha-enolase in Hashimoto's encephalopathy. J Neuroimmunol 2007;185:195-200.

19) Muramatsu T et al. Pathophysiological decrease in the regional cerebral blood flow in Hashimoto's encephalopathy:a multiple-case SPECT study. Eur Neurol 2014;72:13-9.

20) Nakano Y et al. Executive dysfunction in medicated, remitted state of major depression. J Affect Disord 2008;111:46-51.

26 せん妄，症状精神病

Keyword
過活動型せん妄
低活動型せん妄
転倒

POINT

📖 せん妄とはさまざまな疾患や物質（医薬品を含む）によって急性に生じ，注意障害と認知障害を主徴とする脳の機能不全，いわゆる急性脳不全である．

📖 高齢者はハイリスク群であり，比較的軽症の疾患でもせん妄が発症する．とくに低活動型せん妄は認知症やうつ病と誤診され，しばしば見逃される．

📖 マネジメントの基本は，①安全の確保，②原因の探索・同定と介入，③非薬物療法，④薬物療法，⑤患者・家族への説明である．このうち，③は高齢者に対する予防にも用いられる．

📖 症状精神病とは中枢神経系疾患以外の疾患が原因となって生じる精神障害全般をさす．せん妄をはじめとし，精神病性障害（幻覚，妄想），気分障害（躁，うつ），不安障害などのさまざまな精神症候群を呈する．

Typical Case Presentation

68 歳男性．術後入院中に看護師を威嚇するなどの不穏状態．

・現役の内科開業医．
・大動脈解離に対して上行弓部大動脈人工血管置換術が施行され，術後 5 日目に ICU から一般病棟に帰室した．
・術前に比べて無口，無表情なことを看護師が気づいた．
・同日，かねて使用していた triazolam 0.25 mg を内服したところ，その 30 分後から突然「誰の指令でここにいるんだ？」と看護師を威嚇し，ベッド柵を乗り越えようとするなどの不穏状態となった．このため，当直医が risperidone 内用液 1 mg/mL を内服させたところ，まもなく落ち着き，入眠した．
・翌日，精神科医が診察したところ，おおむね疎通は良好であり，協力的．場所，日付は正答したが，簡単な計算を間違うなど，軽度の注意障害がみられた．
・前夜の不穏は triazolam によるせん妄と診断されたが，軽度の術後せん妄が重複していたと考えられた．なお，頭部 CT，ラボデータではとくに明らかな異常所見を認めなかった．

せん妄とは

1. せん妄，症状精神病の概念

　せん妄とは，さまざまな疾患や物質（医薬品を含む）によって急性に生じ，注意障害と認知障害を主徴とする脳の機能不全，いわゆる急性脳不全である[1,2]．

　症状精神病とは，脳以外の疾患・病態（代謝性疾患，内分泌疾患，感染症など）によって

西村勝治 Katsuji NISHIMURA　東京女子医科大学医学部精神医学講座

脳が侵襲を受け，それによって引き起こされる精神障害をさす．せん妄は症状精神病を代表する精神症候群であり，頻度も圧倒的に高い．せん妄以外にも精神病性障害(幻覚，妄想)，気分障害(躁，うつ)，不安障害などさまざまな精神症候群を呈しうる．

　一方，一次性の脳疾患(アルツハイマー病などの神経変性疾患，脳血管障害，脳炎，脳外傷など)によって直接引き起こされる精神障害を器質性精神病(狭義)という．急性可逆性のものの代表がせん妄であり，慢性不可逆性のものの代表が認知症である．症状精神病と器質性精神病(狭義)をまとめて，器質性精神病(広義)とよばれることがある．

　以下，本稿ではせん妄を中心に述べる．

2．疫学

　せん妄は総合病院の入院患者，とくに高齢者において最も頻繁にみられる精神障害のひとつである．一般人口におけるせん妄の有病率は1～2％であるが，総合病院の入院時には14～24％，入院中には6～56％に上昇する．術後，ICU，緩和ケアなどではさらに頻繁にみられる．とくに高齢者に高頻度に生じる[3]．

3．せん妄がもたらす弊害

　せん妄が合併すると，ライン類の自己抜去，転倒・転落などの危険行動，誤嚥性肺炎などの二次的合併症が生じ，本来行われるべき治療は停滞する．結果として入院が長期化し，医療経済的にも問題となる．コミュニケーションがとれなくなることから家族の動揺も大きく，医療スタッフもその対応に困窮し，疲弊する．治療に対する意思決定能力が損なわれることも無視できない[4]．

　せん妄は予後不良とも関連している．入院中にせん妄を認めると，退院時と1年後の死亡率が高まり，入院期間も長くなり，退院してもそのまま施設に移る率が3倍に増える[5]．しかし，多くのせん妄が見逃されており，適切な診断・マネジメントが行われていないことが繰り返し指摘されている[3]．

せん妄の原因

1．病態生理

　せん妄はさまざまな要因(薬物，炎症，急性の生理学的ストレス，代謝異常など)によって，脳内の神経ネットワークが広範に破綻し，急性の認知障害を引き起こすと考えられている[2,3]．これにはアセチルコリン，ドパミン，セロトニン，ノルエピネフリン，グルタミン酸などの神経伝達物質が関与しているが，なかでもアセチルコリン系の欠乏，ドパミン系の過剰が大きな役割を果たしている[6]．

　たとえば，敗血症によるせん妄の病態メカニズムとして，以下のような仮説が考えられている[7]．末梢で産生された腫瘍壊死因子(インターロイキン1β)などの炎症性サイトカインが自律神経系求心路を介して直接，あるいは血液脳関門を通過して脳内に移行し，ミクログリアを活性化する．これによって神経毒性をもつ炎症性メディエーターが産出され，せん妄が生じる．このミクログリアの活性化を抑制しているのがアセチルコリン系であり，その働きによってせん妄は顕在化せず，あるいは顕在化しても一定の期間で終息する．高齢者ではミクログリア活性化が増強することに加えて，アルツハイマー病などの神経変性疾患の併存，抗コリン剤の併用などによりコリン作動性の抑制が弱まると，せん妄は重

表1　せん妄の原因となる薬剤[4,10]

オピオイド
ステロイド
抗ヒスタミン薬(特に第一世代)
アルコール*
抗コリン薬
抗てんかん薬(フェノバルビタール，フェニトインなど)
ヒスタミンH_2遮断薬
抗パーキンソン薬(レボドーパ，アマンタジンなど)
麻酔薬*
ベンゾジアゼピン系薬剤*
非ベンゾジアゼピン系睡眠薬(ゾルピデムなど)*
バルビタール系薬剤*
三環系抗うつ薬
抗精神病薬(特にクロルプロマジンなどの低力価)

*：離脱せん妄の原因にもなるもの．

症化・長期化し，ときに認知症に移行すると考えられている[7]．

2．原因

　せん妄の原因は多岐にわたり，複合的であることが多い．たとえば，終末期のがん患者で脳転移があり，肝不全と高カルシウム血症を合併し，オピオイドが使用されている場合，いずれもせん妄の原因となる．アメリカ精神医学会による診断基準(DSM-5)では，せん妄の原因は以下のように分類されている[1]．

①物質(乱用薬物や医薬品)の中毒によるもの

　覚せい剤やアルコールなどの依存・乱用物質の使用(中毒)によって直接生じるが，医薬品がせん妄の原因となることも珍しくない(**表1**)．

②物質(乱用薬物や医薬品)の離脱によるもの

　覚せい剤やアルコールなどの依存・乱用物質，医薬品のうち麻酔薬やベンゾジアゼピン系薬剤では，急激な離脱によってせん妄が生じる(**表1**)．

③医学的疾患によるもの

　中枢神経系疾患によるもの(いわゆる狭義の器質性精神病)とそれ以外の疾患によるもの(症状精神病)に分けることができる(**表2**)．

④複数の病因によるもの(①②③のいずれかの組合せ)

3．危険因子

　せん妄は上記の直接的な原因にさまざまな危険因子(**表3**)が絡み合って発症する．入院

---

column　過活動型せん妄と低活動型せん妄

　せん妄は3つのサブタイプに分けることができる．①過活動型(hyperactive)，②低活動型(hypoactive)，③両者の混合型(mixed)である．①は幻覚，錯覚，妄想，焦燥，などの精神症状・行動異常が前景である．薬剤によるせん妄にはこのタイプが多い．一方，②は活動性の低下が前景である．高齢者に多くみられ，しばしばうつ病や認知症と誤診される．電解質異常や臓器不全によるせん妄に多くみられる．原疾患が，より重症であることが多く，予後不良と関連している．

表2　せん妄の原因となる身体疾患・病態[1]

1. 中枢神経系疾患（＝狭義の器質性精神病） 　脳血管障害，脳腫瘍，脳挫傷，脳炎，神経変性疾患，HIV 脳症，がん 　脳転移，てんかん **2. 中枢神経系以外の疾患（＝症状精神病）** 　a．代謝性障害（低酸素血症，高血糖・低血糖，脱水，低ナトリウム 　　　血症，高カルシウム血症，尿毒症，肝性脳症） 　b．循環動態障害（低血圧，低心拍出量，心不全） 　c．呼吸障害（呼吸低下または無呼吸，肺塞栓） 　d．内分泌障害（甲状腺疾患，副甲状腺疾患，副腎疾患） 　e．自己免疫性疾患（SLE，結節性多発性動脈炎，ベーチェット病） 　f．ビタミン欠乏症（ウェルニッケ脳症，ペラグラ） 　g．感染症（敗血症，肺炎）

表3　せん妄の危険因子[3,12]

1. 入院時に把握しておきたい危険因子 　●認知症 　●高齢者（65 歳以上） 　●せん妄，脳卒中，神経疾患，歩行障害の既往歴 　●複数の合併症 　●男性 　●慢性腎疾患・肝疾患 **2. 入院後に予防的に介入できる危険因子** 　●感覚障害（視力障害，聴力障害） 　●身体固定（カテーテル，拘束） 　●環境変化（入院，ICU など） 　●身体的ストレス（疼痛，呼吸困難など） 　●心理的ストレス 　●長期にわたる不眠 　●脱水

時に把握しておきたい危険因子のうち，最も重要なものは認知症である．認知症患者では，原因となる疾患・病態が比較的軽症であっても容易にせん妄が生じ，その頻度は 22〜89％である．認知機能をはじめとしたさまざまな機能の低下を加速させ，再入院，施設入居，死亡などの負の転帰に強い関連を持つ[8]．

せん妄の予防と診断

1. 予防

　高齢者に生じるせん妄の 30〜40％は予防可能といわれている[5]．せん妄は転倒など，医療安全の観点からも重要であるため，高齢者，とくに認知症を合併する患者に対しては積極的に予防的介入を行う．これには看護サイドの協力が不可欠である．具体的には，せん妄の危険因子（**表3**）を評価し，これらに応じて非薬物療法的なアプローチ（**表4**）が行われる[9,10]．

2. 診断とスクリーニング

　せん妄診断のゴールデンスタンダードは DSM-5 の診断基準である（**表5**）[1]．最も簡便なせん妄のスクリーニング・ツールとして Confusion Assessment Method（CAM）がある[11]．①急性発症と変動性の経過，②注意散漫，③支離滅裂な思考，④意識レベルの変化の 4 項目からなり，①と②は必須，加えて③または④を満たせば，せん妄である可能性が高い．

表4 高齢者のせん妄に対する予防/治療のための非薬物療法的アプローチ[9,10]

```
1. 認知症がある場合
   ●ケアチームのメンバーの名前と一日のスケジュールをボードに表示する
   ●見当識を促すコミュニケーションを図る
   ●日中の覚醒をうながす
2. 不眠がある場合
   ●非薬物療法(就寝時の暖かい飲み物,背中のマッサージ)
   ●夜間のノイズを減らす
   ●睡眠薬の内服時間をずらす
3. 身体を固定されている場合
   ●ベッド上での運動をうながす
   ●点滴ラインを最小限にする
4. 視力障害がある場合
   ●眼鏡,補助用具(大文字の表示など)を使用させる
5. 聴力障害がある場合
   ●補聴器を使用させる,声かけを工夫する
6. 脱水がある場合
   ●水分摂取をうながす
7. 疼痛がある場合
   ●モニタリング,鎮痛
   ●特にコミュニケーションが困難な場合に要注意
```

表5 DSM-5 によるせん妄の診断基準[1]

```
A. 注意障害(注意を方向づけ,集中,維持,転換する能力の低下)および意識障害(環
   境認識における見当識の低下)
B. 短期間(数時間～数日)のうちに出現し,注意・意識水準が変化し,1日のうちで
   も重症度が変動する
C. 認知の障害を伴う(例:記憶欠損,失見当識,言語,視空間認知,知覚)
D. 他の神経認知障害では説明されず,昏睡など覚醒水準の著しい低下で起こるもの
   でもない
E. 医学的疾患,物質中毒または離脱(乱用薬物や医薬品)により直接引き起こされる
```

①は認知症との鑑別にも重要であり,精神症状は短期間(数時間から数日)で生じたか,1日のうちで症状が変動するか(とくに夜間に症状が増悪するなど)をかならず確認する.

CAM で陽性となったら,客観的な認知機能検査(Mini-Mental State Examination など)を用いて,記憶(たとえば,入院して何日目か)や見当識(たとえば,時間や場所)など認知障害についての情報を補完し,診断を確定する.

📖 せん妄の初期治療

1. 安全確保

第一に行うべきは安全の確保である.せん妄では転倒,転落,ライン類の自己抜去など予期せぬ事故が起こる.具体的には危険物の撤去,離床センサーの設置,ミトンの使用,点滴ルートの工夫(視界に入りにくくする,点滴を昼間の短時間に行う)などが行われる.身体拘束はせん妄を悪化させるため,やむをえない場合に限り,最小限にとどめる.

2. 原因の探索・同定と介入

せん妄の原因となる身体疾患・病態(**表2**)の有無を確認するために,神経学的診察を含む身体所見,血液・生化学検査,頭部 CT・MRI,脳波などの検査を行う.該当する身体疾患や病態があれば,その治療を行うことがせん妄の治療になる[10].

次に,せん妄の原因となる物質(**表3**)の有無を確認する.アルコールや依存物質の摂取

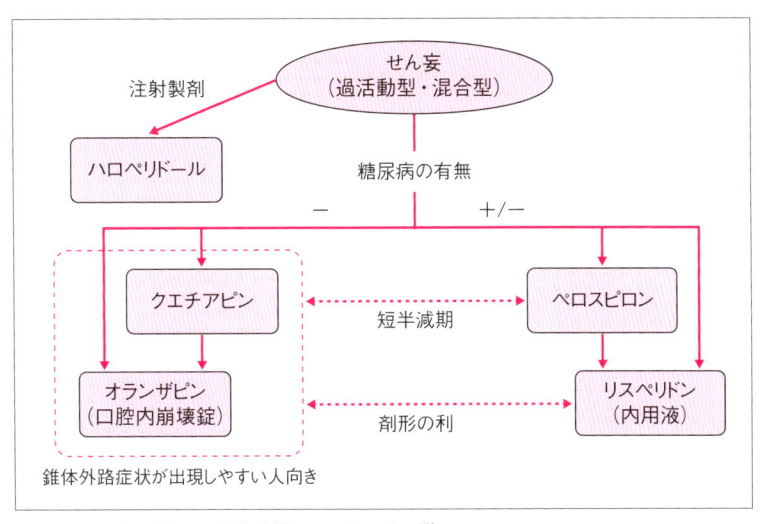

図1　せん妄に対する薬物療法アルゴリズム[12]

歴を聴取し，必要に応じて尿中薬物スクリーニングを行う．また，せん妄の発症にさき
だって，開始，あるいは増量された医薬品がないか(中毒せん妄)，中止された医薬品がな
いか(離脱せん妄)をチェックする．たとえば，がんの鎮痛目的にオピオイドが開始され，
数日後にせん妄が生じた場合，オピオイドの減量あるいは他のオピオイドへの変更が有効
である．

3．非薬物療法

　予防の項で示した非薬物療法のアプローチはそのまま，すでに発症したせん妄に対して
も行われる[9,10]．これによってせん妄の重症化，遷延化を避けることができる．

4．薬物療法

　せん妄に対する薬物療法の第一選択は抗精神病薬である．日本総合病院精神医学会せん
妄指針改訂班[12]が推奨するアルゴリズムを紹介する(**図1**)．内服可能であれば，糖尿病を
合併していなければ半減期が短いクエチアピン，あるいは口腔内崩壊錠のあるオランザピ
ンが推奨されている．糖尿病合併例ではこれらは禁忌であるため，代わりに半減期の短い
ペロスピロン，あるいは液剤があるリスペリドンが推奨されている．

　内服不能のために経静脈投与を行う場合には第一世代抗精神病薬であるハロペリドール
が用いられるが，錐体外路性副作用などのリスクがあるため，経口可能となり次第，上記
の第二世代抗精神病薬に切り替える．これらの抗精神病薬の標的となるのは過活動型せん
妄である．低活動型せん妄に対する薬物療法は確立されていない[12]．

　高齢者の場合，半減期の短い薬剤を低用量から投与することが望ましい．効果不十分な
場合には同量程度の追加を繰り返すようにする．漫然と投与し続けることは避け，症状が
落ち着けば漸減・中止する．

　なお，これらの薬剤は適応外処方であるが，2011年に厚生労働省からクエチアピン，ハ
ロペリドール，ペロスピロン，リスペリドンの適応外処方を認めるという通知が出されて
いる[13]．

　抗精神病薬以外ではミアンセリンが用いられることがある．ベンゾジアゼピン系薬剤は

せん妄の原因となるため，基本的には使用しない．ただしアルコールとの交差耐性を有するため，例外的にアルコール離脱せん妄に対して用いられる[14]．

5. 患者・家族への説明

患者への説明は比較的クリアな時間帯に試みるが，困難なことが多い．このため，家族に対する説明が重要である．上記以外の向精神薬を使用する場合には，適用外使用となることに理解を求める．専門医(精神科)の往診が必要と判断される場合，患者・家族にあらかじめ了承していただくとよい．

専門医連携のポイント

せん妄は入院中に発症することが圧倒的に多い．まず看護サイドとともに予防，初期アセスメント，初期治療を行う．①不穏・興奮・幻覚などの過活動性の症状が顕著である場合，②第一選択の薬物療法で効果が不十分である場合，③診断が難しい場合などは精神科医に相談する．

おわりに

せん妄の弊害は計り知れない．せん妄に対する有効な予防・早期発見・マネジメントは多職種チームによるアプローチによって始めて成し遂げられる．チームでの取り組みが積極的に推進されることが望まれる．

文献

1) American Psychiatric Association. Diagnostic and statistical manual of mental disorders, fifth edition；DSM-5. American Psychiatric Association；2013.（高橋三郎，大野　裕監訳. DSM-5 精神疾患の診断・統計マニュアル. 医学書院, 2014）

2) Maldonado JR. Acute brain failure:pathophysiology, diagnosis, management, and sequelae of delirium. Crit Care Clin 2017;33(3):461-519.

3) Fong TG et al. Delirium in elderly adults:diagnosis, prevention and treatment. Nat Rev Neurol 2009;5:210-20.

4) Marcantonio ER. Delirium in Hospitalized Older Adults. N Engl J Med 2017;377(15):1456-66.

5) Siddiqi N et al. Occurrence and outcome of delirium in medical in-patients:a systematic literature review. Age Ageing 2006;35:350-64.

6) Hshieh TT et al. Cholinergic deficiency hypothesis in delirium:a synthesis of current evidence. J Gerontol A Biol Sci Med Sci 2008;63(7):764-72.

7) van Gool WA et al. Systemic infection and delirium:when cytokines and acetylcholine collide. Lancet 2010;375:773-5.

8) Fick DM et al. Delirium superimposed on dementia:a systematic review. J Am Geriatr Soc 2002;50:1723-32.

9) Inouye SK et al. A multicomponent intervention to prevent delirium in hospitalized older patients. N Engl J Med 1999;340:669-76.

10) Oh ES et al. Delirium in Older Persons:Advances in Diagnosis and Treatment. JAMA 2017;318(12):1161-74.

11) 渡邉　明. The Confusion Assessment Method(CAM)日本語版の妥当性. 総合病院精神医学 2013；25(2)：165-70.

12) 日本総合病院精神医学会せん妄指針改訂班. せん妄の臨床指針. せん妄の治療指針第2版. 星和書店；2015.

13) 厚生労働省(2011)平成23年9月28日厚生労働省保険局医療課長通知(保医発0928 第1号).

14) Mayo-Smith MF et al. Management of alcohol withdrawal delirium:an evidence-based practice guideline. Arch Intern Med 2004;164:1405-12.

27 老年期うつ病

Keyword

late life depression(LLD)
喪失体験
認知症
アパシー
仮性認知症

POINT

▶ 老年期うつ病は生物学的・心理社会的な要因が複雑に関与することから，若年期うつ病とは異なった症状を呈しやすいが，今日の精神医療で使用されている診断基準において老年期うつ病は独立した疾患として存在せず，診断基準を用いるのみでは適切な診断が困難となる．

▶ 老年期うつ病は自律神経症状や不眠，食欲低下といった身体症状が多く認められやすい．さらにこうした身体症状に対する過剰な懸念と恐怖を呈し心気的な訴えが増え，希死念慮の訴えも多いことが特徴とされている．

▶ 治療に際しては，まず家族とともに治療体制を構築し，心理的アプローチや環境調整を行うことが有効となる．抗うつ薬の選択する際には，副作用の観点から新規抗うつ薬が推奨されている．

Typical Case Presentation

65 歳女性．主訴はめまい，不眠，食欲低下，物忘れ．

・元来活発で社交的．

・3 年ほど前より高血圧を指摘されていた．

・半年前に仲のよかった友人が脳梗塞で倒れ入院して以来，外出頻度が減り自宅ですごすようになった．

・次第に"自分も脳梗塞になったらどうしよう"と考えるようになり，めまいを訴え近医の内科や耳鼻科，脳神経内科を受診した．

・諸精査の結果，年齢相応の結果であることを説明されても訴えはおさまらず，他院を頻回に受診し，次第に不眠や食欲低下を伴うようになった．

・問診では落ち着かず，脳梗塞からめまいが生じている不安や，その結果家事や身の回りのことが手につかないことを訴え「何もできなくなった，認知症になった」と繰り返す．

 ## 老年期うつ病（LLD）とは

　うつ病の発症年齢のピークは 20〜30 代にあるとされるが，うつ病は一生涯において発症の可能性のある精神疾患である．老年期うつ病は，その有病率が高齢者人口の約 10％程度[1]と考えられており，認知症とならんで高齢者の精神医療における代表的な疾患である．また老年期うつ病は生物学的・心理社会的な要因が複雑に関与することから，若年期のうつ病とは異なった症状を呈しやすいが，今日の精神医療で使用されている診断基準において老年期うつ病は独立した疾患として存在せず，診断基準を用いるのみでは適切な診断が

前嶋　仁 Hitoshi MAESHIMA　順天堂大学医学部附属順天堂越谷病院メンタルクリニック

困難となる．老年期うつ病の理解を複雑にする要因はいくつかあげられる．ひとつは"老年期"の定義である．世界保健機関(WHO)は 65 歳以上を "elderly または older person" すなわち "老年期" と定義しているが，高齢者人口の増加を背景とした高齢者医療の実状を勘案すれば，"老年期" は，より幅広い年齢層としてとらえることが妥当と考えらえられる．実際の老年期うつ病の調査・研究においては，これらを late life depression(LLD)，または geriatric depression, elderly depression として 60 歳以上を対象としたものが多くみられる[2]．また認知症との関係も LLD の臨床において大きな問題となる．アメリカ国立医学図書館が運営する医学・生物学分野の学術文献検索サービスである PubMed によれば，"LDD または geriatric depression, elderly depression" と "neurocognitive disorder" をキーワードとして検索される調査・研究数は，1985 年においては 118 編であったが，2000 年では 291 編，2017 年には 722 編にまで増加している．Byers ら[3]は LLD と認知症の関係には，①LLD が認知症の初期症状である場合，②LLD が仮性認知症を呈する場合，③LLD が認知症に合併する場合，などを指摘しており，①と②では LLD と認知症の鑑別が重要になる．老年期の定義や認知症との関係と同様に，LLD の理解を複雑にする大きな要因として高齢者がおかれている心理社会的問題があげられる．老年期においては家族や友人との死別，または加齢に伴う身体機能の低下，家庭や社会における役割の縮小を経験し，これらは総じて喪失体験とよばれる．喪失体験は LLD 発症の要因となるため，疾患の理解や治療におけるアプローチの仕方においてその理解が重要となる．

老年期うつ病(LLD)の特徴：若年期うつ病との違い

　LLD の症状は非典型的であることが多く，若年期のうつ病における症状とは異なることが知られている．若年期うつ病では抑うつ気分や意欲の低下，思考や決断力など精神活動の停滞(精神運動抑制)を認めることが多いが，LLD はこれらが目立たず自律神経症状や不眠，食欲低下といった身体症状が多く認められやすい．さらにこうした身体症状に対する過剰な懸念と恐怖を呈し心気的な訴えが増え，希死念慮の訴えも多いことが特徴とされている．LLD と若年期うつ病の症状を比較した研究もいくつか報告されている．うつ病の臨床や研究では，その症状評価に 21 項目からなるハミルトンうつ病評価尺度(Hamilton Rating Scale for Depression：HAM-D)[4]が用いられるが，Hegeman[5]らは LLD と若年者うつ病の HAM-D における各評価項目(**表1**)の比較研究 11 編を対象としたメタアナリシス研究を報告している．その結果，LLD では「9．身体症状，一般的」で評価される全般的な身体症状や「4．身体症状，消化器系」で評価される胃腸症状の訴え，「17．精神運動興奮，激越」，「14．心気症」が有意に多く認められ，「13．身体的不安」や睡眠障害に関する項目についても有意差はないものの多い傾向にあることが示され，これらは上述したコンセンサスとおおむね一致する結果であった．また，このメタアナリシス研究では「11．自殺」で評価される希死念慮について LLD が若年期うつ病より少ない傾向にあることを同様の結果であった先行研究[6,7]とともに示している．しかし LLD の希死念慮や自殺リスクについては，諸外国のデータにばらつきがあるため，わが国における臨床では慎重に対応する必要がある．張ら[8]は高齢者の自殺に関する総説において高齢者の自殺における最も大きな危険因子として LLD をあげ，家族や医療のみならず地域全体で支援を行う必要がある

表1 Hamilton Rating Scale for Depression の評価項目

1. 抑うつ気分	11. 自殺
2. 仕事と活動	12. 精神的不安
3. 生殖器症状	13. 身体的不安
4. 身体症状，消化器系	14. 心気症
5. 体重減少	15. 病識，洞察
6. 入眠障害	16. 精神運動抑制
7. 熟眠障害	17. 精神運動興奮，激越
8. 早朝睡眠障害	18. 日内変動
9. 身体症状，一般的	19. 現実感喪失
10. 罪業感	20. 妄想症状
	21. 強迫症状

としている.

また HAM-D で評価されづらい LLD の臨床的特徴として，アパシーがあげられる．アパシーは抑うつとは別の症候群であり，発動性の低下，自らの状態への興味関心の喪失，感情の平板化が特徴とされ，HAM-D の評価項目においては病識の欠如や活動性の低下，精神運動静止との関連が指摘[9,10]されているが，直接アパシーを評価する項目はなく，前述したメタアナリシス研究[5]においてもアパシーの評価が困難であったことが言及されている．2017 年に報告されたオランダの横断研究[11]では，若年期うつ病 217 名と LLD 388 名を対象にアパシーの出現頻度が調査された．その結果アパシーは若年期うつ病の 53.5%，老年期うつ病の 74.5% に認められ，年齢と出現頻度の強い相関が指摘された．LLD の臨床で病状評価を行う際にはアパシーの存在について注意が必要であり，鑑別の方法としてアパシーは発動性の低下，自らの状態への興味関心の喪失，感情の平板化を特徴とすることからあまり苦痛が訴えられず，臨床においては苦悩した介護者等からの情報提供によりアパシーの存在を判断できることがあり，抑うつとアパシーの鑑別の際には苦悩しているのが患者本人なのか介護者なのかといった点も参考となる.

📖 高齢者うつ病（LLD）の治療[12,13]

高齢期には家族や友人との死別，または加齢に伴う身体機能の低下，家庭や社会における役割の縮小を経験し，これらは総じて喪失体験とよばれる．喪失体験は LLD 発症の要因となるため，治療に際してはまず喪失体験に対して家族とともに治療体制を構築し，心理的アプローチや環境調整を行うことが有効となる．治療において抗うつ薬を選択する際には，副作用の観点から selective serotonin reuptake inhibitor(SSRI)や serotonin-noradrenaline reuptake inhibitor(SNRI)，noradrenergic and specific serotonergic antidepressant(NaSSA)などの新規抗うつ薬が推奨されている．また LLD では身体的不安や焦燥が強いため，ベンゾジアゼピン誘導体(BZD)を中心とした抗不安薬を併用することもあるが，BZD には筋弛緩作用によるふらつきや転倒，鎮静催眠作用による眠気や過鎮静，脱抑制などの奇異反応，さらには長期使用により依存形成の危険があるため，上記の抗うつ薬による治療効果がでるまでの対症療法として短期間の使用に止めるべきである．LLD の治療においてアパシーを認めた際には，その薬物療法にはエビデンスが乏しいばかりか，SSRI によりアパシーを悪化させる可能性も報告されており，鑑別が重要になると思われる.

📖 認知症との鑑別

　代表的な認知症であるアルツハイマー型認知症（Alzheimer's disease：AD）や血管性認知症（vascular dementia：VD），前頭側頭型認知症（frontotemporal dementia：FTD），レビー小体型認知症（dementia with Lewy bodies：DLB）において，その初期に抑うつ症状やアパシーを認めることが報告されている．岡田[14]はAD と VD の初期症状について調査し，初期の AD においては抑うつが多く，一方初期の VD では自発性低下が多くみられたと報告している．Shinagawa ら[15]はFTD と AD の初期における症状を比較しており，抑うつの出現頻度には有意差はなかったが，アパシーはFTDでの出現頻度が有意に高かったとしている．また，初期の DLB における調査[16]では，抑うつ，アパシーともに高頻度みられ，AD と比較して DLB の方がその初診時にうつ病を有する頻度が高いとされている．そのため LLD の臨床では認知症の鑑別を念頭においた診察が必要であり，頭部 CT（または MRI）または脳血流シンチグラフィ（SPECT）を実施することが鑑別上有用である．

　仮性認知症は，LLD でしばしば認められる．LLD では加齢による脳器質的変化が伴っていることからも類似の症状が多くみられるものの，仮性認知症はうつ病の軽快とともに改善するため認知症との鑑別が重要となる．主に仮性認知症では，質問に対して努力を放棄する傾向がめだち，物忘れに対し深刻となり，時に誇張的となる一方で，認知症では質問に対する取り繕いが目立ち，物忘れへの自覚も少ないことがあげられる．また LLD に伴う仮性認知症では，記憶過程の記銘，保持，想起のうち想起に障害がでやすいため，ヒントにより答えが得られる場合があり，記憶過程での記銘が障害される認知症との鑑別の参考となる．

おわりに

　LLD の臨床的特徴や鑑別すべき点と一般的な治療について解説した．LLD の臨床においてはその特徴的な症状を見極め，認知症との鑑別を行うことで正確な診断や初期のアプローチを行うことが理想である．しかし LLD は脳器質的要因や身体的要因に加えて，喪失体験などの心理・社会的要因が複雑に影響し発症に至ると考えられているため，診断や鑑別が困難となる場合が多いだけでなく，治療への反応もさまざまである．そのため本稿で解説したような一般的なアプローチを行ってもなお診断に苦慮する場合や，治療への反応が乏しい場合には専門医への紹介が望ましいと思われる．

文献

1）三村　將. 老年期うつ病ハンドブック. 診断と治療社；2009.
2）Ismail Z et al. What characterizes late-life depression? Psychiatr Clin North Am 2013;36:483-96.
3）Byers AL, Yaffe K. Depression and risk of developing dementia. Nat Rev Neurol 2011;7:323-31.
4）Hamilton M. A rating scale for depression. J Neurol Neurosurg Psychiatry 1960;23:56-62.
5）Hegeman JM et al. Phenomenology of depression in older compared with younger adults:meta-analysis. Br J Psychiatry 2012;200:275-81.
6）Balsis S, Cully JA. Comparing depression diagnostic symptoms across younger and older adults. Aging Ment Health 2008;12:800-6.
7）Reischies FM et al. The symptom pattern variations of unipolar depression during life span:a cross-sectional study. Compr Psychiatry 1990;31:457-64.
8）張　賢徳，中原理佳. 高齢者の自殺. 日本老年医学会雑誌 2012；49：547-54.

9）Hyett MP et al. Examining age effects on prototypic melancholic symptoms as a strategy for refining definition of melancholia. J Affect Disord 2008;109:193-7.

10）Marin RS. Differential diagnosis and classification of apathy. Am J Psychiatry 1990;147:22-30.

11）Groeneweg-Koolhoven I et al. Apathy in early and late-life depression. J Affect Disord 2017;223:76-81.

12）馬場　元. 老年期の抑うつ症候群. 日本臨床別冊 2017：540-5.

13）Lee SI, Keltner NL. Antidepressant apathy syndrome. Perspectives in psychiatric care 2005;41:188-92.

14）岡田和悟. 血管性痴呆の前駆症状. 老年精神医学雑誌 2005；16：322-8.

15）Shinagawa S et al. Initial symptoms in frontotemporal dementia and semantic dementia compared with Alzheimer's disease. Dement Geriatr Cogn Disord 2006;21:74-80.

16）Borroni B et al. Behavioral and psychological symptoms in dementia with Lewy-bodies（DLB）:frequency and relationship with disease severity and motor impairment. Arch Gerontol Geriatr 2008;46:101-6.

28 高齢者の双極性障害

Keyword
双極性障害
高齢者
鑑別
気分安定薬

POINT

👤 高齢者の双極性障害は，より若い世代の双極性障害と比べて軽躁と抑うつエピソードが主体の双極Ⅱ型障害の割合が多くなり，若年発症で双極Ⅰ型障害の診断がなされていた患者でも高齢になると双極Ⅱ型の経過となることが多い.

👤 高齢になって発生した躁病エピソードは他の要因に影響された二次性の躁状態(Secondary Mania)である可能性が示唆される. そして二次性躁病の原因，または臨床上躁状態とみられる病像の背景として認知症の存在を念頭におく必要がある.

👤 高齢者の双極性障害の治療は，抑うつエピソードの治療と予防が中心となる. 非定型抗精神病薬や気分安定薬の単剤使用が原則であるが，抗うつ薬を用いる場合は気分安定薬と併用する.

Typical Case Presentation

70 歳女性. 主訴は気分の落ち込みと不安.

・元来真面目で正義感が強く，社交的な性格であった.

・29 歳，第 2 子出産後より気分の落ち込みと不安，家事や育児に対する意欲がわかなくなることがあったが，数週間で寛解した.

・40 歳時にふたたび同様の抑うつ状態となり精神科を受診した. この時はうつ病の診断で抗うつ薬が処方されたが，その後多弁で易怒的となり，突然旅行に行ったり不要な高額の買い物をするなどの躁状態となった. このため診断が双極性障害と変更された.

・その後も通院は継続していたが，年に数回，1〜2 週間ほど抑うつ状態にて寝込み，しばらくすると今度は 1〜2 週間，多弁で過活動となるということを繰り返していた.

・60 歳代半ば頃からは数日間寝る間を惜しんで家事をしたり突然友人を誘って食事に行くなど過活動となり，その後疲れやすくなり，家事や入浴もできずに寝込むことが多くなるという状態が 1〜2 カ月続くというエピソードを年に 2〜3 回繰り返すようになった.

・現在は炭酸リチウムとクエチアピンの併用により，病相期間が徐々に短くなってきている.

概念と診断

　双極性障害はこれまで躁うつ病とよばれていたが，近年の国際的診断分類によって双極性感情障害(Bipolar affective disorder；ICD-10)または双極性障害(Bipolar disorder；DSM-5)とよばれている. 抑うつエピソードと躁症状を呈する躁病エピソードが反復するものだが，DSM-5では明らかな躁病エピソードを認める双極Ⅰ型障害と，軽躁病エピソー

馬場　元 Hajime BABA　順天堂大学大学院医学研究科精神・行動科学，同附属順天堂越谷病院メンタルクリニック

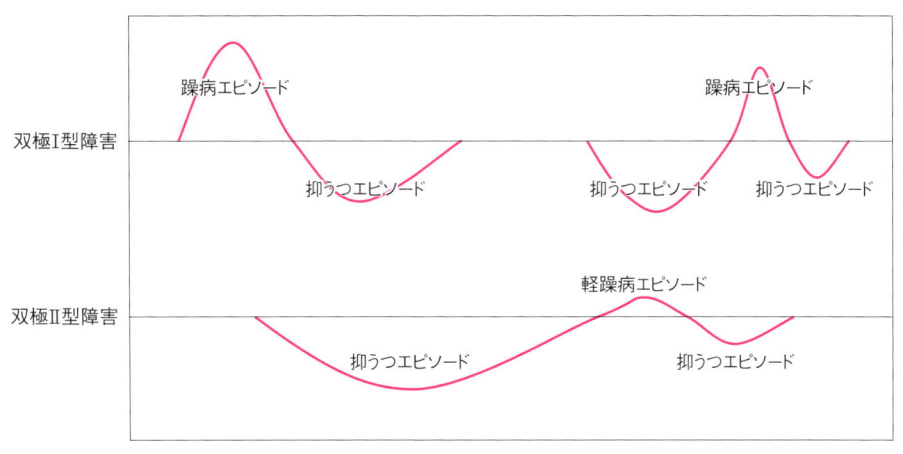

図1 双極Ⅰ型障害と双極Ⅱ型障害

グラフ内ラベル：躁病エピソード／抑うつエピソード／躁病エピソード／抑うつエピソード／抑うつエピソード／双極Ⅰ型障害／軽躁病エピソード／抑うつエピソード／抑うつエピソード／双極Ⅱ型障害

表1 躁病エピソードと軽躁エピソード（DSM-5 より）

躁病エピソード	軽躁病エピソード
A）気分が異常かつ持続的に高揚し，開放的または易怒的となる．加えて異常にかつ持続的に亢進した目的指向性の活動または活力がある．このような普段と異なる期間が少なくとも1週間，ほぼ毎日，1日の大半において持続する	A）気分が異常かつ持続的に高揚し，開放的または易怒的となる．加えて異常にかつ持続的に亢進した活動または活力がある．普段と異なる期間が少なくとも4日間，ほぼ毎日，1日の大半において持続する
B）気分が障害され，活動または活力が亢進した期間中，以下の症状が3つ（またはそれ以上）（気分が易怒性のみの場合は4つ）が有意の差をもつほどに示され，普段の行動とは明らかに異なった変化を象徴している 　1．自尊心の肥大，または誇大 　2．睡眠欲求の減少 　3．普段より多弁，しゃべり続けようとする切迫感 　4．観念奔逸またはいくつもの考えがせめぎ合っているといった主観的な体験 　5．注意散漫が報告されるまたは観察される 　6．目的指向性の活動の増加または精神運動焦燥 　7．困った結果につながる可能性の高い活動に熱中すること	B）気分が障害され，活動または活力が亢進した期間中，以下の症状が3つ（またはそれ以上）（気分が易怒性のみの場合は4つ）が持続しており，普段の行動とは明らかに異なった変化を示しており，それらは有意の差をもつほどに示されている． 　1．自尊心の肥大，または誇大 　2．睡眠欲求の減少 　3．普段より多弁，しゃべり続けようとする切迫感 　4．観念奔逸またはいくつもの考えがせめぎ合っているといった主観的な体験 　5．注意散漫が報告されるまたは観察される 　6．目的指向性の活動の増加または精神運動焦燥 　7．困った結果につながる可能性の高い活動に熱中すること

ドのみで躁病エピソードを認めない双極Ⅱ型障害に分けられる（**図1**，**表1**）．一般に双極Ⅱ型障害は病相の多くが抑うつエピソードであり，軽躁病エピソードが目立たないため，うつ病との鑑別が困難な場合が少なくない．抑うつエピソードについては別項に委ねるが，躁病エピソードでは持続的な気分の高揚と気力や活動性の亢進，著しい健康感と心身の好調感，社交性の増大，多弁，過度のなれなれしさ，性的活動の亢進，睡眠欲求の減少などがみられる．考えが次々に浮かぶため，会話がどんどん主題から逸れ（観念奔逸），行動面ではじっとしていられずたえず動き回るようになる（行為心迫）．また抑うつないし躁病/軽躁病エピソードの最中に抑うつ症状と躁/軽躁症状が併存する混合状態となることもある．

　高齢者の双極性障害には，①高齢になる以前から双極性障害と診断され高齢に至ったもの（若年発症），②以前はうつ病と診断されていたが高齢になって躁病エピソードが出現し，診断が変更となったもの（コンバーター），③高齢になってはじめて双極性障害を発症

したもの（高齢発症）がある[1,2].

 ## 疫学と臨床的特徴[2,3)]

1. 有病率と性差

　有病率についてアメリカの地域住民を対象とした大規模調査では，60歳以上の高齢者における双極性障害（Ⅰ型およびⅡ型）の生涯有病率は約1.0％と報告された．また同じくアメリカで全双極性障害患者のうち60歳以上の高齢患者が占める割合は2005年時点で25％であったが，2030年には50％以上にのぼると推定されている．アメリカ以上に高齢化率の進行の早いわが国では，この比率はそれ以上になるものと思われる．高齢者の双極性障害では70％が女性だが，女性に多い背景には女性の生存率の高さも指摘されている[2].

　発症年齢については，若年発症と高齢発症を分ける確立されたカットオフはないが，50歳で分けるのが合理的であるとの指摘もある[1,4).]．高齢双極性障害患者の90〜95％が50歳以前に発症しているとされており，高齢発症は多くはないことが示されている．初発エピソードは抑うつエピソードが約80％で，躁病エピソードが約20％と報告されている[5).]

2. 臨床的特徴

　高齢者の双極性障害では，若い世代の患者と比べてより双極Ⅱ型が多いとされている．スペインで行われた調査では[5),]双極性障害患者のうち，65歳以上の高齢患者は20.7％であり，若年群（＜65歳）ではⅠ型が70.6％，Ⅱ型25.5％であったのに対し，高齢群ではⅠ型が54.5％でⅡ型が41.5％と，若年群に比べて高齢群で有意にⅡ型の割合が多かった．国内の入院患者を対象とした研究では[6),]大うつ病エピソード（DSM-Ⅳ）にて入院した60歳以上の双極性障害のうち，81.3％が双極Ⅱ型または特定不能の双極性障害であったと報告された．臨床経過としては，一般に高齢者の双極性障害ではうつ病エピソードが多くなり，躁病性の症状は少なくなるとした報告が多い[2).]若年期に双極Ⅰ型障害であった患者も高齢になると躁病エピソードが少なくなり，軽躁や抑うつエピソードが主体の双極Ⅱ型としての経過になりやすいとされている．

　臨床症状としては高齢者の双極性障害で緊張病症状やメランコリー型の特徴，精神病性の症状が多く，若年群では非定型の特徴が多いと報告されている[5).]自殺のリスクに関しては，双極性障害の自殺既遂のリスクは35歳未満で最も高く，高齢者の双極性障害では自殺率は低下すると示唆されている[2).]また最近のメタ解析では発症年齢が早いほど自殺企図のリスクが高いとしている[7).]

　双極性障害の病因はいまだ明らかになっていないが，若年発症の双極性障害は気分障害の家族歴と関連が，高齢発症の双極性障害は脳血管障害と関連があると報告されており，双極性障害は発症年齢によって病因・病態が異なる可能性が示唆されている[1,2).]また高齢発症の躁病は身体疾患や器質性疾患などの合併症との関連が高く，高齢発症の躁病の86.3％に合併症があったと報告された[8).]高齢発症の躁病エピソードには，こうした身体的・器質的要因が高齢者の躁病エピソードの原因である二次性躁病（Secondary Mania）である可能性が高いことが指摘されており（**表2**），その重要な原因疾患のひとつとして認知症があげられている[1).]

表2 高齢躁病の鑑別診断（文献[1]より著者作成）

| 原発性躁病（Primary mania） | 高齢者の双極性障害
高齢発症の双極性障害：高齢期の新規発症
統合失調感情障害 |
| 二次性躁病（Secondary mania） | 身体疾患または薬物によって引き起こされたもの
認知症　アルツハイマー病
　　　　血管性認知症
　　　　前頭側頭型認知症（行動障害型）
神経疾患によって引き起こされたもの |

表3 双極性うつ病，大うつ病の各特徴[9]

双極性うつ病（以下の5つ以上）	大うつ病（以下の4つ以上）
過眠	就眠障害・不眠
食欲亢進（体重増加）	食欲低下（体重減少）
その他の非定型うつ病像	
精神運動性の抑制	活動性の低下が見られない
精神病症状	身体的愁訴
気分症状の不安定さ	
若年発症（25歳以下）	25歳以上の発症
抑うつ相の再発（5回以上）	6カ月以上の罹病期間
双極性障害の家族歴	双極性障害の家族歴なし

関連疾患と鑑別のポイント

1．うつ病（大うつ病性障害）

　上述したように高齢者の双極性障害はうつ病相が中心となり，躁病相が目立たないことが多いため，（単極性の）うつ病と鑑別が困難な場合が少なくない．鑑別の基本は詳細な病歴の聴取により軽躁病エピソードをピックアップすることにあるが，軽躁病エピソードは患者本人にとっては気分も体調もよいと感じるので気分の変調として認識されることが少ない．このため問診に際しては可能なかぎり家族などからも病歴を聴取することが望ましい．双極性障害を疑う際のポイントを**表3**に示す[9]．とくに再発を繰り返すうつ病の場合はこれらを見直して診断を再考すべきである．

2．認知症

　高齢者の双極性障害のなかでもとくに高齢発症の双極性障害では，認知症との鑑別は重要である．しかし両疾患の鑑別も困難な場合も少なくない．その理由として両疾患で症状のオーバーラップがあることや双極性障害が認知症の危険因子または前駆状態である場合があるということがあげられる．

　行動障害型の前頭側頭型認知症（Behavioral variant frontotemporal dementia：bv-FTD）の半数以上がその病初期に精神科診断がついていたという報告がある[10]．精神科病名の内訳はうつ病が58％，双極性障害22％であったが，bv-FTDが双極性障害と診断されていた根拠として，多幸感や抑制欠如，衝動性，気分の変動，強迫的行動，共感性の欠如など症状のオーバーラップが指摘されている．両疾患の鑑別に画像検査も有用であるが，症候学的にも鑑別のポイントがある．これに関して矢田部らの総説で詳しく解説されているので引用させていただく[11]．たとえば脱抑制に基づく万引きがあった場合，双極性障害の躁病エピソードの場合，衝動的かつ店員の目を盗みつつ行為におよび，それが咎められると反

省や言い訳をする．一方FTDでは同じ店で同じ商品を店員の目を気にすることなく持ち去ろうとし，咎められても悪気はなく，反省や謝罪もみられずあっけらかんとしていることが多い．常同行為も鑑別のポイントとなる．FTD患者では毎日同じ時間に同じ物を食べたり，同じ時間に同じコースを散歩するなどの常同行動がみられることがあるが，こうした行動は双極性障害患者でみられることはまれである．FTDでは常同行動が妨げられたときに暴力行為に及ぶことがあるが，この時も明らかな怒りの感情を伴うことは少なく，基本的に喜怒哀楽の感情起伏は平板化することが多い．一方躁病エピソードの患者では相手の些細な態度や言動に腹を立てて怒りを表出することが多い．食行動においては躁病エピソードの患者では食欲の亢進などの量的変化を認めるが，FTD患者では甘いものや味の濃いものを好んだり，決まったものしか食べないなどの質的な変化がみられる（引用ここまで）．

　疫学的調査ではうつ病がアルツハイマー病（Alzheimer's disease：AD）をはじめとする認知症のリスクファクターであることが数多く報告されているが，双極性障害も認知症発症のリスクを高めることが指摘されており，その危険率はむしろうつ病より高いことが示されている[2,3]．双極性障害と認知症に生物学的な関連性がある可能性も示唆されており[1]，これらに共通してみられる社会認知や遂行機能障害，行動特性などの臨床的なオーバーラップは共通の機能的神経ネットワークの関与で説明できるとされている[1,12,13]．また高齢者の躁病はbv-FTDだけでなく，ADや血管性認知症の症状としてみられることも報告されている[2]．

 ## 初期治療（表4）

　高齢者の双極性障害の治療については，最近公開された双極性障害のガイドラインに高齢患者に対する薬物療法について急性躁病，双極性うつ病，維持療法のそれぞれのフェーズにおける治療の推奨が示されている[14]．しかし残念ながら高齢者の双極性障害の薬物療法に関する調査は少なく，いずれの推奨もエビデンスレベルは高いものではない．

　高齢患者への薬物療法においてはとくに副作用に注意を要する[15]．リチウムの副作用として手指の微細な振戦（27％）や多尿（30〜35％），甲状腺機能低下（5〜35％），記憶障害（28％），体重増加（19％），鎮静（12％）及び消化器症状（10％），まれに徐脈，洞機能不全症候群あるいは腎機能障害が報告されている．リチウムの投与初期または用量を増量したときには1週間に1回程度をめどにリチウムの血中濃度を測定し，さらに投与期間中は持続的にリチウムの血中濃度ならびに甲状腺機能，カルシウム濃度をモニターする．有効血中濃度範囲内であっても副作用が出現することも少なくない．また高齢患者の場合は他の薬剤を併用していることが多いが，非ステロイド性抗炎症薬（NSAIDs）や利尿薬はリチウムの血中濃度を上昇させるのでこうした薬剤を服用していないかをチェックすることも重要である．バルプロ酸の副作用としては，嘔気（7〜34％）や過鎮静（7〜16％），血小板減少（27％）や白血球減少，頭痛（10％）などがしばしば生じるが，多嚢胞性卵胞症候群，高アンモニア血症，膵炎，薬疹にも注意が必要である．ラモトリギンは皮膚粘膜眼症候群（スチーブンス・ジョンソン症候群）や中毒性表皮壊死症（ライエル症候群）などの重篤な皮膚障害が現れることがあるので，少量からの開始と緩徐に漸増することが推奨されている．抗精

表4 高齢者の双極性障害の薬物療法（文献[14]より著者作成）

躁病エピソード
ファーストライン 　　リチウム（レベル2）またはバルプロ酸（レベル2）の単剤
セカンドライン 　　クエチアピン（レベル2）
サードライン 　　アセナピン（レベル4），アリピプラゾール（レベル4），リスペリドン（レベル4），カルバマゼピン（レベル4）
治療抵抗性 　　クロザピン（レベル4），電気けいれん療法（レベル4）
抑うつエピソード
ファーストライン 　　クエチアピン（レベル2）またはルラシドン（レベル2）の単剤
セカンドライン 　　クエチアピン（レベル4），ラモトリギン（レベル4）
サードライン 　　バルプロ酸（レベル4），アリピプラゾール（レベル4），カルバマゼピン（レベル4）
治療抵抗性 　　クロザピン（レベル4），電気けいれん療法（レベル4）
電気けいれん療法（レベル4） 　　治療抵抗性，自殺のリスク，食事・水分摂取が不十分の場合
抗うつ薬 　　よりエビデンスの高い薬剤に対して忍容性または治療反応性がない場合に躁転の可能性が少ない抗うつ薬 　　（SSRIなど）を気分安定薬と併用
維持療法
リチウム（レベル2），ラモトリギン（レベル2），バルプロ酸（レベル3）

神病薬としては表には載っていないが，躁病エピソード，抑うつエピソードの両方にオランザピンが適応を取得している．オランザピンとクエチアピンは抗精神病薬のなかでは錐体外路症状や高プロラクチン血症を生じにくいが，食欲増加や体重増加，脂質異常，血糖値上昇や糖尿病の増悪をきたしやすいため，両薬剤とも糖尿病の患者には投与禁忌である．リスペリドンは錐体外路症状や高プロラクチン血症を生じることが，アリピプラゾールでアカシジアを生じることが比較的多い．アセナピンは舌下錠であるため，にがみや舌のしびれの訴えが多いが，他に眠気やめまい，アカシジアなどを生じることがある．抗うつ薬の単剤使用は躁転および急速交代化のリスクのために推奨されていない．十分なエビデンスはないが，推奨される治療において忍容性や治療反応性が得られない場合に限り，気分安定薬との併用で用いることの有用性が示唆されている．

専門医との連携のポイント

これまで記載したように，高齢者の双極性障害はうつ病や認知症との鑑別が困難な場合が少なくない．しかし，正しい診断がなされずに双極性障害であることを見逃して適切な治療がなされないと，症状に伴う問題行動などから患者本人のみならず家族や周囲に多大な損失ももたらすばかりでなく，自殺という最悪の転帰を招くこともある．また双極性障害の治療はうつ病と比べても専門性が高く，その治療には多くの知識と経験を要するものである．このため双極性障害を疑った場合には早々に精神科の専門医に紹介し，連携をとるのが安全であろう．

文献

1) Dols A, Beekman A. Older Age Bipolar Disorder. The Psychiatric clinics of North America. 2018;41 (1):95-110.

2) 馬場　元. 双極Ⅱ型をめぐる諸問題 高齢者の双極Ⅱ型障害. 精神医学 2018；60(7)：749-54.

3) 馬場　元. 双極性障害の薬物療法：病像や経過に応じて使い分けるコツ 高齢者の双極性障害. 臨床精神薬理 2016；19：805-12.

4) Depp CA, Jeste DV. Bipolar disorder in older adults:a critical review. Bipolar Disord 2004;6(5):343-67.

5) Nivoli AM et al. Bipolar disorder in the elderly:a cohort study comparing older and younger patients. Acta psychiatr Scand 2014;130(5):364-73.

6) Takeshima M, Kurata K. Late-life bipolar depression due to the soft form of bipolar disorder compared to unipolar depression:an inpatient chart review study. J Affect Disord 2010;123(1-3):64-70.

7) Schaffer A et al. International Society for Bipolar Disorders Task Force on Suicide:meta-analyses and meta-regression of correlates of suicide attempts and suicide deaths in bipolar disorder. Bipolar Disord 2015;17(1):1-16.

8) Lehmann SW, Rabins PV. Factors related to hospitalization in elderly manic patients with early and late-onset bipolar disorder. Int J Geriatr Psychiatry 2006;21(11):1060-4.

9) 気分障害の治療ガイドライン作成委員会. うつ病治療ガイドライン第2版. 医学書院；2017.

10) Woolley JD et al. The diagnostic challenge of psychiatric symptoms in neurodegenerative disease:rates of and risk factors for prior psychiatric diagnosis in patients with early neurodegenerative disease. J Clin Psychiatry 2011;72(2):126-33.

11) 矢田部裕介, 池田　学. 前頭側頭型認知症 vs. 躁病. 精神科 2013；23(6)：631-6.

12) Lois G et al. Altered functional connectivity between emotional and cognitive resting state networks in euthymic bipolar I disorder patients. PLoS One 2014;9(10):e107829.

13) Zhou J, Seeley WW. Network dysfunction in Alzheimer's disease and frontotemporal dementia:implications for psychiatry. Biol Psychiatry 2014;75(7):565-73.

14) Yatham LN et al. Canadian Network for Mood and Anxiety Treatments(CANMAT)and International Society for Bipolar Disorders(ISBD)2018 guidelines for the management of patients with bipolar disorder. Bipolar Disord 2018;20(2):97-170.

15) 気分障害の治療ガイドライン作成委員会. 日本うつ病学会治療ガイドラインI. 双極性障害2017. 2017.

29 老年期の幻覚・妄想状態

Keyword

幻覚妄想状態
老年期
遅発パラフレニー
妄想性うつ病

POINT

🔖 老年期にはさまざまな精神障害があるが，その多くに幻覚や妄想が出現しうる．その鑑別のポイントは，意識障害，認知機能障害，感情障害の有無である．

🔖 大別すると，身体的背景が明らかである器質性群にせん妄，認知症，通過症候群の3つ，身体的背景が明らかではない広義の非器質性群に，気分障害群，狭義の非器質性幻覚・妄想状態の2つ，合計5群に分類することができる．

🔖 プライマリーケアの水準では，上記のおおよその鑑別ができれば十分である．治療方針はそれぞれ異なる．広義の非器質性群については早めに精神科専門医につなぐことが望ましい．

Typical Case Presentation

80歳女性．主訴は隣人に対する強い被害感．

・76歳で夫と死別し，アパートに単身生活．娘とたまに接する以外は孤立した生活を送っていた．

・普段は穏やかなように見えるが，気にいらないと大声をだしたり，包丁を振り回したり，自殺のまねごとをしたりすることがあったと娘はいう．

・78歳頃から2階の住人に対し被害的となり，住人や家主とトラブルになる．娘に付き添われ受診となった．

　身体的所見：軽度難聴あり．神経学的には異常なし．

　精神的現症：意識清明，見当識正常．診察には協力的で，表面的な疎通性はよい．感情表出は豊かである．隣人に対する被害感は非常に強い．「2階の住人は中年の独身女性で，毎晩男を連れ込んでいる．男がきたのは足音でわかる．最初の嫌がらせは足踏みであった．夜になると1時間おきにドンドンと踏み鳴らす．私がトイレに起きるとまたドンドンと足踏みをする．足踏みのほかには，私が電話で話していた内容を大声で話しているのが聞こえる．毎晩のように御経をあげる．御経のなかに呪文があって『○○さん（自分の名前）がどうかでていくように』と何度も唱える．それがずっと続いていて私を眠らせないようにしている」という．自宅を離れて娘の家に泊まっているときには，このようなことはない．記憶はよく保持されており，認知症の徴候はない．

（最遅発性統合失調症様精神病）

📖 老年期の幻覚・妄想状態について

　幻覚や妄想は特異的な精神症状ではない．広義の妄想には，ひとりでに生じる了解不能な真性妄想と，他の体験や認知機能障害から導き出せる了解可能な妄想様観念があるのだ

古茶大樹 Hiroki KOCHA　聖マリンアンナ医科大学神経精神科学教室

表 1　老年期幻覚妄想状態の精神症候学的な鑑別診断[1]

症候学的分類		意識障害	認知機能障害	感情の障害	代表的なグループ
器質性群（身体的背景が明らかなもの）	可逆性	(+)	(++)	(−)/(+)	せん妄
		(−)	(+)/(−)	(−)/(+)	通過症候群（意識障害や認知症への移行もありうる）
	非可逆性	(−)	(++)	(−)/(+)	認知症（レビー小体病は特別な配慮が必要）
広義の非器質性群（身体的背景が明らかではないもの）	気分障害群	(−)	(+)/(−)	(++)	気分障害群：妄想性うつ病，躁病
	狭義の非器質性幻覚妄想状態	(−)	(−)	(−)	非器質性の老年期幻覚・妄想状態：最遅発性統合失調症様精神病

　器質性群はせん妄，通過症候群，認知症の3群に分けられるが，それぞれの境界はかならずしもはっきりしない．とくに，せん妄と通過症候群の境界は本質的にははっきりしない．器質性群は身体的背景が明らかなものだけを含んでいる．ただその背景はかならずしもひとつに同定できるとは限らず，たとえばパーキンソン病の治療中に生じた精神症状は原病が原因なのか，それとも治療薬が関係しているのか，明確にできないこともある．またレビー小体病は，症状そのものが動揺するので，認知症とはいっても可逆性の精神症状を含んでいる．

が，実臨床ではどちらも妄想として扱われる．さらには難聴や視力障害のある高齢者では，その体験が幻覚なのか，それとも錯覚なのか判断に迷うことも少なくない．これらすべてを広く老年期の幻覚・妄想状態とみなすこととする．代表的な疾患をあげてみると，まず身体的背景が明らかなものとして，アルツハイマー型認知症，レビー小体型認知症，心不全や手術後のせん妄，ステロイドや抗パーキンソン薬によるものがある．身体的背景が明らかでないものとして，気分障害（妄想性うつ病と躁病），統合失調症に似たもの（妄想性障害を含む），その他の特殊な名称でよばれているものがある．最初に大きなグループ分けの鑑別について述べ，次にそれぞれのグループの特徴について解説する．

大きなグループ分けの鑑別

　高齢者の幻覚・妄想状態は大別すると，身体的背景が明らかである器質性群にせん妄，認知症，通過症候群の3つ，身体的背景が明らかではない広義の非器質性群に気分障害群，狭義の非器質性幻覚・妄想状態の2つ，合計5群に分類することができる[1]．**表1**に鑑別診断のポイントを示す．これはあくまで原則であり，レビー小体型認知症については幻覚・妄想を呈しやすいが，症状が動揺するのでこの表に当てはめることが難しい．

　実際の鑑別フローチャートを**図1**に示した．ある症例に幻覚や妄想が認められるとき，注目するのは幻覚・妄想そのものではなく，むしろその背景を含めた全体的な状態像である．鑑別のポイントは意識障害，認知機能障害，そして感情障害の有無である．意識障害は程度が軽くなればなるほど，意識が障害されているのか，いないのかの鑑別は難しい．目の前にある状態像だけでなく，症状の展開が急性であるのかどうかに注目するとよい．意識障害は多くの場合，“あの日から”と発症を特定できる．認知機能障害とは主に健忘，失見当などをさす．感情の障害は抑うつ気分や意欲低下・興味関心の低下だけでなく，自責・罪業感，心気・不安が前景となることもある．ちなみにここでは感情障害を“自覚できるもの”に限っている．したがって発動性低下は著しいが自覚的苦痛の乏しいアパシーは，感情障害には含まない．偽認知症という言葉があるように，記憶障害が目立つうつ病があるので，簡易知的機能検査の結果だけで認知症と診断することはできない．気分障害

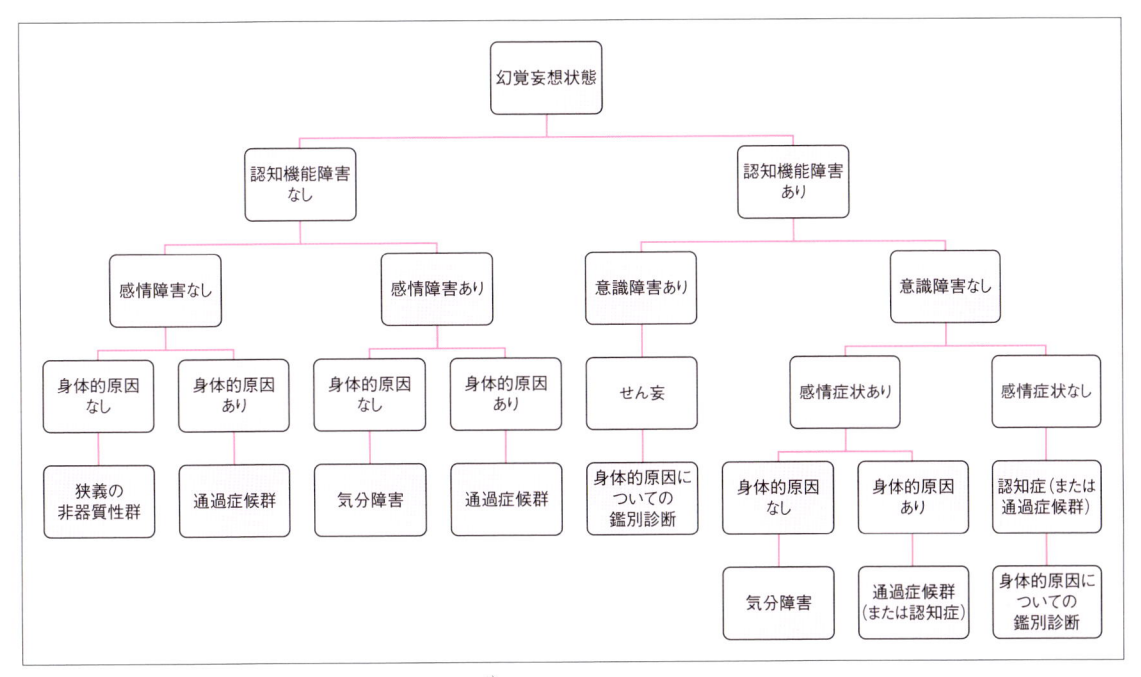

図1 高齢者の幻覚妄想状態の鑑別フローチャート[1]

群では症状の改善とともに記憶障害も回復することが多い．病歴上，物忘れに先行して抑うつが始まっている場合はとくに注意する．

 器質性群（脳器質性・症状性・中毒性精神病）

　身体的背景が明らかである（十分に推定できればよい）ものがここに含まれる．正確には，脳に直接的な病変のある脳器質性精神病，脳以外の身体に原因がある症状性精神病，薬剤による中毒性精神病に分けられるのだが，まとめて器質性群と総称しておく．認知症が疾患名ではなく複数の疾患の示す状態像であるように，ある疾患に限って出現する疾患特異的な精神症状はない．しかし，それでも特徴的な症状を上げることはできる．たとえば，幻視はレビー小体型認知症に特徴的ではあるが，特異的症状ではないということである．

1．せん妄

　せん妄とは軽度の意識混濁に加えて，幻覚や錯覚，不安や興奮，行動異常を伴う意識変容の代表的な形である．高齢者では大きな手術，脳血管障害急性期，心不全，肺炎などによってせん妄状態が引き起こされることが少なくない．もちろん認知症が背景にあって，さらにせん妄が加わることもある．典型的なせん妄状態は急性にはじまるものなので，通常は診断は難しくはない．しかし高齢になればなるほど，それがせん妄だけが問題なのか，認知症が背景にあるのかの判断は難しくなる．横断面の状態像だけで判断しないことが大原則であり，せん妄か認知症かの鑑別は全体の経過を知ることで可能となる．せん妄では幻視が明らかに多い．幻視は単なる色彩や形だけといったものではなく，人や動物，情景といった具体的なものが多い．被害的になることが多いものの，その発言は変わりやすくまとまりを欠くため，持続的な妄想は少ない．せん妄状態での体験は，夢とよく似ている

といわれている.

2. 通過症候群

器質性群の主要な状態像は，可逆性の意識障害と非可逆性の認知症と人格解体である．しかし，実際の臨床では，そのどちらにもあてはまらいない多種多様な精神症状があり，それを通過症候群とよんでいる．通過症候群は特定の症状や状態像を指すのではなく，意識障害を除く可逆性，回復可能な亜急性の病像のすべてを含む．通過症候群は可逆性とされているが，症状が固定化するものもある．心理・精神的な機能障害の程度に応じて，軽度（主に情動障害），中等度（自発性低下，記憶障害，幻覚・妄想など），重度（健忘症候群など）に分けられる．ステロイド精神病や内分泌精神病，パーキンソン病における幻覚・妄想状態などがここに含まれる．せん妄状態からの回復過程で，通過症候群を経過する例も少なくない.

3. 認知症

とくに幻覚・妄想状態の鑑別診断として重要な認知症性疾患は3つあり，以下にその幻覚妄想の特徴を述べる.

①アルツハイマー型認知症

物盗られ妄想はよく知られている．自分の置き忘れやしまい忘れと関係していることが多く，財布，通帳などの金品が盗まれたという．時には金品に限らず，義歯を隠されたなどということもある．物盗られ妄想のある患者では，今手元に残っている物を盗まれないようにとどこかにしまいこみ，それをすぐに忘れてしまうため，"ものがなくなった"という体験は悪循環に陥りやすい．物盗られ妄想だけでなく，配偶者に"自分が大切にされていない"気持ちを抱いていると嫉妬妄想が発展しやすい．明らかな幻覚はまれで，それが繰り返しみられる場合は，むしろレビー小体型認知症を疑う.

②脳血管性認知症

物盗られ妄想も認められるが，アルツハイマー型認知症よりせん妄を生じやすく，それにからんだ幻覚や妄想が出現することがある．脳卒中歴があり，神経症状があれば，臨床診断そのものは難しくない．しかし，これらを欠く場合は，画像診断だけで診断を確定することは難しいこともある.

②レビー小体型認知症

認知症性疾患としてここにあげたが，認知症に進行しないレビー小体型認知症もある．幻覚・妄想，そして抑うつ症状を呈しやすい．とくに繰り返される幻視は同疾患の診断基準の中核症状にあげられている．幻視は通常，人や動物，物といった具体的内容で，認知症やパーキンソン症状がはっきりしない時期から出現することもある．幻視以外の幻覚，系統的な妄想も出現しうる．認知障害を含む症状全体に明らかな動揺性があるので，せん妄のように見えることもあれば，うつ病やそのほかの精神病として扱われていることも少なくない．ことに病初期には精神症状（主に抑うつ）が前景で，認知症とパーキンソン症状が目立たない例があり，うつ病との鑑別が難しくなる．DAT スキャン，心筋シンチ（MIBG）やSPECT といった身体的検査が補助的な鑑別ツールとなる．うつ病として十年以上の病歴のある症例が，ある時期から明らかな幻視を繰り返すようになると，それがうつ病にレビー小体型認知症を合併したのか，うつ病としてみていた時期がじつはレビー小体

型認知症の前駆症状だったのかという悩ましい問題があるが，どちらが正しいということもできない．

 ## 広義の非器質性群

　身体的背景のない幻覚・妄想状態を広義の非器質性群とよぶ．大きなグループが2つあり，そのほかに特殊なものがいくつかある．身体的背景がないといっても，それは身体的基盤を否定しているのではない．身体的基盤があるはずだが，既知のものでなく，なおかつそれがよくわからないものを指す．

1．気分障害群：妄想性うつ病と躁病

　妄想性うつ病では微小妄想が特徴的である．"自分が何か取り返しのつかない失敗をした""周りの人に取り返しのつかない迷惑をかけてしまった"といった罪業妄想，"自分は職を失い家族は路頭に迷ってしまう""法外な入院費を請求され，自分は支払うことができない"といった貧困妄想，"もう末期癌だ""胃も腸もなくなってしまったから食べることができない，血管がなくなってしまったら点滴もできない"といった心気妄想があり，これらをまとめて微小妄想という．"自分は犯罪者だから警察に捕まえられる"と，罪業妄想から被害妄想が二次的に発展することもある．患者は病識を欠き，思い詰めて自殺企図に至りやすい．しかも自分の心のうちを隠そうとするため，自殺の危険性が高いことがわからないことがある．周囲から見ると，唐突な自殺未遂で事態の深刻さにはじめて気がつき，医療に結びつくパターンもよくある．通常のうつ病は病識・病感があって，妄想は出現しないので，昔からこの妄想性の一群をうつ病とは区別するべきという意見もある〔退行期メランコリー(involutional melancholia[2])〕．

　まれではあるが，60歳以上で発症する躁病もある．よくよく経過を聞いてみれば，それ以前から気分の変動が認められることもあるが，80歳代で誇大妄想を含む典型的な躁病が発症することも稀にはある．

---

column　遅発パラフレニー(Late paraphrenia)[4]

　老年期に発症する妄想（および幻覚）を主徴とする症候群．記銘力などの認知機能が保持され，思考障害や情意障害，人格の崩れが目立たない，いわゆるパラフレニーの病像をとる．病的体験に支配されないかぎりは社会的機能低下が目立たず，孤立状況のもとで慢性に経過すると，周囲からは気づかれないこともある．従来から女性に多く，難聴，社会的孤立状況，脳器質病変，エストロゲンの低下との関連が指摘されてきた．臨床的には，潜行発症で幻覚を欠く慢性妄想型と，症状がより多彩な幻覚・妄想型とに分けることができる．慢性妄想型は近隣からの盗害，侵入，騒音，被毒といった生活に密着した内容の被害妄想が中核症状である．この型の妄想は孤立状況や病前性格の異常からある程度は了解可能で，病像としてはパラノイアに近い．幻覚・妄想型は急性ないしは亜急性に発症することが少なくない．シュナイダーの一級症状をしばしば伴い，幻聴と体感幻覚が多く，妄想は対象が拡散傾向にあり，内容も奇妙さを増す．寛解せずに慢性化すると幻覚が前景化して幻覚症の形をとり易い．こちらは妄想型統合失調症の延長線上にある病像として理解できる．

2. 狭義の非器質性幻覚・妄想状態：最遅発性統合失調症様精神病または遅発パラフレニー

非器質性群のうち，気分障害群を除いたものを狭義の非器質性幻覚・妄想状態とする．ここには統合失調症類似の病像が含まれる．統合失調症は青年期に特有のものととらえられていたが，中高年になって同じような症状が発現することがある．60歳以上で発症すると国際的には最遅発性統合失調症様精神病（very late-onset schizophrenia-like psychosis）とよんでいる[3]．この長い病名からわかるように，果たしてこの一群を統合失調症と認めてよいものかという議論がある．わが国では，遅発パラフレニー（late paraphrenia）[4]という名称もよく知られている（column 参照）．

長期に観察するとやがて認知症に移行するものもあるが，すべてが認知症の前駆状態というわけではない．統合失調症の病像はたいへん広いが，遅発性に比較的特徴的なものは，近隣からの被害妄想である．冒頭にあげた症例がその典型例である．隣家や階上・階下などの住宅境界が接している者からの迷惑行為・嫌がらせ（毒ガスを入れられたなど），侵入がテーマになりやすい．誰かが自分のことを話しているという幻聴が前景となることもある．屋根裏に誰かが住んでいていろいろないたずらをすると訴えることもある〔幻の同居人症候群（phantom boarder syndrome）〕．一人暮らし，独身女性，難聴などが危険因子としてあげられているが，その生活状況の特徴ゆえに医療機関とつながっていないケースもあるであろう．

3. その他の非器質性群

①シャルル・ボネ症候群（Charles Bonnet syndrome）[5]

意識清明下での高齢者に生じる鮮明な幻視で，せん妄，認知症，他の精神病，中毒性疾患を除外したものをいう．眼疾患による視力低下を伴う例が多い．突然に発症し，1日に数回，主に夕方から夜間にかけて出現するが，その持続時間はさまざまである．幻視は外的空間に定位され，その内容は人間や動物など動きのあるもの，あるいは物体の一部など動きのないもの，光や地図状の模様などの要素性幻視もある．自分の記憶や意識内容とは関連のないものが多い．幻覚であるという自覚があることが特徴で，視力低下と加齢に原因があるといわれている．臨床的にはレビー小体型認知症との鑑別が難しい．

②音楽幻聴（musical hallucination）[6]

音楽の幻聴がしばしば高齢者で認められる．他の幻聴（たとえば幻声）に伴うこともあるが，単独で出現することも少なくない．女性に多く，難聴との関連が指摘される．持続時間は長く，眠っている時間以外ほとんど1日中持続することもある．外から聞こえるのではなく，自分の頭のなかで鳴っていると感じる人も少なくない．内容は器楽曲，歌，あるいはメロディーのついた声などで，子供の頃から知っているメロディー，知らない曲，何か流行歌のようなもの，太鼓のリズムだけといったものもある．病識はある．当初はそれ程気にならなくとも，症状が持続するようになると苦痛が増大する．感覚障害と関連のある幻覚としてシャルル・ボネ症候群と同じく，感覚遮断と脳の機能低下が病態生理に関係があるという意見もある．

③嫉妬妄想（delusion of jealousy）[7]

古くはアルコール依存症に伴うものが有名だが，現在はアルコールとは関係なく老年期

の妄想として知られている．認知症に随伴することもあるが，単独で出現することもある．パートナーの不貞を妄想的に確信するもので，病的嫉妬(morbid jealousy)ともいう．浮気をしているであろうと始終相手を疑い責めたて白状させようとする，相手の行動を監視する，性交渉を強要する(それを拒めばさらに疑いを募らせる)，些細な事柄を不貞に結びつけて解釈する，あたかも浮気の現場に遭遇したようなことをいう(これは幻覚・錯覚というより記憶錯語あるいは追想妄想である)．"失われた"と患者が思い込んでいるパートナーに対する自分の権利を取り戻そうとする心の動き(復権)が共通している．患者は概して引きこもりがちで周囲との交流が乏しいが，妄想対象となるパートナーは交流範囲が広く，そこに心理的な関連があるようにも見える．

④体感幻覚(皮膚寄生虫妄想と口腔内セネストパチー)[8]

皮膚寄生虫妄想[9]では皮膚(あるいはその下)に虫が這う，動き回る，あるところから入り込み別のところからでてきた等と訴える．掻痒感があり，引っ掻き傷を虫が通った跡だという．落屑を集めてきて虫の死骸だと訴える．見ていないにもかからず，こんな形だと描いてみせたりすることもある．高齢女性に多く，慢性化することも少なくない．

身体に特別な異常知覚を訴えるものに体感幻覚(セネストパチー)がある．目には見えない異物をありありと自覚するもので，釘，金属などの動かないものから何かが噴出してくるなどと訴える．高齢者では口腔内に出現することが圧倒的に多く，口腔内セネストパチーとよぶ．

専門医との連携のポイント

プライマリーケアの水準では，上記のおおよその鑑別ができれば十分である．治療方針はそれぞれ異なる．器質性群については，本書の認知症，せん妄の章を参照してほしい．非器質性群が疑わしいときには，専門的な治療が必要となるので，早めに精神科専門医に依頼してほしい．

文献

1) 古茶大樹. 高齢者の幻覚・妄想. 日本老年医学会雑誌 2012；49(5)：555-60.
2) 古茶大樹，古野毅彦. 退行期メランコリーについて. 精神神経学雑誌 2009；111(4)：373-87.
3) Howard R et al. Late Onset Schizophrenia. Wrightson Biomedical Publishing;1999, p.263-6.
4) Roth M. Late Paraphrenia:Phenomenology and Etiological Factors and Their Bearing Upon Problems of the Schizophrenic Family of Disorders. Miller NE and Cohen GD (ed). Schizophrenia and Aging, Guilford Press;1987, p.217-34.
5) Fuchs T and Lauter H. Charles Bonnet Syndrome and Musical Hallucination. Cornelius K and Levy R (ed), Delusions and Hallucinations in Old Age, Gaskell, 1992.
6) Baba A et al. Musical hallucinations in schizophrenia. Relations with verbal hallucinations. Psychopathology 2003;36:104-10.
7) 船山道隆. 嫉妬妄想. 妄想の臨床(鹿島晴雄・他編). 新興医学出版；2013, p.356-69.
8) 宮岡 等. 口腔内セネストパチー. 精神科治療学 1997；12(4)：347-55.
9) 船山道隆. 皮膚寄生虫妄想. 妄想の臨床(鹿島晴雄・他編). 新興医学出版；2013, p.378-92.

30 老年期不安症

Keyword
老年期
不安症
不安障害
高齢者
全般性不安症

POINT

👤 老年期の不安症はその表出が多彩であり，各個人によって異なる．また，不安症を有する高齢者の多くは不安を精神的な問題として認識することが少ないため，その抽出には細心の注意を払う必要がある．

👤 老年期不安症の背景には加齢に伴うライフイベント(喪失体験・慢性的な身体疾患の罹患・経済的な問題)のみならず，老年期特有の脳神経基盤およびそれに伴う神経伝達物質の異常が存在することが多い．したがって，これらを考慮した包括的アプローチが求められる．

👤 老年期不安症は精神科的合併症としてうつ病との合併が多く認められる．またそれ以外にも，心血管疾患，糖尿病，慢性疼痛，呼吸器疾患，消化器症状を有する患者群では不安症の有病率が高いことが知られている．

Typical Case Presentation

70歳女性．主訴：夕方になると漠然と不安になる．
- 夫と二人暮らし．近隣に息子夫婦が住んでいる．
- 初診の半年前に夫が大腸癌に罹患．手術により病巣を摘出したが，抗がん剤加療を行っている．
- 同時期より，不安・不眠といった症状が出現．緊張も強く，夫の身体についていつも考えてしまう．
- 夫の身体に関する不安以外にも，経済的な問題など将来に対する不安にとらわれ，1日中そればかりを考えてしまう．
- 夕方になると，漠然とした不安が生じ，家事をするにも緊張してしまうとのこと．
- 発語に関しては，明らかな思考制止を示唆する所見はないが，表情は険しく，筋緊張も認める．易疲労感や食欲の減退を認めた．

疾患の概念

　老年期は加齢に伴う身体疾患の罹患や身体機能の低下に直面し，また，さまざまなライフイベントに伴う喪失体験に遭遇する時期である．そのような状況の高齢者が不安症状を呈することはまれではない．老年期におけるこれらの不安を主体とした病態は，わが国では老年期"神経症"とよばれてきた．しかし，"神経症"という言葉は，操作的診断基準である DSM-Ⅲ(Diagnostic and Statistical Manual of Mental Disorders, 3rd Edition)の登場に伴い用いられなくなり[1]，現行の DSM-5(Diagnostic and statistical manual of mental

稲村圭亮 Keisuke INAMURA　東京慈恵会医科大学附属柏病院精神神経科

表1 DSM-5における全般性不安症（GAD）の診断基準[2]

A）（仕事や学業などの）多数の出来事または活動についての過剰な不安と心配（予期憂慮）が，起こる日のほうが起こらない日より多い状態が，少なくとも6カ月間にわたる．
B）その人は，その心配を抑制することが難しいと感じている．
C）その不安および心配は，以下の6つの症状のうち3つ（またはそれ以上）を伴っている． 　①落ち着きのなさ，緊張感，神経の高ぶり，②疲労しやすいこと，③集中困難，または心が空白になること，④易怒性，⑤筋肉の緊張，⑥睡眠障害（入眠または睡眠維持の困難，または，熟眠感のなさ）
D）その不安，心配，または身体症状が，臨床的に意味のある苦痛，または他の重要な領域における機能の障害を引き起こしている．
E）その障害は，物質（例：乱用薬物，医薬品）または他の医学的疾患（例：甲状腺機能亢進症）の生理的作用によるものではない．
F）その障害は，他の精神疾患ではうまく説明されない．

disorders, Fifth Edtion）[2]では，これらの疾患群は不安症として分類される[2]．DSM-5における不安症の疾患概念として「過剰な恐怖および不安と，関連する行動の障害特徴をもつ障害」と明示されており，恐怖は「現実の，または切迫していると感じる脅威に対する情動反応」，不安は「将来の脅威に対する予期」として定義される．

　老年期では上述のようにさまざまなライフイベントに遭遇することから，それらを恐怖や不安と感じることも必然的に多くなる．しかし，後述のように精神疾患に対するスティグマの問題などから，不安症に罹患していても，精神科専門医への受診をためらう傾向にある．したがって，老年期における不安症患者は精神科専門医ではなく，一般身体科を受診することも多い．一方で，不安症が日常生活活動（activities of daily living：ADL）やquality of life（QOL）を著しく低下させることは事実であり，それらに対する適切な疾患の理解および早期介入が必要となる．

老年期不安症の有病率

　老年期の不安症の疫学研究がはじめてなされたのは，1988年にアメリカで行われた大規模調査であるEpidemiologic Catchment Area研究である．この調査で65歳以上の不安障害の1カ月有病率が5.5％にものぼると報告され[3]，以降，さまざまな地域で大規模疫学調査が行われるようになった．Bryantらはこれらを含む大規模疫学調査をまとめ，60歳以上における一般人口における不安症の有病率は1.2〜15％と報告している[4]．下位項目については，全般性不安症（Generalized Anxiety Disorder：GAD）が最も多いとされる．**表1**にGADの診断基準を示す．社交不安症（Social phobia）やパニック症（Panic disorder）は比較的低いという見解で一致している．

老年期不安症の背景基盤

　老年期不安症の背景基盤は社会-心理-生物学的なさまざまな要因が関与しており，それらが交絡して症状の形成に至る．社会-心理的因子として，女性であること，慢性的な身体疾患の罹患，加齢に伴う身体機能の低下，神経質傾向といったリスクファクターが知られている[5]．

　一方，不安症の生物学的基盤として，神経伝達物質の不均衡および神経解剖的異常の両側面から理解することも重要なポイントである．不安症状が代表的な3つの神経伝達物質であるγ-アミノ酪酸（γ-aminobutyric acid；GABA）-ベンゾジアゼピン受容体複合系，青

斑核-セロトニン，ノルエピネフリン系の不均衡により生じることが薬物療法の基礎となっている．不安症患者においては，ノルエピネフリン系の慢性的な過剰が認められ，相対的にセロトニン濃度が低下しているとされる．また，セロトニンは後述する前頭前皮質や前帯状回の機能とも関連しており，ノルエピネフリンは交感神経系の制御と関連していることも明らかとなっている[6]．

近年の画像技術の進歩により，神経解剖学的基盤からのアプローチもなされるようになった．不安症に共通してみられるのは，扁桃体や海場や視床下部を含む大脳辺縁系，前頭前皮質を含む大脳皮質系，そして両者の中間に存在する前帯状回の機能異常である．健常人における脳では，刺激に伴う扁桃体のストレス反応に対して，前部帯状回が情報の伝達や増幅などのフィルター機能を果たし，前頭前皮質がストレスに対する適切な反応を示す．一方，不安症の下位項目であるGADの患者においては，扁桃体のストレス応答に対して，これらの前部帯状回および前頭前皮質が適切に機能しなくなることが報告されている．このことは，不安症の神経解剖学的基盤は扁桃体-前部帯状回-前頭前皮質におけるネットワーク障害としてとらえることができる[7]．

また，老年期不安症における視床下部-下垂体-副腎系からなるHypothalamic-pituitary-adrenal(HPA)系の異常も指摘されている．慢性的なストレス，身体疾患などを有する高齢者では，このHPA系のフィードバック機構が機能しなくなることで，コルチゾールが過剰分泌される傾向にある．実際，老年期不安症患者は健常人と比較して，1日の血中コルチゾール濃度が上昇すると報告されている[8]．このようなHPA系による免疫系の恒常性維持の破綻は，上述のセロトニンおよびノルアドレナリンを含む神経伝達物質の異常を引き起こす．

塩入は，これらをまとめた概念として，Stress-induced fear circuit仮説を提唱している（**図1**）．この仮説は，老年期不安症の疾患理解において重要な役割を果たす[9]．

老年期不安症の診断

老年期の不安症の診断は，現行ではDSM-5やICD-10といった診断基準を用いるのが

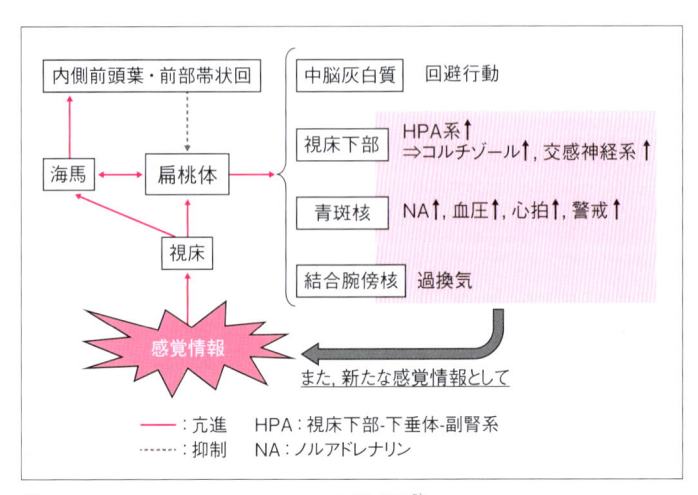

図1 Stress-induced fear circuit の模式図[9]

一般的である．DSM-5 における不安症の診断基準は症候論に基づく操作的診断基準であるため，さまざまな表現型を示す老年期の不安症状を見逃さないことが重要である．また，上述のように高齢者は若年者とは異なる生物学的背景基盤を有するので，必要であれば採血や脳画像検査などの施行も考慮に入れる[10]．

問診の場面ではとりわけ詳細な聴取が必要である．診断における問診では，十分に生活歴・現病歴・既往歴を聴取し，身体の診察を行い，必要であれば，他科へのコンサルテーションも行う．不安症状に先行して身体疾患の罹患歴があったか，薬剤の使用歴（とくに抗不安薬，抗コリン薬，抗ヒスタミン薬など）はあったか，生活環境における変化があったかなどを聴取すべきである．さらに重要なポイントとして，過去の不安症既往の有無を聴取する．その際，どのような治療（薬剤療法を含む）が行われ，それが有効であったかどうかを確認する．これらの手順は診断の補助に有効であるといわれている[11]．

 ## 老年期不安症の初期治療

老年期の不安症の治療においては，初期の疾患教育が重要な役割を果たす．老年期における不安の対象は，自身および家族の健康問題や，経済的な問題，社会的孤立など，加齢とともに必然的に遭遇するものであることが多いため，不安症という病名を受容できないことも多い．そのような場合，治療者側から十分な疾患教育を行い，治療の必要性を伝える．薬剤療法に関しては，ベンゾジアゼピン系薬剤の使用は短期間にとどめ，選択的セロトニン再取り込み阻害薬（Selective Serotonin Reuptake Inhibitors：SSRI）やセロトニン・ノルアドレナリン再取り込み阻害薬（Serotonin & Norepinephrine Reuptake Inhibitors：SNRI）を第一選択とする．また，心理教育の重要性も説かれている．治療者は，疾病教育を十分に行い，また，認知行動療法（Cognitive behavioral therapy：CBT）など精神療法の併用を行うべきである．初期治療のみならず，長期的な治療指針を含めた指針に関しては，"Eight rules for managing anxiety disorders in older adults" という概念が提唱されており[12]，詳しくはそちらを参照されたい．

 ## 鑑別のポイント

老年期における不安症の鑑別のポイントとして，他の精神疾患や身体疾患との合併症に

留意する必要がある．他の精神疾患との合併として，よく知られているのはうつ病である．55歳以上の高齢者の2.8%では過去1年の間に気分障害と不安症を合併していたとの報告がある[13]．また，この調査で，不安症を有する患者の36.7%に大うつ病性障害を合併しており，一方で，大うつ病性障害の患者の51.8%に不安症が認められたとしている[14]．すなわち，不安症による二次的な抑うつを呈する場合もあれば，抑うつから二次的に不安が生じることもある．いずれにせよ，抑うつの合併した不安症は，症状が遷延し，慢性化しやすいことも注意しなければならない．

次に，身体疾患との合併である．65歳以上の患者のうち，80%以上はなんらかの慢性的な身体疾患に罹患しており[15]，とくに，心血管，糖尿病，慢性疼痛，呼吸器疾患，消化器症状は不安症状と関連しているといわれている[16]．実際，医療機関を受診している60歳以上高齢者の1〜28%に不安が認められるとされる[17]．

専門医連携のポイント

老年期における不安症の症状は非定型であり各個人で異なる．また，その誘因も当然ながらさまざまな因子が交絡して出現する．したがって，老年期不安症の診断は困難であることが多い．さらに，高齢者は，不安を感情的な問題ではなく身体的な問題として解釈することが多い．したがって，不安症を有する高齢者は不定愁訴を主訴としてプライマリケア医を受診する傾向にある．執拗な不定愁訴や，何度も医療機関を訪れて身体的な検査を求める患者の背景には，不安症などの精神科的疾患の存在を考慮する必要がある．

おわりに

老年期不安症について最新の知見を含め概説した．老年期における不安症は，社会-心理-生物学的なさまざまな因子が交絡して症状の出現に至る．したがって，実臨床の場面においてもこれらを考慮した包括的アプローチが求められる．

文献

1) American Psychiatric Association. Diagnostic and Statistical Manual of Mental Disorders-DMSⅢ. American Psychiatric Association, 1980.
2) American Psychiatric Association. Diagnostic and statistical manual of mental disorders, Fifth Edtion（DSM-5®）. American Psychiatric Publishing;2013.
3) Flint AJ. Epidemiology and comorbidity of anxiety disorders in the elderly. Am J Psychiatry 1994;151（5）:640-9.
4) Bryant C et al. The prevalence of anxiety in older adults:methodological issues and a review of the literature. J Affect Disord 2008;109（3）:233-50.
5) Vink D et al. Risk factors for anxiety and depression in the elderly:a review. J Affect Disord 2008;106（1-2）:29-44.
6) Wehrenberg M, Prinz S. The anxious brain:The neurobiological basis of anxiety disorders and how to effectively treat them. WW Norton & Company;2007.
7) Etkin A et al. Disrupted amygdalar subregion functional connectivity and evidence of a compensatory network in generalized anxiety disorder. Arch Gen Psychiatry 2009;66（12）:1361-72.
8) Mantella RC et al. Salivary cortisol is associated with diagnosis and severity of late-life generalized anxiety disorder. Psychoneuroendocrinology 2008;33（6）:773-81.
9) 塩入俊樹. 不安障害の病態について：Stress-induced Fear Circuitry Disorders を中心に. 精神経誌2010；112（8）：797-805.

10) 稲村圭亮. 老年期の不安症/不安障害をどうとらえるか. 老精医誌 2018；29(1)：47-55.

11) Antony MM, Rowa K. Evidence-based assessment of anxiety disorders in adults. Psychol Assess 2005;17(3):256-66.

12) Mohlman J. A community based survey of older adults'preferences for treatment of anxiety. Psychol Aging 2012;27(4):1182-90.

13) Byers AL et al. High occurrence of mood and anxiety disorders among older adults:The National Comorbidity Survey Replication. Arch Gen Psychiatry 2010;67(5):489-96.

14) King-Kallimanis B et al. Comorbidity of depressive and anxiety disorders for older Americans in the national comorbidity survey-replication. Am J Geriatr Psychiatry 2009;17(9):782-92.

15) Dawson P et al. Preventing excess disability in patients with Alzheimer's disease. Geriatr Nurs 1986;7(6):298-301.

16) Roy-Byrne PP et al. Anxiety disorders and comorbid medical illness. Gen Hosp Psychiatry 2008;30(3):208-25.

17) Bryant C et al. Anxiety disorders in older adults:looking to DSM5 and beyond.... Am J Geriatr Psychiatry 2013;21(9):872-6.

31 老年期の睡眠障害

Keyword
不眠症
睡眠時無呼吸症候群
夜間頻尿
行動計
睡眠薬

POINT

👤 現代社会では 5 人に 1 人が不眠に悩み，20 人に 1 人は睡眠薬を服用しているといわれている．とくに高齢になると不眠症の割合は増すといわれており，超高齢化が進むわが国においては高齢者の睡眠障害は増え続けていく傾向にある．

👤 不眠症は，定年退職後から急増し，睡眠時間が延び，睡眠薬の処方率が急激に上がる．高齢者の睡眠障害を正しく診断することは容易ではなく，適切な生活指導や薬物療法を選択するのも難しい．

👤 高齢者の睡眠障害のなかで頻度の高い，不眠症，睡眠時無呼吸症候群，夜間頻尿を紹介し，治療法について説明する．睡眠障害にはさまざまな背景があり，原因を無視した睡眠薬のみを処方することは問題である．

Typical Case Presentation

73 歳男性．主訴は不眠．

・寝付きが悪い．入眠後 1 時間で起きてしまう．その後再入眠できないときもある．

・若いときは朝が苦手だったが，今は朝 5 時に起きて眠れないときもある．

・60 歳で定年退職．睡眠薬をはじめたのは 10 年前から．酷くなったのは 7〜8 年前から．

・3 年前に喘息あり，ステロイドの吸入を始めてから薬がないと眠れなくなり，睡眠薬を常用している．脊柱管狭窄症で痛みとしびれがある．

・午後眠くなり，夕食後に寝てしまう．

（解説は p.213 の column 参照）

不眠症

　不眠症は高齢者の睡眠障害で一番多い．厚生労働省の平成 27 年国民健康・栄養調査結果の概要では，50〜59 歳までの男性で 7 時間以上寝ている人の割合は 18.3%，女性で 14.4%，70 歳以上になると男性が 47.6%，女性が 39.2% となり，男性で 2.6 倍，女性で 2.7 倍にその割合が増える（**図 1**）[2]．平成 22 年度厚生労働省の診療報酬データを用いた向精神薬処方に関する実態調査研究では，睡眠薬の処方率は 55〜59 歳男性で 3.6%，女性で 5.2% であるが，65 歳以上になると男性で 7.6%，女性で 10.6% となり，男女ともに 2 倍に処方率が増える（**図 2**）[3]．睡眠薬の処方率の急激な増加は，60 歳以下の年代にはなく，睡眠薬

遠藤拓郎 Takuro ENDO　慶應義塾大学医学部睡眠医学研究寄附講座特任教授，スリープクリニック調布

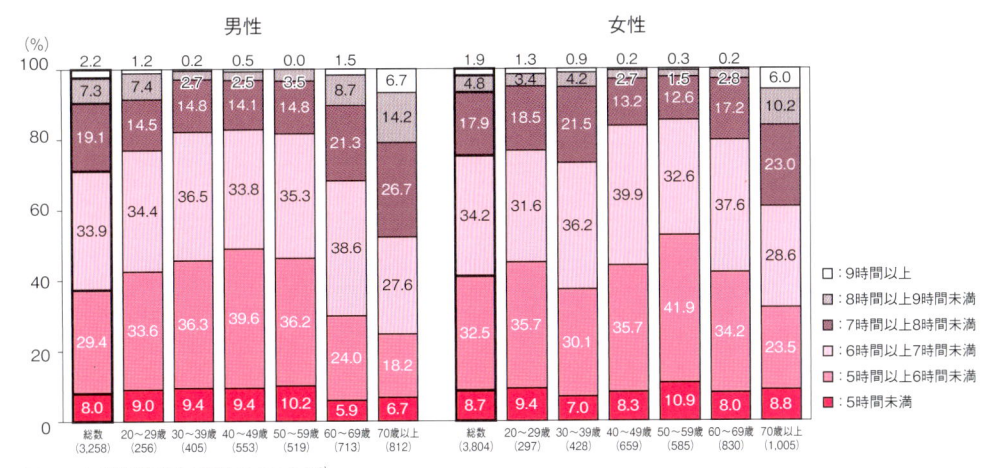

図1 年齢別睡眠時間（2015年）[2]

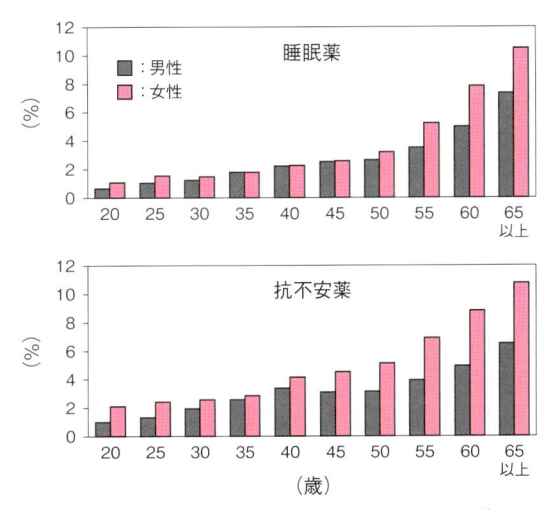

図2 年齢別睡眠薬・抗不安薬の処方率（2015年）[3]

と抗不安薬に特異的で，抗うつ薬および向精神病薬にはこのような傾向は認められない．因果関係については詳細には調べられていないが，60〜65歳に定年退職し，自宅にて十分に睡眠時間を確保できる状況となり，急激に睡眠時間が伸びた可能性がある．実際の診療場面においても，定年退職後は自宅ですごす時間が長くなり，精神的・肉体的負担が減り，過度に疲れない生活，睡眠時間の延長，覚醒時間の短縮から，睡眠欲求が減り，不眠症になるケースが多い．

　図3は64歳男性，4年前の60歳で定年退職し，退職後は毎日22時〜9時まで睡眠を取ろうとしていたところ，どんどん不眠が悪化した．睡眠薬の量が増える一方で，まったく不眠症状は改善しなかった．当院で行動計[1]を使って，客観的に睡眠を測ったところ，22時に大量に睡眠薬を飲み就寝するも，入眠できるのはいつも0時半頃で，朝方睡眠が深くなり，9時頃に起床するパターンが続いていた（**図3**上段）．治療としては，0時頃に睡眠薬を飲み就寝するよう告げたところ，**図3**下段のように，就寝後ただちに入眠でき，中途

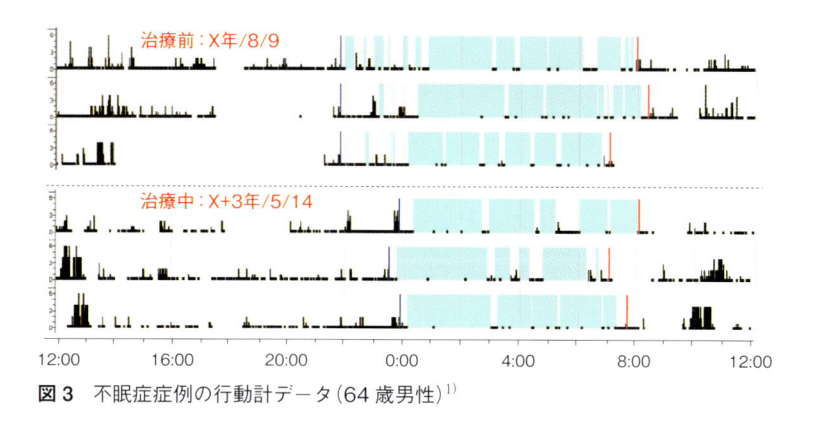

図3 不眠症症例の行動計データ（64 歳男性）[1]

覚醒も減り，朝スッキリ起きられるようになった．

　この場合，眠れる時間は 0 時半，本人が寝たい時間が 22 時で，無理やり早く寝ようとしたことが一番の原因であった．睡眠薬は本人が眠れる時間の直前に使うのが基本で，眠れる 2 時間前に使用すると，睡眠薬の入眠効果は発揮されず，睡眠薬の増量へとつながってしまう．対策としては，睡眠は 0 時〜6 時を中心に 7 時間程度とし，睡眠薬は就寝直前に使うこと．できれば行動計を使って，事前に客観的に眠れる時間を把握することが大切である．

まとめ　高齢者の睡眠障害 No1：不眠症

- ・　定年退職後の 60〜65 歳から急増．
- ・　外出が減り，睡眠時間が急激に延びる．
- ・　対策は，睡眠は 0 時〜6 時を中心に 7 時間程度．
- ・　睡眠薬は就寝直前に使う．
- ・　活動量を増やし，午後の長い昼寝・うたた寝をやめさせる．

睡眠時無呼吸症候群

　睡眠時無呼吸症候群は，不眠症の次に多い高齢者の睡眠障害である．

　79 歳男性のケースで，入眠障害，中途覚醒，早朝覚醒，昼間の眠気があり，いびきもひどい．狭心症，夜間高血圧，前立腺肥大の既往があり，重症睡眠時無呼吸症候群の可能性があった．放置すると心筋梗塞など重篤な心血管障害を引き起こす可能性があるが，本人はその重大性に気づいていない．

　緊急性があるため，自宅にて簡易睡眠ポリグラフィを行った（**図 4-A** 上段）．呼吸障害指数（respiratory disturbance index：RDI）は 64.9 回で，1 時間あたりの無呼吸と低呼吸の総数は 64.9 回．酸素飽和度低下指数（oxygen desaturation index：ODI）も 64.9 回で，動脈血の酸素飽和度 SpO_2 が 3% 以上低下した回数も 64.9 回，酸素飽和度の最低値も 72% に達していた．夜間の平均心拍レベルも 70 回と高く，重症睡眠時無呼吸症候群かつ循環器に対しては高負荷状態であった．

　本来，入院にて睡眠ポリグラフ検査（polysomnography：PSG）を行い，無呼吸低呼吸指数

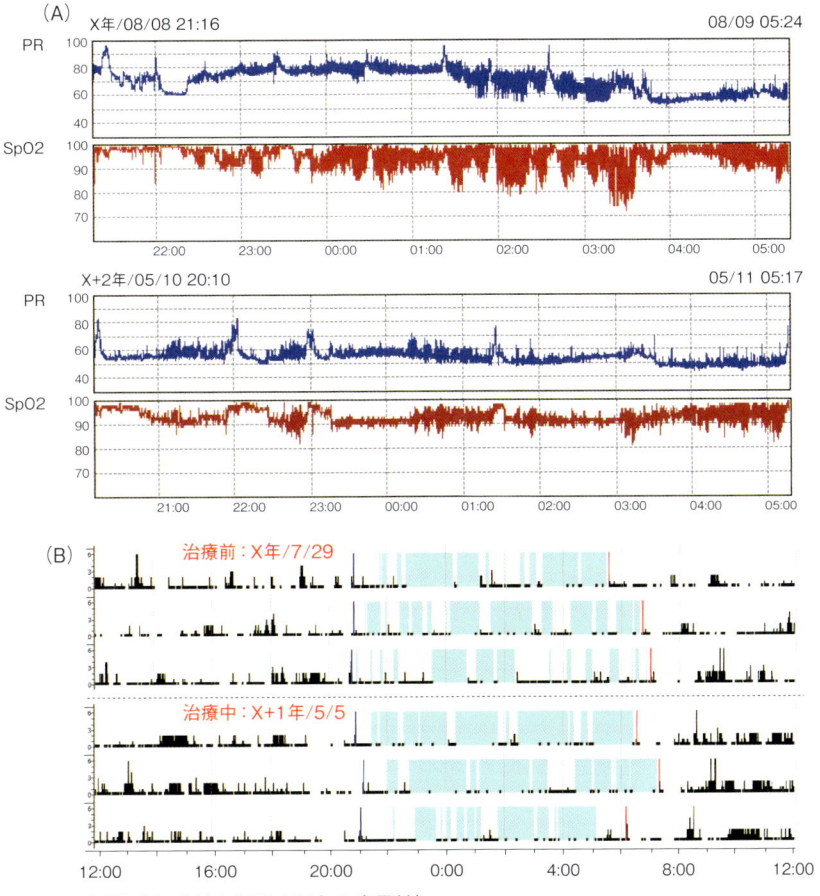

図 4-A 睡眠時無呼吸症候群症例（79 歳男性）

A：酸素飽和度（SpO₂）と心拍数（PR）．簡易 PSG の結果で，上段が治療前，下段が治療中．
B：行動計データ[1]．上段が治療前の 3 日間，下段が治療中の 3 日間．

（apnea hypopnea index：AHI，1 時間あたりの無呼吸と低呼吸を合わせた回数）を測定する
が，今回は緊急性が高いため自宅にて簡易 PSG を行った．AHI が 20 回以上または RDI が
40 回以上だと中等症以上と判断され，経鼻的持続陽圧呼吸療法（continuous positive airway
pressure：CPAP）を健康保険の適応内で使用することができる．CPAP はマスクを介して持
続的に空気を送り，気圧で気道を広げる治療法で閉塞性睡眠時無呼吸症候群の治療の第一
選択となっている．

就床時間は 21 時〜6 時で，中途覚醒，早朝覚醒が多く，9 時間の就床時間中約 4〜6 割
しか睡眠がとれていない（**図 4-B 上段**）．

このケースに，CPAP を至急夜間に導入したが，CPAP に対する恐怖感から震えが出現
し，救急車をよぶ事態となった．恐怖感を取り除くために昼間 CPAP を着けながらテレビ
を観る訓練を 2 カ月粘り強く行ったところ，CPAP をしながらうたた寝ができるようにな
り，CPAP に対する恐怖感がなくなって，夜間に CPAP ができるようになった．

CPAP 使用により毎日プールに行けるようになり，睡眠も体調も回復した．簡易 PSG を
行ったところ，2 年間で RDI は 64.9 回から 44.1 回に，ODI も 64.9 回から 43.7 回に改善し
た．酸素飽和度の最低値も 72％から 82％に改善していた．また夜間心拍数の平均レベル

も70回から55回に低下していた（**図4-A**下段）．CPAP治療は即時的に低酸素状態を解消するだけでなく，循環器系の負担も軽減する．また長期使用することにより，無呼吸自体も改善し，夜間高血圧や頻脈も改善する．睡眠の質も改善し，中途覚醒・早朝覚醒が減り，昼間の覚醒度が上がることにより，水泳などへの積極的な活動に参加できるようになった（**図4-B**下段）．

　高齢者の睡眠時無呼吸症候群は重症であっても本人に自覚がなく，治療意欲が低い．また，PSG検査への導入も難しく，CPAPへの適応能力も低い．今回のような治療困難例を放置すると心筋梗塞や脳梗塞を発症し，突然死する場合もある．丁寧に病気について説明し，粘り強く治療を進めていく必要がある．治療困難例は睡眠専門外来に紹介したほうがよい場合もある．

> **まとめ　高齢者の睡眠障害 No2：睡眠時無呼吸症候群**
> - 本人に自覚がなく，治療意欲が低い．
> - PSG検査への導入が難しく，CPAPへの適応能力も低い．
> - 心筋梗塞や脳梗塞を発症し，突然死する場合もある．
> - 丁寧に病気について説明し，粘り強くCPAPを進める．
> - 治療困難例は早めに睡眠専門外来に紹介する．

夜間頻尿

　夜間頻尿は3番目に多い高齢者の睡眠障害である．

　73歳男性のケースで，入眠は2〜3分と早いが，中途覚醒は一晩に5〜6回，熟眠感はなく，寝起きも悪い．午前も午後も眠い．内科や泌尿器科で夜間頻尿の治療をするも改善せず．行動計にて睡眠を測定した結果，就寝時間は18時〜5時で長く，入眠は非常によいが，約1時間ごとに覚醒しトイレに行っている（**図5**上段）．中途覚醒後の再入眠もよいので，睡眠薬の必要はなく抗うつ薬を使っても効果はなかった．唯一午後からの飲水量を減らしたところ，中途覚醒の間隔が1時間から1時間半へと延長した（**図5**下段）．

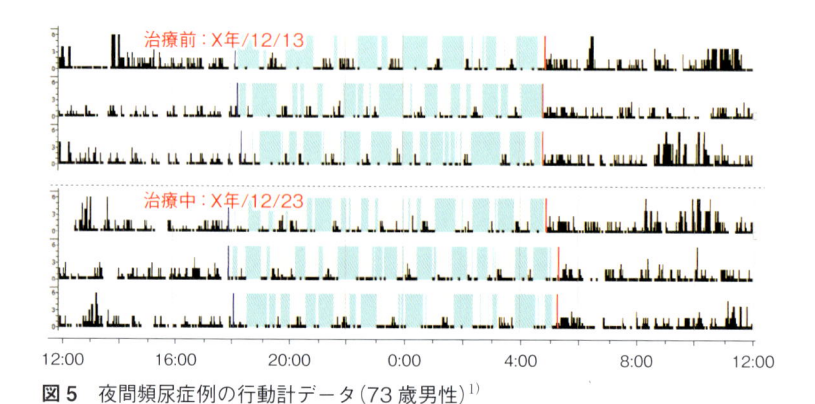

図5　夜間頻尿症例の行動計データ（73歳男性）[1]

- 入眠・再入眠はよいが，1〜3 時間ごとにトイレ覚醒する.
- 朝起床困難で，昼間眠い.
- 夜間頻尿の治療は難しく，不眠症状は重篤な場合が多い.
- 特効薬はなく，午後からの飲水制限は多少有効.
- 睡眠薬は少量または不要.

column　背景因子の探索と介入の実際

　高齢者の睡眠障害を正しく診断することは容易ではなく，適切な生活指導や薬物療法を選択するのは容易ではない．高齢者の睡眠障害に対するきちんとしたガイドラインはなく，高齢者の睡眠障害を改善させ，昼間の生活を，より快適で豊かなものとするには，症例数を多く持つ睡眠専門医の経験を手本にすることが最善の方法だと思われる.

　図上段は，冒頭症例の治療前の行動計[1]のデータ．行動計は腕時計のように手首に着けるのが一般的だが，当施設では万歩計のような腰に着けるタイプを使用．この行動計により 2 分ごとの睡眠・覚醒を判定できるだけでなく，歩数，運動カロリー，総消費カロリーも測定でき，覚醒時の活動性も評価できる．黒い縦棒は活動量．青線が就寝時刻，赤線が離床時刻，水色がコンピュータにより判定された就寝中の睡眠である．この症例は，定年退職後不眠が始まり，喘息や脊柱管狭窄症などの身体疾患を契機に活動性が低下し，不眠症状が増悪した．実際に，行動計においても全体的に日中の活動量が少なく，とくに午後・夕方・夕食後の活動が著しく低下している．本人も「その間に"うたた寝"をしていたと言っていた.

　図下段が治療中の行動計のデータ．午後・夕方の活動量の低下と夕食後の"うたた寝"が不眠の原因のひとつと考え，夕食後に昔趣味でやっていたプラモデル作りを再開させた．介入により 3 日間の平均歩数が 2,960 歩から 4,159 歩へと増え，運動カロリーも 64 kcal から 103 kcal へと増加した．総消費カロリーは 1,886 kcal から 1,930 kcal と不変であった．結果，入眠潜時が 2 時間 5 分から 27 分へと短縮し，総睡眠時間が 3 時間 27 分から 4 時間 52 分へと延長した．中途覚醒時間は 2 時間 30 分から 2 時間 13 分，中途覚醒回数は 4.9 回から 7.7 回へと不変および悪化していた．活動量の増加と"うたた寝"の禁止により中途覚醒は改善しないが，入眠がよくなり総睡眠時間が延長した.

　このように，高齢者の不眠症は単純な不眠ではなく，日中の活動性の低下，午後の長い昼寝，夕食後の"うたた寝"など，背景因子を検索する必要がある．その点を配慮せずに薬物療法を行うと，睡眠薬の過剰投与になり，耐性の形成・依存の構築となり，転倒・健忘・傾眠を引き起こす可能性が高くなる.

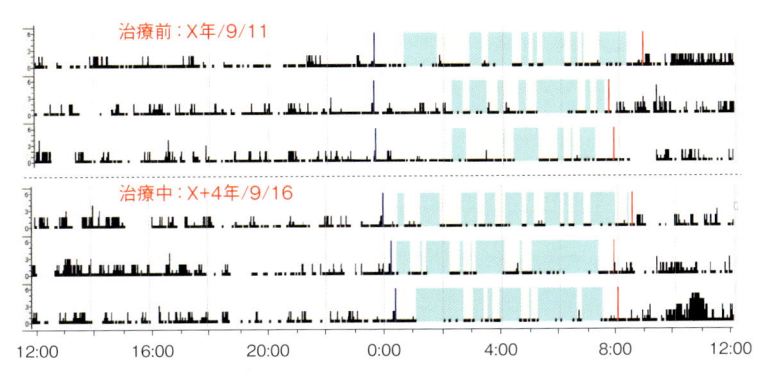

図　不眠症症例の行動計[1]
　73 歳男性．腰に付けた行動計のデータ．黒い縦棒は活動量，青線が就寝時刻，赤線が離床時刻，水色がコンピュータにて判定された就寝中の睡眠．上段が治療前の 3 日間，下段が治療中の 3 日間.

213

おわりに

実際の臨床場面において，高齢者の睡眠障害は多く，すでにかかりつけ医から睡眠薬を処方されている場合が多い．睡眠薬は，生活指導をきちんとしながら処方しないと，耐性や依存性がつき，処方量の増加につながる．また睡眠障害にもさまざまな背景があるので，原因を無視して睡眠薬のみを処方することは問題である．日本睡眠学会のホームページに地域の専門医のリストが載っているので，手に負えないケースの場合には睡眠専門医に紹介することを勧める．本稿ではすべての睡眠障害を紹介していないが，実際に遭遇しやすい3疾患を紹介し，治療法を説明した．

文献

1) Enomoto M et al. Newly developed waist actigraphy and its sleep/wake scoring algorithm. Sleep and Biological Rhythms 2009;7:17-22.
2) 厚生労働省．平成27年国民健康・栄養調査結果の概要．政府統計；2015, p.27.
3) 三島和夫．平成22年度厚生労働科学研究費補助金　特別研究事業　向精神薬の処方実態に関する国内外の比較研究　分担研究報告書．厚生労働省；2010, p.25.

キーワード索引 （数字は該当項目の冒頭頁を示します）

* * *

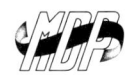

医学のあゆみ BOOKS　プライマリケアで診る
高齢者の認知症・うつ病と関連疾患　31 のエッセンス
ISBN978-4-263-20683-6

2019 年 4 月 25 日　第 1 版第 1 刷発行

編　者　新　井　平　伊
発行者　白　石　泰　夫
発行所　医歯薬出版株式会社
〒 113－8612　東京都文京区本駒込 1－7－10
TEL.（03）5395－7622（編集）・7616（販売）
FAX.（03）5395－7624（編集）・8563（販売）
https://www.ishiyaku.co.jp/
郵便振替番号 00190-5-13816

乱丁・落丁の際はお取り替えいたします　　　　　　印刷・三報社印刷／製本・明光社
© Ishiyaku Publishers, Inc., 2019. Printed in Japan